DMSO – Um Manual

O potencial terapêutico da natureza

Dr. em Ciências Naturais
Hartmut P.A. Fischer

DMSO – Um Manual

O potencial terapêutico da natureza

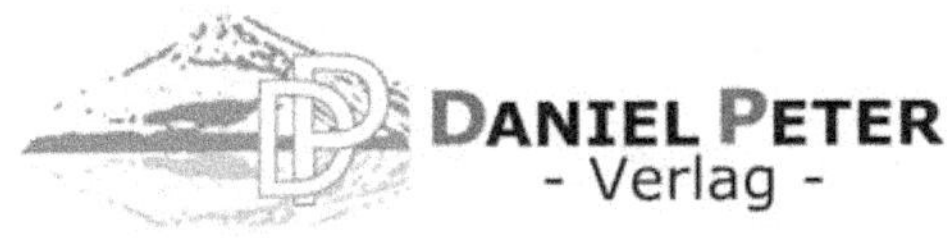

Daniel Peter
- Verlag -
Verlag für ein neues Bewusstsein

<table>
<tr><td>Direitos autorais</td><td>© 2020 by Daniel-Peter-Verlag, Schnaittach, Alemanha</td></tr>
</table>

<table>
<tr><td>Editora</td><td>Daniel Peter Verlag, Schnaittach</td></tr>
<tr><td>E-mail</td><td>info@daniel-peter-verlag.de</td></tr>
<tr><td>Página web</td><td>www.daniel-peter-verlag.de</td></tr>
<tr><td>Tradução do alemão</td><td>Ulrich Dressel</td></tr>
<tr><td>Revisão</td><td>Ulrich Dressel</td></tr>
<tr><td>Capa</td><td>Frank Alkemade, Alkemade Fotografie,
Foto licenciada por kikkerdirk© – fotolia.com</td></tr>
<tr><td>Layout interno e editoração</td><td>Hans-Jürgen Maurer, Frankfurt/Main</td></tr>
<tr><td>Diagramação</td><td>Stefanie Peschetz | design.</td></tr>
<tr><td>ISBN</td><td>978-3-9819954-3-5
Traduzido conforme a 6ª edição alemã</td></tr>
</table>

Agradecimentos

Muitas apreciadas pessoas acompanharam e possibilitaram a produção deste livro. Alguns mesmo involuntariamente. Já uma conversa amistosa ou apoio nalgum trabalho bem distinto avançaram este projeto direta ou indiretamente. Ao término, enquanto autor a gente já não consegue se lembrar de todos esses momentos e apoios. Por isso mesmo uma relação de nomes nesse momento ficaria sempre incompleta. Deste modo agradeço a todos que, com contribuições menores ou maiores, colaboraram para a criação deste manual do DMSO.

Cordialmente,
Hartmut Fischer
www.pranatu.de

Sumário

Prólogo 9

Introdução 13

1.   Aspectos científicos 18
1.1   O que é DMSO? 18
1.2   Propriedades 24
1.2.1 Propriedades físicas 24
1.2.2 Propriedades químicas 29
1.2.3 Propriedades farmacológicas 35
1.2.4 Segurança de medicamentos 52

2.   Aplicação terapêutica 59
2.1   Indicações gerais para o uso 60
2.2   Administração externa 69
2.3   Administração oral 82
2.4   Administração injetável 86
2.5   Administração de DMSO combinada
      com outros princípios ativos 98
2.5.1 DMSO e MMS/SDC ou água oxigenada 99
2.5.2 DMSO e procaína 126
2.5.3 DMSO e hematoxilina 132
2.5.4 DMSO e demais medicamentos (anticancerígenos) 139
2.5.5 DMSO e ácido ascórbico 148

3.   Campos de aplicação e exemplos de casos 153

4.   Administração de DMSO em animais 251

5.   Onde adquirir 259

6.   Quadro de dosagens 269

Epílogo 272
Bibliografia 274
Índice remissivo 279

CONSIDERAÇÃO A RESPEITO DA 4ª EDIÇÃO

"Obtive muitas melhoras, mas será que o uso de DMSO é mesmo permitido?"

Pergunta frequente, assim ou deste teor. Onde foram parar nossos conceitos, após apenas três ou quatro gerações? Ainda para nossos avós era absolutamente estranho procurar alguma sala de espera por causa de doenças para a seguir gozar de uma terapia dita oficialmente reconhecida. Tinham sua farmácia caseira natural e seus conhecimentos legados. E hoje perguntamos se permitido fazer uso de um remédio caseiro que obviamente nos ajuda!? Felizmente os fatos não foram alterados pela reeducação médica das recentes décadas, guiada por interesses. Daí com todas as letras: **para o autotratamento de todo indivíduo, bem como de seus familiares e animais de estimação, evidentemente vale a plena liberdade terapêutica! Isso inclui, entende-se por si mesmo, a própria realização e aplicação de infusões, injeções, enemas, costura de ferimentos e o preparo de gotas oftálmicas, etc.!**

Qualquer um pode facilmente criar essas possibilidades e capacitar-se para o caso de adoecimento, inclusive com nosso apoio. Já não queremos terceirizar a responsabilidade por nosso corpo através de serviços do sistema ainda persistente. Até comparado às comuns orientações de prevenção de crises aparenta ser importante o aprendizado ou resgate de métodos convencionais de terapia e o armazenamento de simples remédios caseiros. Criar essa consciência e possibilidades de capacitação, é isso que eu e afins consideramos tarefa urgente. Isso compreende devolver-nos a farmácia caseira que nos dê autonomia, a "caixa de ferramentas da saúde". DMSO deveria nela constar.

Prólogo

Atualmente DMSO está vivendo um retorno enquanto medicamento terapêutico livre de prescrição, após longos anos de "guarda" por parte de especialistas e médicos naturalistas. Entrementes tornou-se conhecido como meio de excelente tolerância e célere efeito no tratamento de enfermidades traumáticas e inflamações agudas. Apresenta efeito anti-inflamatório, atenua dores rapidamente, promove célere ressorção de inchaços e hemorragias, e favorece a sanação de feridas. Por isso é muito usado em ferimentos desportivos, síndromes em braços e ombros, enfermidades reumáticas e degenerativas em juntas (incluindo alterações nos discos intervertebrais), e neuralgias. Mas DMSO tem potencial muito mais vasto, e não o descobriram apenas os cirurgiões plásticos esteticistas, médicos em traumatologia, desportes e veterinários senão também inúmeras pessoas à procura de meios de cura alternativos para suas enfermidades crônicas. DMSO é, portanto, um componente extremamente dinâmico na autonomia terapêutica, e representa ampla independência médica perante os medicamentos padronizados tão ricos em efeitos colaterais. Para muitos interessados, contudo, permaneceram obscuros o uso seguro desse líquido e sua aplicabilidade. Em resumo, faltava um manual concreto para a aplicação prática de DMSO. Com o presente livro apresentamos, pois, uma obra mestra, voltada principalmente à aplicação, tanto a usuários autônomos quanto a médicos e naturopatas quanto a outros terapeutas.

Outubro passado a Dr.ª Antje Oswald repassou-me a proposta do editor de escrever tal manual. Após conversas preliminares com o sr. Daniel Peter foi difícil mensurar a envergadura do compromisso para com esse projeto – em seu sentido positivo. Hoje já dispomos, impressas, de todas as descobertas e epifanias, de todo fascínio e deslumbramento com o que as pesquisas revelaram sobre essa matéria descrita pela primeira vez há 146 anos – prontas para a aplicação a inúmeras enfermidades. Tanto em mim mesmo quanto no consultório já pude, nesse meio-tempo, fazer muitas experiências com a aplicação de DMSO nas mais diversas doenças. Desses módulos de aprendizagem pode o leitor agora usufruir sem, muitas vezes, "ter de reinventar a roda".

Não é que DMSO me fosse desconhecido. No decorrer de minha formação nas ciências naturais bem como em minhas pesquisas para a dissertação no campo da "síntese orgânica", DMSO foi-me constante companheiro enquanto solvente de características especiais, quer em reações químicas quer em testes analíticos; na espectroscopia nuclear, por exemplo. Pela ativação especial pode até mesmo servir de oxidante suave (a dita oxidação Swern). Via de regra essa preferência generalizada enquanto componente fluido para soluções em pesquisa e indústria é, contudo, apenas um dos fenômenos do DMSO, apenas uma de suas faces.

Sua verdadeira importância para o tratamento dos mais variados padecimentos entre pessoas e animais o DMSO revelou somente inícios dos passados anos 60 com as experimentações de M. D. Stanley W. Jacob, em Óregon, em tecidos a serem transplantados. Ao lado de M. D. Edward E. Rosenbaum é desde então considerado o pai da aplicação terapêutica de DMSO, que daí em diante percorreu uma história um tanto variegada. Em panorama, essa história foi vivamente descrita por Maya Muir:[1] de súbita "substância milagrosa", atiçada* por grandes empresas farmacêuticas em busca de autorização farmacêutica, até remédio oculto de comunidade de terapeutas de visão holística. De objeto de cobiça, ao qual até hoje foram dedicadas dezenas de milhares de artigos acadêmicos, até substância de conhecedores restritos, à qual afortunados pacientes seguiram até países da América Central em que sua aplicação medicinal é oficialmente reconhecida.

Em que pese o infinito número de publicações relativas ao uso terapêutico de DMSO, e não obstante inigualável montante e qualidade dos dados de pacientes, é surpreendente não haver, até o momento, manual em idioma alemão destinado a usuários e terapeutas interessados. Muitos conhecem DMSO só pelo nome, tal qual seus campos de aplicação. Por haver tão esparsas orientações e receitas, aliás bem-guardadas pelos conhecedores, deu-se certa incerteza no manuseio dessa substância multifacetada. À conta disso pretende a presente obra transmitir particularmente a administração prática e o "manejo" seguro do DMSO. Demais, pode o leitor muito bem aproveitar este escrito como prazerosa "prosa", uma vez que muitos de seus trechos transpõem o mero "horizonte do DMSO" e, de quebra, trar-lhe-ão muita informação.

Enquanto pesquisador em ciências naturais não pude renunciar a um capítulo introdutório que descreva a fascinante história, as estupendas

---

* Novidade: desde 01/11/2015 disponível em ampolas de DMSO (Cf. "Onde adquirir")

características físicas, químicas e farmacológicas de DMSO enquanto remédio natural. Para todos os "apurados", e dentre eles decerto não apenas leigos em medicina mas também alguns médicos e naturopatas, antecedem esses trechos sempre breves resumos de fácil compreensão. Isso permite até ignorar inicialmente as explanações mais detalhadas das qualidades de DMSO, para assim alcançar o quanto antes o "capítulo prático". Muito, no entanto, aconselhamos a leitura dessas contemplações científico-naturais. Possibilitam compreensão mais aprofundada dos processos bioquímicos que DMSO acarreta no organismo humano e animal. Com isso pode o leitor até obter uma conciliação bem pessoal entre teoria/pesquisa e aplicação prática.

A maior parte do livro ocupa-se contudo com concretas técnicas de aplicação e modos de processamento, bem como com sintomas e doenças até agora tratadas com DMSO. Não obstante, é o livro simultaneamente glossário que ensina o manuseio seguro, encoraja experimentação própria e possibilita assim o verdadeiro contato com essa estranha substância curadora.

Já por mera tradição incluí, nalguns momentos, pequenas alfinetadas ou mesmo fundamentadas acusações a médicos ou à doutrina médica em geral. Se sempre justificadas, é evidentemente uma questão caso a caso, assim peço por benevolência. Médicos convencionais e naturopatas – desde sempre eles simplesmente têm uma relação polarizada. Entrementes até médicos acadêmicos participam de meus seminários, originando redes sociais amistosas e sinceras que rompem barreiras profissionais. No sentido inverso, também eu necessito de conselho médico. Não apenas quando de uma fratura óssea mas também quando de diagnósticos ou avaliações farmacológicas. Tenho toda clareza, e isso deveria valer para todo e qualquer naturopata, que médicos, pelo comumente amplo e estruturado currículo formativo, são-nos muito superiores em questões de conhecimento técnico médico e experiência com pacientes. Podem e poderiam, portanto, muito bem oferecer meios terapêuticos holísticos e muito bem compatíveis, orientados no indivíduo. Infelizmente os médicos acadêmicos são algemados pela estreita vinculação ao triângulo dos planos de saúde, aos vendedores de medicamentos e de tecnologia médica, e aos seus próprios representantes. Muitos deles partem supermotivados e cheios de ideais para a profissão médica, mas rapidamente resignam porque as imposições burocráticas e monetárias tomam-lhes a liberdade pessoal. Agravante ainda, que muitos médicos adotam a verdadeiramente endoutrinada soberba dos professores universitários e chefias de clínicas ao se tratar de aprendizado avulso ou da confissão de erros (técnicos) próprios. Aceitarem remédios alternativos ou não patenteados, como o DMSO ou todas as demais substâncias aqui descritas, faria bem também a eles. Quem se opõe categoricamente a tudo que a indústria farmacêutica pretende manter silenciado, corrompendo-se assim, direta ou indiretamente, perde desnecessariamente a oportunidade de uma visão para além do campo profissional estrito. Será que não seria ótimo se vivenciássemos uma nova geração de terapeutas, médicos e naturopatas que juntos, e com efetivos e compatíveis meios livremente acessíveis agissem em prol dos enfermos? Uma contribuição solidária à saúde pública, como gostam de dizer, ambos já dão hoje, se enfocarmos aqueles dentre eles que não se deixam guiar pelo dinheiro e têm um bom coração. Isso todos deveriam prestigiar.

Hartmut Fischer
Outubro de 2012

Introdução

DMSO é conhecido como remédio de fácil manuseio, apropriado tanto para graves enfermidades dolorosas quanto para moléstias mais comuns. Pode ser de útil emprego para si mesmo como para a família, sem ter de observar uma lista de indesejados efeitos colaterais. Conforme conhecimentos até hoje disponíveis, pode também ser facilmente combinado com outros medicamentos e mesmo potencializar sua eficácia. DMSO pode até ser facilmente adquirido a baixo custo por qualquer pessoa. Portanto, se você, à busca de solução para moléstias de saúde suas ou em missão terapêutica em prol de outros pacientes, topou com este livro, vale um estudo mais detalhado desse DMSO, com todas as suas surpreendentes características. E como deveria prevalecer a segurança em sua aplicação diante de todas as exigências que você terá para com esse produto, desde já abordo os poucos efeitos colaterais possíveis, que contudo não se apresentam em todos os usuários.

Evidente que é discutível o que perfaz um efeito colateral e como este deveria ser distinguido de um efeito desejado. No presente livro consideraremos que manifestações ou observações ocorrentes na aplicação de um remédio serão sempre consideradas desejadas ou necessárias quando forem expressão do desejado efeito farmacológico sobre o organismo. Independentemente da avaliação positiva ou negativa do usuário individual; afinal requer-se um efeito. A propriedade vasodilatadora de DMSO na aplicação tópica, por exemplo, sempre acarreta passageira vermelhidão cutânea local, que pode variar bastante entre os indivíduos (cf. 2.2). Uma vez que essa reação contribui nitidamente para a acclerada desinchação e cicatrização de ferimentos agudos, é, no meu entender, componente natural e expressão do efeito aspirado. Vejamos um exemplo mais drástico de outro campo: quando tomamos um vomífico, esperamos que o efeito, subjetivamente um tanto desagradável mas aqui tencionado, ocorra com máxima eficácia!

Já um efeito (legitimamente) indesejado seria, a meu ver, a perda de cabelo que ocorre na administração da clássica quimioterapia da medicina convencional. Estes casos obviamente aparentam apresentar substâncias que danificam células indistintamente – a perda de cabelo é por isso manifestação da destruição de tecidos sãos do corpo. Algo que não deve ser admitido como sendo necessário.

Essa interpretação do tema "efeito e efeito colateral", liberdade que aqui tomo, certamente contradiz os usuais protocolos e questionários clínicos. Comumente a supracitada vermelhidão cutânea passageira seria classificada como "efeitos colaterais observados". Conhecemos esse dilema de forma geral no âmbito da terapia alternativa, onde eventualmente denominamos diversos fenômenos com os termos "agravo inicial". É consabido, por exemplo, que um processo de desintoxicação num quadro de eliminação pode causar efeitos colaterais muito fortes e desagradáveis – entre pesadelos e náuseas. Não obstante, nesse contexto nem o terapeuta nem o paciente falariam de efeitos colaterais indesejados. Afinal aguarda-se por essa reação – ela é, portanto, desejada. Ademais não é efeito colateral senão efeito principal.

Particularmente uma qualidade específica do DMSO é por alguns considerada especialmente prejudicial: o odor corporal ou bucal que muitos usuários expelem, que seu entorno descreve como similar a alho ou ostra. Interessante é que o próprio usuário não percebe essas exalações, surpreendendo-se às vezes com o distanciamento de terceiros, que às vezes buscam ventilar o ambiente ... Nossos processos físicos de excreção providenciam que esse odor se perca ao máximo 72 horas após a absorção. Essa propriedade do DMSO é, aliás, a razão primeira pela qual não pode – ou dificilmente pode – ser utilizado em ensaios clínicos num desenho duplo-cego. Logo perceber-se-ia qual participante usa a substância verdadeira e qual o placebo.

Como mencionado, outros possíveis efeitos concomitantes podem ser irritações cutâneas na forma de vermelhidão, ardência e descamações na aplicação cutânea. Todos esses efeitos são reversíveis e diferem de pessoa a pessoa. Para sua ingestão, devemos mencionar seu sabor, que requer habituação. Também a esse respeito há observações diversas entre os pacientes, terapeutas e aplicadores. Dentre "muito amargo" até "bem agradável", já ouvi muitas variantes – afinal o humano é indivíduo. Por isso alguns recomendam o preparo com suco de frutas ou verduras em lugar de água. Genericamente convém iniciar com um teste de tolerância. Por exemplo aplicando toques de DMSO 70% na face interna do cotovelo – ligeiro avermelhamento, coceira ou formigamento ainda devem ser enquadrados como normais. Para cada paciente pode-se evidentemente realizar ainda testes cinesiológicos ou de bioressonância.

Tratamos, portanto, de um líquido que entre muitas pessoas gera odor saliente, de gosto amargo, e sua aplicação cutânea pode provocar diversas porém passageiras sensações. Iria isso afastar-nos do uso dessa substância, ou de outra, em nós mesmos ou em outra pessoa, para abrandamento ou cura, se, por exemplo, eu desde já lhe revelasse que com ela podem ser desfeitas calcificações patológicas nas juntas dos ombros? Decerto as propriedades devem ser levadas em consideração; já nos meus primeiros testes em mim mesmo levei-os em conta com um bom planejamento dos momentos de aplicação, para minimizar as moléstias entre meu meio privado e profissional, ou para otimizar o tempo de aplicação. Não obstante, contrapõem-se a esses poucos e inofensivos efeitos (colaterais) assombrosas e benéficas possibilidades terapêuticas das que logo já não quereremos abrir mão.

Apenas uma vez na história da aplicação terapêutica do DMSO pressupôs-se possíveis efeitos colaterais de longo prazo. As ressalvas (prematuras) nos tempos das intensas experimentações com animais meados da década de 1960 fundaram-se em enormes dosagens (cotidianas de até 100 vezes acima da indicação para humanos) e restritos a poucos animais em laboratórios. Em apenas três espécies observou-se alteração das propriedades refratárias do cristalino, após semanas de elevada aplicação. Em resumo: os coelhos, porcos e cães[2] ficaram míopes. Por pesquisadores renomados, esses dados foram apresentados em 1965 à New York Academy of Sciences para publicação e, ainda antes da impressão da revista, levaram ao cancelamento provisório de todos testes clínicos pela agência de vigilância sanitária* FDA (Food and Drug Administration). Em dosagens normais, esses resultados jamais puderam ser reproduzidos em coelhos, e nunca foram observados em humanos e demais mamíferos superiores.[3]

A partir do viés ético-terapêutico resta assim apenas um inconveniente do dimetilsulfóxido, o fato de não estar disponível para a ampla prescrição médica, pois hoje apenas poucos remédios industriais baseados em DMSO são oficialmente certificados para a aplicação em humanos. Demasiado óbvia a relação entre a limitada patenteabilidade de um acessível solvente publicamente disponível e a intransigência das agências de certificação.

---

* Novidade: desde 01/11/2015 disponível em ampolas de DMSO (Cf. "Onde adquirir")

Deste modo cabe-nos simplesmente usar da possibilidade de buscar um princípio terapêutico alternativo, amparado por um médico ou naturopata familiarizado com DMSO, ou mesmo por conta. Tal qual sempre o fazemos quando remédios ou terapias oficialmente certificados e subsidiados há muito falharam, ou são demasiado tóxicos ou danosos, obrigando-nos a assumir a própria saúde por conta. Este livro fornecerá amparo.

A mais importante mensagem do presente manual é: nunca deixe convencer-se de que sua doença seja incurável por ser crônica ou grave em demasia! Seja ela o que for! Essa força espiritual é extremamente importante para decisões terapêuticas quando se trata de afastar-se consciente e completamente o quanto antes de formas de tratamento contraproducentes. Danos adicionais ao sistema imunológico devido a ferimentos causados por cirurgias desnecessárias e sua consequente fraqueza podem tornar uma enfermidade facilmente letal. O bioquímico e terapeuta naturalista Walter Last, por exemplo, descreve em seu livro *Krebs natürlich heilen* ["Curar o câncer de modo natural"] claramente o nexo entre determinada desistência de química e companhia, e maiores chances de cura pelo tratamento alternativo holístico. Sem dúvida vale a busca por métodos de cura individuais. Isso permite romper circuitos falsificados, permitindo a nosso organismo o reencontro de processos fisiológicos normais – de preferência sem o metal cirúrgico ou remédios sintéticos repletos de efeitos colaterais. Ao final das contas seu corpo (mente e espírito) terão de se curar e regenerar por conta própria! E para tanto pode DMSO ser importante estímulo!

Provavelmente você já se deparou com DMSO e algumas de suas aplicações. Mas, para além dos grandes domínios de sua aplicação terapêutica em ferimentos desportivos, traumatismos em tecidos moles e juntas, e melhoras em cicatrizes, você deveria conhecer, em visão holística, seu completo potencial de regeneração de tecido. Nesse contexto quero animar a ler também os capítulos seguintes, sobre os contextos científicos. Em que pese a formulação acadêmica às vezes necessária, tratei de deixar essas notas o mais interessante e informativo possível. Estou convicto de que cada pessoa compreende em si uma curiosidade natural para penetrar mais profundamente "nas coisas da vida" do que seu cotidiano lhe permite. Abordar os fenômenos de doença e saúde a partir das ciências naturais, em contraste com a percepção médica tradicional sintomática, é muito proveitoso para a compreensão das complexas interações entre substâncias e corpo. Podemos, aqui, também tomar partido pelo nomeado historiador da ciência Ernst Peter Fischer, que em seu livro *Die andere*

Bildung – Was man von Naturwissenschaften wissen sollte ["A outra formação: o que deveríamos saber sobre as ciências naturais"] escreve com tanta pertinência: "Sendo que, sem noção dos fundamentos e dos recentes avanços nos mais importantes campos científicos, sempre menos compreendemos nosso mundo. Enquanto cidadãos queremos avaliar as aplicações da biotecnologia, nos pronunciar sobre energia nuclear ou incipientes mudanças climáticas; participar no direcionamento da política em pesquisa, saúde pública e educacional – mas para tanto faltam-nos frequentemente as noções básicas para decisões responsáveis." Noutro momento escreve: "... e entre as deficiências formativas de nossa sociedade está a de avaliar com os mesmos modelos as teorias científicas e suas irmãs menos avançadas."

"Tudo que vai contra a natureza não é perene."
Charles Darwin

1

Aspectos científicos

Primeiramente DMSO é substância, descritível objetivamente, cujas moléculas têm propriedades físicas e químicas mensuráveis. Ademais, após entrar em contato com organismos superiores, tem ainda efeitos farmacológicos analisáveis, que conduzem a variadas reações fisiológicas. Também a segurança de uma substância deve ser estudada, enfim existe um grau tóxico até para sal de cozinha. Com a leitura das seguintes passagens você elaborará um manejo e aplicação diferente, consciente, do DMSO. Isso dar-lhe-á segurança em suas experimentações terapêuticas próprias e no uso em doenças talvez ainda não registradas. Sobretudo você aprenderá o que DMSO pode ou não pode resolver, de modo que poderá tomar decisões responsáveis sobre sua opção terapêutica.

1.1 Que é DMSO?

Resumo

DMSO é a abreviação para DiMetilSulfÓxido, líquido transparente e inodoro, hoje extraído como substância natural da madeira. Em inúmeros estudos médico-científicos esse líquido apresenta surpreendente variedade e qualidade de efeitos curativos sobre o corpo humano e animal.

Pode ser absorvido pela pele e em diluição potável, ou via injeção/infusão. No organismo, uma parte minúscula é decomposta em substância que na maioria dos usuários causa temporariamente um cheiro descrito como de ostra. Mas o corpo converte em enxofre orgânico (MSM) a maior parte do DMSO absorvido. Essa substância apresenta efeitos extremamente positivos sobre o tecido (conjuntivo), sendo particularmente preferido no tratamento de doenças articulares. Generalizando: DMSO ocasiona efetiva regeneração, célere equilíbrio e "conserto" natural.

Num olhar submicroscópico, dimetilsulfóxido representa ser um líquido consistente de minúsculas partículas singulares: das moléculas cuja fórmula C_2H_6SO ou $(CH_3)_2SO$ e da massa molecular $M = 78$ gramas por molécula. Em comparação: insulina, nosso hormônio para a diminuição do açúcar no sangue, tem a massa molecular de $M = 5734$ gramas por mol; já as partículas de água perfazem apenas 18 gramas por moléculas. Dimetilsulfóxido, o nome por extenso, denota sua pertinência ao grupo das substâncias dos sulfóxidos, geralmente representados pela seguinte estrutura:

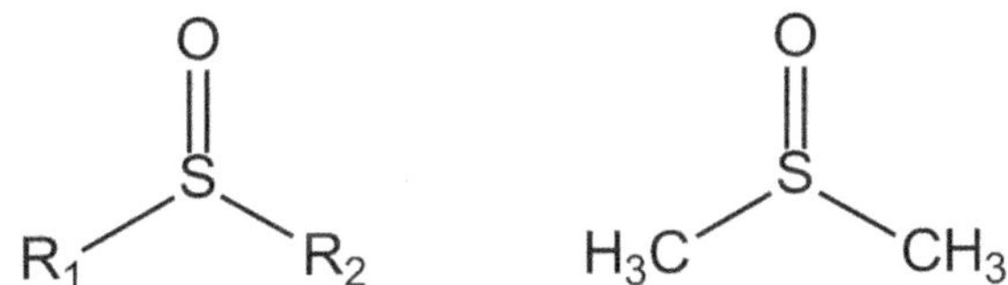

Imagem 1: Sulfóxidos de aleatórios resíduos orgânicos e DMSO

Seu característico elemento estrutural, o grupo S=O, portanto um átomo de enxofre oxidado (óxido sulfúrico), acopla-se nessas moléculas a dois restos orgânicos aleatórios. DMSO é, assim, o mero sulfóxido simétrico com dois simétricos grupos de metil como mais dois ligandos do átomo sulfúrico central. Aqui, portanto, também vale **R1 = R2 = -CH₃**. DMSO e os sulfóxidos superiores (dietil sulfóxido, dibutil sulfóxido ...) *Descoberta* foram pela primeira vez sintetizados nos anos de 1865/66 pelo químico russo Alexander Mikhaylovitch Zaitsev (1841–1910), que inicialmente havia estudado na Universidade de Kazan. Exatamente aquele Zaitsev (outras transliterações: Saytzeff, Saizew) que deu seu nome à notória Regra de Zaitsev relativa à distribuição de produtos em determinada reação química. Devido à influência de seu professor Aleksandr Butlerov, pôde entre 1863 e 1870 pesquisar junto a renomados cientistas da Europa acidental. Os trabalhos sobre os diversos sulfóxidos deram-se no contexto de sua dissertação, que em 1865 submeteu ao químico Hermann Kolbe, na Universidade de Leipzig. Simultaneamente enviou seus manuscritos sobre sulfóxidos e descrições de outros novos componentes à redação do então mais importante periódico especializado Liebigs Annalen der Chemie und Pharmazie, desde 1832 editada por Justus von Liebig e Emanuel Merck. Nela foi publicada pela primeira vez a descoberta do DMSO por Zaitsev, em 1867.[4]

Escrevia Zaitsev: "O dimetilsulfóxido é muito similar aos óxidos anteriormente por mim descritos. É um líquido viscoso incolor e inodoro que somente no esfriamento solidifica em massa cristalina. Não obstante ser ligeiramente volátil aos 100 °C, não pode ser destilado sem que se decomponha. É facilmente solúvel em álcool e éter. Zinco e ácido sulfúrico diluído reduzem o dimetilsulfóxido (novamente) a sulfuro de metilo."

Conversão a MSM   O artigo ainda descreve a oxidação do DMSO para o dito dimetil sulfona ($DMSO_2$). Esse produto do acoplamento de outro átomo de oxigênio ao átomo sulfúrico é hoje, tal qual o DMSO, meio terapêutico muito difundido, mais conhecido por MSM nos foros da internet.

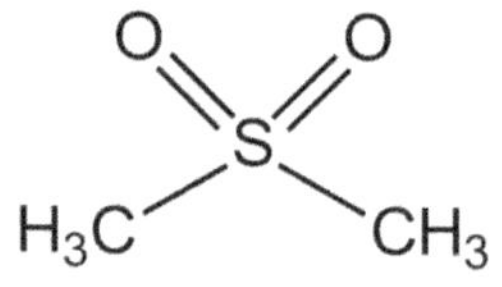

Imagem 2: MSM

MSM (metilsulfonilmetano) é usado como dito "enxofre orgânico", por exemplo para o tratamento da artrose; genericamente é ofertado como complemento nutricional para a regeneração do tecido conectivo e para fins veterinários. Esse metilsulfonilmetano ou MSM interessa-nos aqui por ocorrer como produto natural da decomposição de DMSO no corpo animal e humano.[5,6,7] Mais precisamente, dá-se enquanto metabolito do DMSO na oxidação pelo notório sistema enzimático citocromo P450 no fígado, sendo então expelido pelos rins como composto hidrossolúvel – ao menos a parte que não se metabolizou, tal qual afinal aspirado no uso de DMSO. Após a ingestão de DMSO, MSM é comprovável muito além dos cerca de dois dias do inalterado DMSO, então completamente execrado. Isso foi muito detalhadamente resumido pelos dois investigadores

Gerhards e Gibian da empresa farmacêutica Schering AG, e em 1968 publicado em artigo digno de leitura no periódico Naturwissenschaften.[8] Assim uma terapia com DMSO sempre (felizmente) supre também o tecido conjuntivo com o descrito "enxofre orgânico" MSM. Comprovou-se, inclusive, que MSM, ou, mais corretamente $DMSO_2$, é comprovável na urina humana mesmo sem a aplicação voluntária de DMSO,[9] tal qual é detectado noutros tecidos animais. Metilsulfonilmetano encontra-se obviamente "por natureza" em tecidos e líquidos corporais de mamíferos superiores. Dado que efeitos e âmbitos aplicáveis do DMSO poderiam resultar em obra à parte, retornamos ao trabalho zaitseviano.

Existe, pois, uma "cadeia de oxidação" a partir do dimetilsulfureto (DMS), perpassando DMS e DMSO, até o metilsulfonilmetano (MSM).

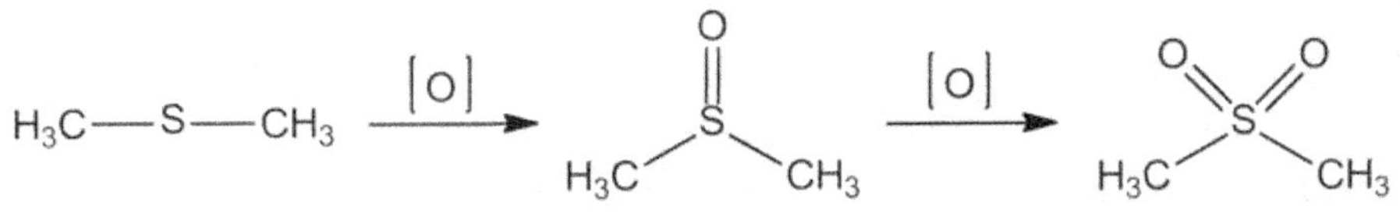

Imagem 3: Oxidação em duas fases a partir do dimetilsulfureto

No corpo as duas fases de oxidação podem acontecer através de respectivos sistemas enzimáticos. Já no laboratório, por exemplo, através de diversas etapas, pela reação com peróxido de hidrogênio, permanganato de potássio, ou, como o fez Zaitsev, ácido nítrico. Isso já não tem importância para a ampla disponibilidade do DMSO, pois obtém-se-o como subproduto da fabricação industrial do papel a partir da lignina.

A nova e mínima reiterada redução (cerca de 0,5% até 1% [10,11]) de DMSO para dimetilsulfureto (DMS) no organismo humano é a razão fisiológica da discutida exalação bucal e cutânea, que dá-se em todas as formas de *Odor típico* aplicação (cutânea, oral e intravenosa). DMS tem seu ponto de ebulição aos exatos 37 °C, sendo por isso expelido pelos pulmões primeiramente na forma de metabolito gasoso, tal qual o dióxido de carbono, que se produz como consequência do metabolismo energético. Outra possível explicação para a exalação poderiam ser rearranjos catalisados para alquildisulfuros (aqui metil dissulfeto), como habituais no metabolismo das aliáceas do alho e demais plantas do gênero. Também esses produtos de decomposição e seus metabolitos dão-se notoriamente com intensidade diversa de pessoa a pessoa, e nem sempre são desagradáveis a todas as narinas humanas – se bem que para delas muitas.

Pequena anedota a respeito: no verão de 1995 tive o prazer de jantar com o sr. Kuno Lichtwer e sua esposa em um restaurante próximo à sede de sua empresa situada à rua Wallenroder Strasse, bairro Berlim--Reinickendorf. Devo acrescentar que ele é conhecido como o pai da "terapia do alho", pois a partir de meados dos anos 1980 foi a primeira dentre empresas farmacêuticas (Lichtwer Pharma) que popularizou em grande escala comprimidos com extratos de alho (Kwai®, Sapec®) e até conseguiu que pudessem ser receitados. Por sua iniciativa, foram, para tanto, feitos estudos clínicos; por exemplo, para a administração quando de hipertonia e de colesterol elevado. Esse senhor, então, pela revista Focus certa vez intitulado "rei do alho", disse no seu pedido ao garçom: "O prato do dia, por favor – mas sem alho!" Dirigindo-se a mim, ainda acrescentou que seria desejável que dentre os presentes à mesa ninguém escolhesse um prato que contenha alho... Veja bem: ele não disse ser contra alho em si. Mas por entender os resultados dos estudos clínicos e farmacológicos de tal modo que apenas extrato de alho obtido sob atmosfera protegida acarretaria os efeitos terapêuticos desejados da aliina, ou seja, da alicina, produto enzimático derivado. Alho preparado na cozinha normal não teria efeito nesse sentido, devido ao contado precoce com o oxigênio do ar, assim seu argumento. Por isso o sr. Lichtwer o considera completamente supérfluo e "molesto". Essa postura à mesa poderia, em retrospectiva, também ser enquadrada como "marketing". Afinal cada qual que usou alho na culinária sabe que este tem mesmo efeitos salutares à saúde.

Entrementes ficou notório que tanto DMSO quanto MSM estão, em doses ínfimas, também presentes em muitos de nossos alimentos cotidianos, isto é, ocorrem naturalmente! Dentre leite, tomate, chá, café, cerveja, etc. O imediato produto redutivo da presença natural de DMSO, o dimetilsulfureto, "cheirando a alho", dá-se igualmente no processo de cocção na cozinha, por exemplo no preparo de frutos do mar ou determinados tipos de legumes.[12] Também processos metabólicos bacterianos em alimentos vegetais aquecidos (na maltagem, por exemplo)

podem levar à formação de DMS a partir do aminoácido S-metilme- *Ocorrência*
tionina. Determinadas bactérias na flora bucal humana produzem do *natural*
mesmo modo essa substância que portanto pode também causar mau
hálito entre humanos, apesar de não terem ingerido DMSO. DMSO é
ainda facilmente detectável na atmosfera, por ser emitido em grandes
quantidades pelo fitoplâncton nos oceanos. Podemos assim estar muito
à vontade se agora também pessoas tratadas com DMSO expirarem
um pouco de dimetilsulfureto...

"O que é DMSO?" Este o título deste capítulo. Em bela revisão de
Brayton lê-se o resumo:[13]

> "Dimetilsulfóxido (DMSO) é um composto muito simples que originou
> numerosas controversas na bibliografia científica e popular. É um
> solvente aprótico. Substâncias terapêuticas e tóxicas não solúveis em
> água são frequentemente solúveis em DMSO. DMSO tem estreita
> afinidade com água; no contato com ar, DMSO é rapidamente dilu-
> ído. Propriedades e efeitos fisiológicos e farmacológicos do DMSO
> ainda não estão plenamente entendidas. Dentre as propriedades
> particularmente apreciadas para efeitos terapêuticos e toxicológicos
> figuram: rápida penetração própria em membranas biológicas e po-
> tencialização penetrante de outras substâncias; captura de radicais
> livres; efeitos sobre a coagulação; inibição da colinesterase; e sua *Eterno enigma*
> indução à liberação de histaminas por intermédio de mastócitos. A
> toxicidade sistêmica do DMSO é considerada baixa. ..."

Essas linhas já permitem inferir que DMSO oferece amplo espectro de
efeitos e, com isso, de âmbitos de aplicação. Em função disso DMSO
frequentemente não é percebido apenas como remédio singular senão
como princípio terapêutico abrangente. Vamos então detalhar DMSO
ainda mais e entender suas características.

1.2 Propriedades

À simples descrição inicial das características do DMSO pelo químico russo Alexander Zaitsev (cf. seção anterior), que hoje nos parece tão simples, temos entrementes muito a adicionar. Tradicionalmente distingue-se descrições de substâncias em físicas, químicas e farmacêuticas/farmacológicas. Tal qual hoje passam a se confundir mais e mais as rígidas fronteiras entre disciplinas das ciências naturais, tradicionalmente cultivadas, entrelaçam-se também as seguintes propriedades relacionadas do DMSO. Tanto usuários quanto pesquisadores deverão enfim concordar que essa substância terapêutica ainda guarda muitos segredos e surpresas.

1.2.1 Propriedades físicas

Resumo

Em qualquer concentração, DMSO mistura-se muito bem com água. Por isso podemos facilmente atender demandas de misturas de quaisquer tipos de águas. Quando DMSO encontra-se em recipiente aberto, absorve até mesmo a água da umidade do ar. Seu sabor é amargo e, à diferença da água, "congela" já abaixo de uma temperatura ambiental de 18,5 °C. Por isso seus recipientes deveriam ser guardados em locais temperados, particularmente nas estações frias. Solidificado, basta aquecê-lo novamente. Os recipientes/garrafas não se rompem na solidificação, como o conhecemos da água, que se dilata consideravelmente ao congelar. DMSO não tende a volatilizar em temperaturas ambientais e da pele, por isso não evapora em recipientes abertos ou aplicado na pele. O líquido é apenas ligeiramente mais pesado que água – 1 litro pesa 1,1 kg.

Antes de explanar as propriedades físicas de DMSO, antecipamos uma listagem de propriedades mensuráveis.[14, 15, 16, entre outros] Para ilustrar esses valores meramente teóricos e abstratos, comparei, quando sensato, as respectivas propriedades com aquelas da água, portanto um líquido que usamos diariamente e a vida toda, e que nos é familiar.

Propriedade	Valor para o DMSO	Valor comparativo para a água
aparência / estado físico	líquido transparente, incolor e inodoro	líquido transparente, incolor e inodoro
absorção de água pelo ar (efeito higroscópico)	até 10%	–
solubilidade	fácil dissolução em água, álcool, etc.	dissolve-se bem em DMSO
sabor	amargo	neutro
ponto de liquefação	18.5 °C (292 K)	0 °C (273 K)
ponto de ebulição	189 °C (462 K)	100 °C (373 K)
densidade	110 kg·m^{-3} (20 °C)	1000 kg·m^{-3} (20 °C)
pressão do vapor	0,56 mbar (20 °C)	23,4 mbar (20 °C)
massa molar	78.13 g/mol	18.02 g/mol
viscosidade	2.14 mPa·s (20 °C)	1.001 mPa·s (20 °C)
ponto de ignição	87–95 °C (360 K)	não combustível
temperatura de ignição	300 °C (573 K)	não inflamável
constante de dissociação pKs	35	14
constante dielétrica	49 AsV^{-1}m^{-1}	81 AsV^{-1}m^{-1}
capacidade calorífica	1.97 kJ/kg·K (25 °C)	4.18 kJ/kg·K (20 °C)
momento dipolar	4.3 D	1.84 D
coeficiente de dilatação	0.00088 K^{-1}	0.21 K^{-1}

Tabela 1: Seleção das propriedades físicas de DMSO

A característica de inodoro aplica-se ao DMSO em estado puro. Tão logo contenha pequenas quantidades do produto de redução DMS, seu odor é descrito como similar ao de alho ou ostra.

O termo higroscópico refere-se ao comportamento de substâncias de forte tendência à absorção de água. Conhecemo-lo, por exemplo, do sal (comum), que, exposto ao ar ou na superfície de algum salgado,

Higroscopi-cidade

absorve umidade do ar, tornando-se grumoso e mesmo líquido. O efeito é justamente aproveitado para desumidificar ar e para secagem, isto é, desidratação, de solventes orgânicos por intermédio de apropriados sais higroscópicos. Líquida a própria substância higroscópica, como DMSO, a absorção de água evidentemente não é imediatamente óbvia. Ao, no entanto, deixarmos determinada quantidade numa proveta graduada aberta, a ao menos 19 °C, ou seja, em contato com ar, a absorção de água pode alcançar 10% do volume original. Por conseguinte devemos considerar que uma reserva de DMSO exposta há algum tempo já corresponda a uma solução de 90% e que posterior acréscimo de água pode ser menor.

O acréscimo de água para diluição do DMSO é ilimitado – ambas as substâncias podem ser misturadas em qualquer relação. Na parte prática deter-nos-emos detalhadamente com concentrações típicas e com um fenômeno ocorrente no ato da mistura. Segundo minhas experiências, o juízo sobre o sabor de uma solução aquosa de DMSO diluído varia muito de pessoa a pessoa. Se pessoas quiserem ingerir DMSO, e uma diluição apenas em água for-lhes muito "complicada", podem testar diversos sucos de frutas ou de legumes, para alterar o sabor. No capítulo "Aplicação oral" mais a respeito.

Pontos fixos

Primeiramente chama a atenção que os pontos de ebulição e de solidificação (ponto de congelamento) do DMSO distam muito mais entre si do que aqueles da água. Entre 189 °C e 18.5 °C há afinal nada menos de 170,5 °C de diferença; já na água são notórios 100 °C (para uma substância da parca massa molar de 18 g/mol igualmente surpreendente e, como no caso do DMSO, deve-se à polarização elétrica das moléculas de água). A fase líquida de DMSO situa-se assim em amplo intervalo de temperaturas, o que se deve à dita polaridade das diversas moléculas do DMSO, a ser discutida mais detalhadamente na próxima seção "Propriedades químicas". Polaridade elétrica no plano das moléculas providencia que as partículas componentes do líquido se atraiam fortemente entre si, dificultando assim o passo à gaseificação pelo aporte de energia térmica (= ponto de ebulição). O ponto de ebulição relativamente elevado, e daí resultante, de 189 °C, praticamente impede perdas voláteis na manipulação e aplicação do dimetilsulfóxido em condições ambientas normais. A tabela n° 1, supra, sobre as propriedades físicas, traduz-o, por exemplo, na baixa pressão do vapor, quando comparado à da água a 20 °C. No capítulo "Aplicação externa" veremos que essa condição é muito útil para a aplicação cutânea.

O ponto de solidificação de DMSO, por volta de 18 °C, para espanto geral dos usuários (principiantes), acarreta a solidificação na garrafa "da noite para o dia" – particularmente no inverno, a baixa temperatura ambiente. Aí DMSO lembra um boco de gelo engarrafado. Muito bem visível na direita da imagem:

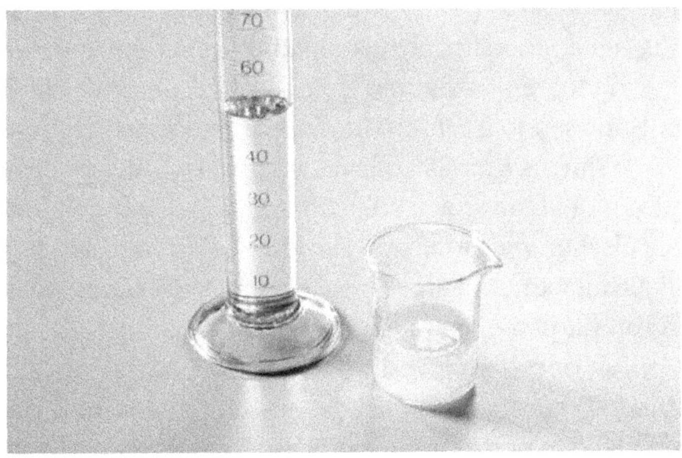

Imagem 4: DMSO líquido no tubo de ensaio; DMSO solidificado no vaso.

Não se assuste – algum período de temperatura ambiente mais elevada, e o DMSO volta a estar líquido e disponível. Não se tema, também, que a garrafa quebre com a solidificação de seu conteúdo, como o conhecemos da água. DMSO não apresenta dilatação tão drástica neste estado. Seu coeficiente de dilatação corresponde, segundo a tabela, a apenas 0,0009. A água nos apresenta 0,21, ou seja, 230 vezes mais, quebrando assim uma garrafa.

A densidade (ou o peso específico) de DMSO é 10% superior à da água. Por isso o conteúdo de uma garrafa de 1 litro pesa 1,1 kg. Isso deve ser levado em conta em eventuais conversões quantitativas para fórmulas, de resto carece de importância prática.

O peso de determinado número de moléculas de DMSO, a saber do dito número Loschmidt ou constante Avogadro, de cerca de 6 x 1023 (um seis seguido de 23 zeros – um bocado, portanto ...) supera o quádruplo daquele da água. Essa massa molar, comumente dita "peso molar" (1 mol corresponde exatamente à quantidade de 6×10^{23} partículas), gira em torno de 78 g/mol (= grama por mol). Também desse peso superior da molécula singular do DMSO resulta o ponto de ebulição superior ao da água, para além da indicada capacidade da atração mútua das partículas. Uma comparação: o líquido hexano, não polar, apresenta um ponto de ebulição muito inferior, de apenas 69 °C, apesar de sua massa molecular ainda superior, de 86 g/mol.

Viscosidade   Facilmente podemos perceber a dupla viscosidade de DMSO, comparado à da água, ao esfregarmos algumas gotas entre os dedos, pois o padrão "aguado" é-nos padrão comparativo natural. Não obstante, DMSO continua sendo um tanto fluido, particularmente em seus preparos aguados, o que nalgumas aplicações tópicas pode ser desvantajoso, dependendo o local, porque a solução aplicada facilmente escorre. Na parte prática discutiremos soluções. Devido à baixa viscosidade de DMSO, a indústria farmacêutica sempre buscava criar géis e pomadas para uso tópico. Na minha percepção algo desnecessário, afinal demonstra que sequer estamos dispostos a investir o tempo necessário para a absorção – a penetração – da substância aplicada. Nisso olvida-se hoje que também a cuidadosa atenção perfaz importante aspecto da terapia. Isso vale para a automedicação quanto para a interação entre terapeuta e paciente.

Os dois parâmetros ponto de ignição e de combustão indicam-nos que DMSO é enfim um composto orgânico, à diferença da água, sendo portanto inflamável. No manuseio devemos por isso garantir que não haja fogo aberto nas proximidades!

A capacidade para a dissociação ácida, isto é, a disposição de separar um átomo de hidrogênio do grupo de metil do DMSO, expressa-se pelo valor pKa. No caso do DMSO, é muito reduzido, razão pela qual o valor em si é superior ao da água (por tratar-se de logaritmo decimal **negativo**). Exemplo corrente para um composto que libere iones de hidrogeno é certamente o ácido carbônico, cujo valor pKa é ainda menor, equivalendo 6,5, sendo considerado ácido médio.

1.2.2 Propriedades químicas

Resumo

DMSO "comunica-se" perfeitamente tanto com água quanto com substâncias orgânicas (gorduras, proteínas, carboidratos)! Essa é uma característica destacada, fundada na estrutura molecular desse líquido, pois a maioria dos líquidos "dá-se" melhor ou com substâncias aquosas ou com orgânicas. Notamo-lo, por exemplo na água que escorre de uma superfície de plástico (polietileno), ou do açúcar (carboidrato) que não se dissolve em azeite de oliva.

Tanto dentro como fora das células de nosso organismo, e mesmo em seus limites, tratamos sempre de estruturas biológico-orgânicas de proteínas, gorduras e carboidratos (lipoproteínas, proteoglicanos, ...), que por sua vez dependem sempre do intacto envoltório aquático (esfera de hidratação). Uma vez que nosso próprio corpo é uma "boa mistura" de água e orgânicos, DMSO pode muito bem exercer ou mesmo alcançar uma função moduladora e impactante. A química dessa substância nos demostra muito bem por que DMSO consegue desencadear tanta variedade de efeitos no corpo. Com isso o poder curativo já não se nos apresenta como acidental mas antes como peça natural de um quebra-cabeças – como sina feliz ...

Para nos aproximarmos do modo de reação de DMSO perante tecido orgânico, convém conferir meticulosamente a estrutura da molécula singular. Segundo o esqucma de fórmulas da seção 1.1 poder-se-ia assumir que no caso de DMSO trataríamos de uma partícula plana. Nesse caso todos os ligandos estariam organizados em torno do átomo sulfúrico central desse "composto de sulfóxido", como se sobre superfície plana. Isso confere efetivamente para o "composto de óxido de carbono" – a tão tóxica acetona –, porque átomos de carbono podem estabelecer ao máximo quatro ligações nucleares em função da estrutura de seus elétrons (4º grupo principal dos elementos químicos).

Estrutura molecular

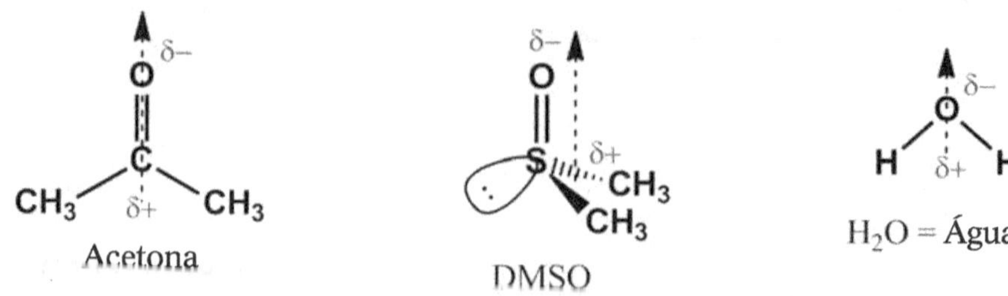

Imagem 5: Dipolos de centros de gravidade de cargas positivas e negativas não coincidentes, se bem que externamente neutras em sua eletricidade.

Nesse caso, portanto, a dupla ligação – em que o átomo central de carbono e o átomo de oxigênio compartem os elétrons de cada qual – leva a uma disposição plana dos três grupos nucleares. Ela permite a maior distância possível nessa configuração "triangular" geométrica.

Já o átomo sulfúrico central no dimetilsulfóxido, integrante do 6º grupo principal dos elementos químicos, dispõe da capacidade de até 6 ligações nucleares. Isso significa que no DMSO, de apenas 4 dessas possíveis ligações, ficam disponíveis dois elétrons exteriores não aproveitados. Esses representam o dito par livre de elétrons, um quarto ligando, comumente desconsiderado na usual representação molecular (cf. figuras 1 – 3). Necessariamente, então, a disponibilidade de, agora, quatro grupos moleculares avizinhados em torno de um átomo sulfúrico central conduz a uma disposição geométrica piramidal, devido a suas mútuas demandas de espaço. Na figura supra isso aparece indicado mediante os símbolos científicos convencionais. Evidentemente não ocorre simetria piramidal exata, porque os ângulos são formados por ligandos distintos. A referida demanda por espaço não depende meramente de cálculo aritmético de átomos/órbitas vizinhos; é também expressão de efeitos eletrostáticos e mecânica quântica variada. Por isso diferem os ângulos de ligação.

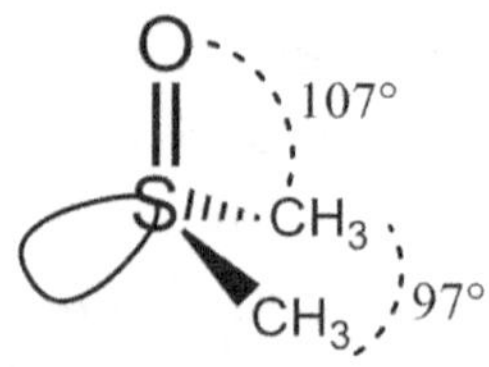

Imagem 6: Ângulos de ligação.

Com tais interações dão-se ainda outros dois ângulos moleculares, sendo que as densidades de cargas opostas nos átomos cedem espaço a uma polaridade total de uma molécula de DMSO: ao passo que a posição do átomo de oxigênio atrai cargas negativas (O x alta eletroatividade), resta ao átomo sulfúrico só adotar uma carga parcial positiva (S x baixa eletronegatividade), respectivamente repassar essa atração dos elétrons aos grupos de metilo. Genericamente denomina-se tal molécula de anfipática, com um lado hidrófilo ("afinidade com água") polar, e outro antes não polar, com a terminação hidrófoba do grupo metilo. A transferência eletrônica entre o átomo de oxigênio e o restante da molécula leva à formação de um dito momento dipolar induzido, isto é, a um eixo em cujo extremo primeiro resulta uma carga parcial positiva ($\delta+$) e no segundo uma carga parcial negativa ($\delta-$), conforme demonstrado na figura n° 5. A molécula toda representa, por isso, dita partícula bipolar; e o DMSO, enquanto líquido, uma solução bipolar da disposição elétrica das moléculas singulares alinhadas em forma de cadeia. Esse "ordenamento" do líquido pode expressar-se na condutividade dielétrica de 49 ou no muito elevado momento dipolar elétrico mensurável de 4,3 debyes (cf. tabela n° 1: água: 1,84 D). Essa propriedade condiciona ao mesmo tempo a excelente solubilidade de outras substâncias polares, jônicas, ou ao menos polarizáveis.[17]

Polaridade

Há muito conhecemos o fenômeno da estrutura interna de um líquido a partir da água, nosso elixir vital (condutividade dielétrica = 81), amplamente investigada devido a esta propriedade, tanto científica quanto paracientificamente. No caso do DMSO, esse efeito felizmente tanto ressalta que resulta no elevado ponto de ebulição de 189 °C, qual exposto na seção "Propriedades físicas".

Fluido estruturado

Também moléculas de água, cujo átomo central de oxigênio tem duas ligações associadas, a saber dois átomos de hidrogênio, **não** têm estrutura simétrica nem reta.

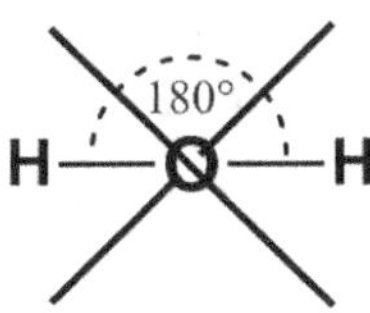

Imagem 7: Estrutura molecular „incorreta" do H_2O

Senão água não mostraria momento dipolar mensurável externamente, pois tal estrutura simétrica compensaria o efeito das cargas parciais. Apenas devido à sua estrutura molecular angular e triangular (cf. figura 5, à direita) dá-se o processo das partículas de água enquanto um tipo de imã de dois polos contrários. Esse processo muito ressalta, portanto, tanto no DMSO quanto na água, e dá lugar à permutabilidade desses dois líquidos no sentido bioquímico.

Forte polaridade perceptível e quantificável aplica-se, evidentemente, também à acetona supramencionada, que igualmente penetra a pele facilmente (momento dipolar da acetona: 2,9 D, ou seja, entre DMSO e água). A mais grave diferença com respeito à reatividade e o comportamento no organismo é, contudo, que acetona não permite qualquer nova oxidação (pertence ao grupo das cetonas). O átomo de carbono central está, como explicado, saturado de ligações – não há como fixar mais um átomo de oxigênio. Acetona guarda sua toxicidade, por não estar submetida ao metabolismo físico da desintoxicação, e precisa por isso ser expelida inalterada por pulmões e rins.

Enquanto elemento do 3º período, o átomo sulfúrico dispõe de orbitais energéticos superiores e tem maior facilidade em balancear a atração de elétrons do átomo do oxigênio do que componentes tais como acetona, em que um átomo de carbono forma o centro. É, como nos apraz dizer, „mais macio", e a dita atração de cargas negativas parciais estende-se em menor medida aos dois grupos de metilo. Isso determina a diminuta tendência à cedência de um átomo H mediante reações químicas (a dita acidez). A isso corresponde o elevado valor pKa de 35, listado na tabela das propriedades físicas (1.2.1), em comparação à água (pKa = 14).

Ambos, polaridade quanto baixa acidez, fazem hoje do DMSO um apreciado solvente bipolar-aprótico. Aprótico significa "não cede prótons", prótons indicando comumente iones de hidrogênio. Não apenas na medicina, em que frequentemente é misturado com os *Bom* mais diversos agentes para potencializar eficácias, mas também na *solvente* pesquisa e indústria DMSO é daí considerado um "solucionador de problemas" quando de soluções "cabeludas". Contrariando outros remédios altamente eficientes do segmento das terapias alternativas, dimetilsulfóxido não é desconhecido. É substância amplamente difundida, sempre disponível em qualidade farmacológica certificada, cujo uso podem admitir médicos (veterinários) e naturopatas.

Ainda que não plenamente elucidadas cientificamente as propriedades farmacológicas extremamente proveitosas do DMSO, devem ter a ver com a descrita estrutura espacial e sua particular polaridade no plano molecular. Isso torna compreensível especialmente a excelente capacidade do DMSO de atravessar membranas biológicas e consigo levar outras substâncias nele diluídas ("rebocador"). Descobriu-se, por exemplo, que partículas de carga positiva (cátions tais como moléculas de fármacos, eletrólitos, aminoácidos ...) diluídas em DMSO são cercadas por até oito *Eficaz* partículas polares dessas.[18] Forma-se, com isso, associação ou agregado *rebocador* maior, caracterizados por uma envoltura alinhada, à frente os grupos CH_3 das moléculas DMSO. Esses grupos CH_3 representam exatamente a parte orgânica do sulfóxido, que igualmente prefere interagir com estruturas orgânicas – isto é, hidrocarbonadas – em tecidos biológicos. Do mesmo modo pode o poder do DMSO de substituir moléculas de água ser explicado pela específica polaridade da molécula. Pois acarreta interações entre moléculas de DMSO e de água (H_2O), as ditas pontes de hidrogênio, até mais resistentes do que entre meras moléculas de água (cf. figura 10).

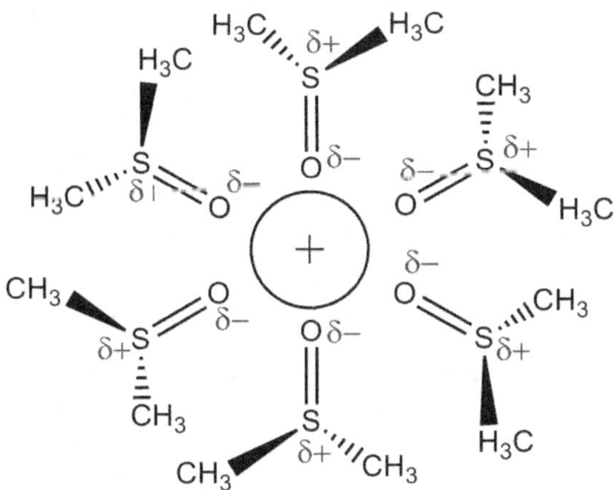

Imagem 8: Cátion com envoltório de DMSO

O efeito do cerco de partículas por substâncias polares, como que substâncias bifaciais, denomina-se comumente de formação de micelas, corrente em detergentes quanto em nosso intestino delgado. No primeiro caso, por exemplo partículas de sujeira são envoltas por moléculas surfactantes dos detergentes, podendo assim soltas ser facilmente eliminadas pela água. No segundo caso os ácidos biliares formados no fígado e as gorduras neutras da alimentação formam essas micelas esféricas, facilitando o acesso das enzimas de digestão às gorduras e sua absorção pelas células da mucosa intestinal.

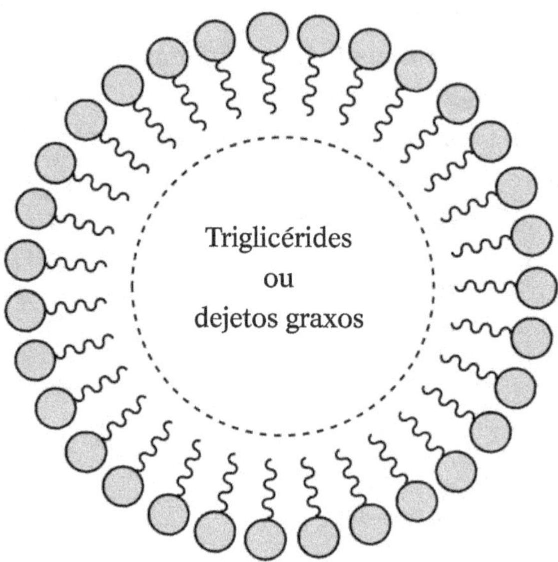

Imagem 9: Micela, por exemplo de ácidos biliares ou de surfactantes

Vemos, portanto, que, para entender a grata versatilidade de DMSO, muito vale o esforço de olhar além, para o universo das propriedades químicas dessa substância. Munidos destas informações, podemos passar para o próximo capítulo, enfocando finalmente os efeitos tangíveis desse remédio. Esses efeitos farmacológicos conduzir-nos-ão direta e logicamente aos campos de aplicação, ou seja, às enfermidades tratáveis com DMSO.

1.2.3 Propriedades farmacológicas

Resumo

São muito numerosos os efeitos de DMSO sobre o corpo humano e animal, elaborados ao longo de muitos anos de pesquisa. Genericamente podem ser descritos e entendidos com os princípios fundamentais da regeneração, penetração, proteção e harmonização. Por isso podemos com toda legitimidade falar de um remédio universal. Importantes efeitos específicos são, a título de exemplo, efeito analgésico, atividade anti-inflamatória, diurética, vasodilatadora, captura de radicais livres, bem como favorecimento à cicatrização e relaxamento muscular. Importante aspecto nisso é a capacidade de DMSO de penetrar "com a maior facilidade" membranas biológicas tais como paredes celulares e cutâneas, e nisso até levar outras substâncias (medicinais) a reboque.

Nesse contexto, „farmacológico" refere-se àquelas propriedades atribuíveis, na retrospectiva, a uma substância com base em efeitos observáveis e comprováveis após a administração enquanto remédio em humanos ou animais. Frequentemente mesmo ensaios in vitro fornecem efeitos adicionais ou independentes, aplicados externamente a um organismo vivo, no laboratório. Por exemplo em tecidos isolados.

Quando, genericamente, falamos de efeitos comprováveis, deveria, claro, estar assegurado que sejam objetivamente certificados e reproduzíveis em termos estatísticos. Evidentemente há grandes variações, particularmente quando da avaliação individual de pacientes. Aquilo que um descreve como de pouco alívio na dor pode por outro ser expresso como efeito imediato fenomenal. Não obstante, deveríamos sempre tratar de obter resultados sólidos.

Retomando o exemplo da junta calcificada do ombro. Para além da felicidade de paciente e terapeuta com os movimentos recuperados e a diminuição de dores, apenas o resultado positivo de um diagnóstico por imagem seria confiável para avaliar com correção a eficácia do tratamento com DMSO. Ainda que verdade que nós naturopatas comumente não somos adeptos entusiastas de diagnósticos instantâneos ou mesmo desnecessários, tais como radiografia e similares. Com isso quero apenas recordar que frequentemente o grande alarde sobre aparentes curas rápidas na medicina alternativa pode transformar-se em bumerangue quando um diagnóstico posterior da medicina convencional desengana todas as partes interessadas. A percepção subjetiva do paciente tem, não obstante, prioridade; afinal busca ajuda médica para sentir-se melhor.

Indo diretamente ao ponto: longa é a compilação dos efeitos farmacológicos do dimetilsulfóxido estudados e publicados. Tão longa, que até mesmo provoca postura crítica. Algumas das propriedades farmacológicas parecem mesmo contraditórias. Mesmo os pais do uso terapêutico de DMSO, na década de 1960 iniciado fulminantemente, creem hoje que a rotulagem de "milagroso" mais prejudicou que ajudou. Num olhar

Panaceia mais detido, no entanto, revela-se que muitos dos efeitos individuais descritos explicam-se pelos mesmos processos bioquímicos. Deixando-se de lado o uso de DMSO como aditivo de outros remédios, seus próprios efeitos curativos podem ser enquadrados num compreensível denominador comum:

DMSO provoca ou apoia a reorganização e regeneração das células, mesmo quando de graves danos de tecido, e protege o organismo preventivamente.

Ímpar o "efeito curativo geral" de DMSO, que, com toda razão, deve ser entendido como princípio terapêutico fundamental, como **singularidade** dentre todas as substâncias de uso terapêutico. DMSO não é substituível e apresenta ampla gama de propriedades harmônicas interagentes entre si. Pesquisas médicas e farmacêuticas constantemente revelam que DMSO oferece o maior número e a maior gama de efeitos jamais comprovados para uma única substância. Ao passo que em quase todas as categorias de substâncias podemos escolher logo entre diversas substâncias de efeitos iguais ou similares, nada substitui DMSO.

Conferir a listagem dos efeitos do DMSO até hoje observados sempre volta a causar felicidade, e seduz imaginações para outras possíveis aplicações. Compilei-a a partir de diversas referências bibliográficas e experiências práticas. Particularmente abundante é o livro "DMSO – Nature's Healer"[19], de Dr. Morton Walkers, de 1993, em que, inclusive, descreve muitas indicações, isto é, áreas de aplicação. Outras fontes são, por exemplo, as publicações de Jacob e Herschler, e do já citado apanhado de Gerhards e Gibian[8].

Sem ordenamento, avaliação e nem clamar plenitude, a seguinte relação enumera propriedades farmacológicas até hoje descritas. Segundo ela, DMSO é:

- ativo sobre membranas e nelas penetra em sistemas biológicos
- anti-inflamatório
- analgésico, bloqueia nervos
- bacteriostático
- diurético
- modulador e potencializador de outros remédios
- „relaxante" no tecido conjuntivo = antifibrótico
- difusor de outras substâncias = veículo, rebocador
- parassimpaticolítico = suprime acetilcolinesterase
- tranquilizador e fomentador da concentração
- imunomodulador pelo estímulo da formação de células no sistema imunológico, entre outros
- vasodilatador
- bloqueador da entrada de cálcio = eleva a contração miocárdica e a função ventricular
- protetor celular, por exemplo no frio
- antioxidante = interceptor de radicais de hidroxila
- relaxante muscular
- favorecedor da função e diferenciação celular
- anticoagulante, inibidor da agregação plaquetária
- regulador de colesterol
- integrador celular = protetor em transtornos circulatórios, radiação, hipotermia, etc.
- estabilizador de membranas celulares, por exemplo no caso de perda de plasma
- cicatrizante
- atenuante de cicatrizes, atividade similar à colagenase = dissolvente colagênico

- antiesclerótico
- intensificador da respiração
- harmonizador do ciclo vital, divisão e apoptose celular
- modificador da permeabilidade = influencia a permeabilidade dos tecidos
- compensador de água nas células
- saturador de oxigênio celular
- antianêmico

Reiteremos, neste momento do mudo assombro com as muitas propriedades de DMSO: todas essas características enumeradas alicerçam-se sobre a estrutura molecular e as propriedades químico-físicas daí provenientes, como expostas nas seções acima. Ainda que modernamente prefiramos ignorá-lo: no plano submicroscópico trata-se, em todos os sistemas biológicos, igualmente de reações químicas exatas, isto é, por definição, da alteração e interação das diversas moléculas conforme estritos desenhos estruturais e "receitas", como se instruções químicas fossem. Em nada muda se optássemos pelo adjetivo "bioquímico", mais simpático. Natureza e vida permanecem sendo química. Isso vale para todos os processos fundamentais em células vegetais (fotossíntese, etc.) e animais.

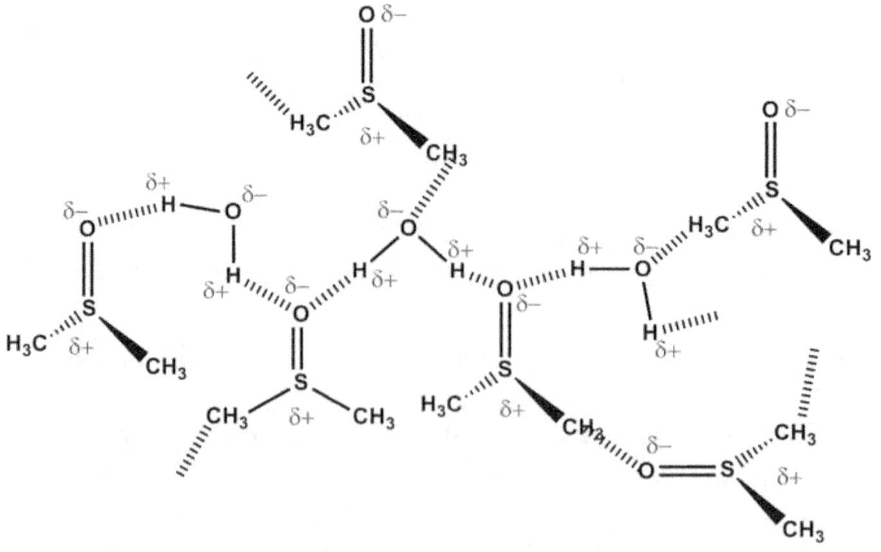

Imagem 10: Pontes de hidrogênio entre DMSO e H_2O

É por isso que nosso fígado, devido a sua capacidade de transformar e sintetizar um número totalmente imensurável de substâncias, é frequentemente caracterizado como perfeita indústria química.

Relativo a DMSO e suas interações no tecido, pode-se resumidamente supor que os muitos efeitos supra descritos devam-se à capacidade dessa molécula de modificar tanto as disposições, isto é, as estruturas espaciais, de biomoléculas quanto as de sua cobertura aquosa. As pesquisas modernas atribuem-no às já descritas propriedades dipolares, particularmente à capacidade de estabelecer pontes de hidrogênio qual a própria água, ou até melhor. *Mecanismo de ação*

Pode-se daí depreender diretamente que moléculas de DMSO conseguem substituir moléculas individuais de água em todos hidratos biológicos; por exemplo as estruturas proteicas com seu respectivo "invólucro aquoso". Importante exemplo são as membranas celulares, que, com seu teor de água de até 50%, representam "estruturas mistas" de alta categoria entre lipoproteínas e água. Uma vez que moléculas de DMSO inseridas em tais invólucros celulares têm de fato uma estrutura e demanda espacial distinta daquela das moléculas de água suplantadas, altera-se evidentemente também a disposição, ou seja, a orientação espacial das estruturas proteicas.

Como, por sua vez, da orientação espacial dessas estruturas de membranas evidentemente dependem suas funções principais, a saber permeabilidade para determinadas substâncias e manutenção de determinado potencial elétrico, não surpreende que DMSO modula tais processos com suma eficácia. Por exemplo o efeito analgésico, qual seja, o bloqueio do estímulo de dor ao longo dos nervos periféricos. A sensibilidade de uma célula nervosa depende do potencial de sua membrana e da possibilidade da migração ágil de eletrólitos (iones) (sódio Na^+, potássio K^+...) de dentro para fora ou inversamente. Pela parcial substituição da água alteram-se ainda outras propriedades moleculares e substanciais no plasma celular ou no líquido intersticial; por exemplo a eficiência osmótica = pressão osmótica de eletrólitos. Isso, por sua vez, afeta a tendência migratória de partículas de efeito osmótico com seu invólucro de hidratos, e pode ter influência favorável sobre inchaços em inflamações de tecidos, por ocorrer acelerada eliminação de água. *Modulação*

Possibilidade adicional do efeito harmonizador sobre estruturas proteicas do corpo dá-se ao DMSO a partir do fato de que entre os aproximadamente 20 aminoácidos, dentre os quais nosso organismo compõe suas estruturas proteicas, dois há que igualmente têm átomo sulfúrico: a metionina e a cisteína. Os ditos grupos tióis neles contidos, como os supra discutidos invólucros de hidratos, são essenciais para a disposição espacial de proteínas. Exemplo conhecido poderiam ser os processos químicos ocorrentes na moldura de ondulações permanentes no cabelo humano, em que também são alterados grupos de tiol nas proteínas do cabelo. As propriedades farmacológicas perceptíveis podem em parte ser entendidas em termos de interação entre essas posições súlfur-hidrogênio, ou mesmo por sua transformação química.[21]

Da explanação pode-se imediatamente deduzir que, além do efeito regenerador e equilibrador de DMSO, haverá um limite tóxico, porque alterações não podem acontecer aleatoriamente em qualquer lugar do tecido humano. Limites tóxicos, como às vezes provocados em experimentos animais ou in vitro, são praticamente inviáveis em humanos devido às impossibilidades da administração. Como em todo os meios curativos alternativos, deveria ademais valer o princípio "tão pouco quanto necessário".

Se quisermos melhor entender os mecanismos de ação do DMSO, ajuda-nos a noção de que, devido a sua natureza molecular particular, esse líquido consegue sempre substituir partículas de água.

Explicação gráfica Para tanto, a seguinte hipótese: imagine sua presença numa multidão, você tendo a permissão de trocar de lugar com cada segundo vizinho (nosso corpo consiste em ao menos 50% de água, ou seja: cada segunda molécula é água). Facilmente você perpassará uma aglomeração ou permanecerá nalgum lugar para se comunicar com a vizinhança. Essa estadia e interação pela comunicação vai, por exemplo, levar a que outras pessoas se voltem a você, ou seja, mudem sua orientação espacial. Você poderia até pegar alguém na mão e rebocá-lo, ocupando cada segunda posição, "fluindo" confortavelmente pela concentração. Observe que nesse procedimento não haverá quaisquer resmungos ou gritos de "não empurrem"; você é, muito mais, bem-vindo nas posições da água, obtendo atenção especial.

As moléculas de DMSO obviamente mal percebem barreiras ou resistências em sua dispersão em tecidos e órgãos, e podem neles manter-se à vontade, assim causando como que um "relaxamento". A esses processos apenas a taxa natural de excreção do corpo impõe limites. Com isso todos os processos induzidos por DMSO tornam-se reversíveis. A substância já não se encontra mais no corpo após uns três dias da aplicação.

Em nossa projeção: se você tiver passado pela multidão toda e vai para casa, todas as posições novamente estarão ocupadas por pessoas "normais" (moléculas de água), e você já não terá influência imediata sobre vizinhos.

Não obstante pode evidentemente acontecer que alguns deles ainda se lembrem de sua presença, ou que as ocorridas alterações espaciais lhes acarretem maior conforto com os novos interlocutores. Em sentido figurado, DMSO teria contribuído para nova ou recuperada membrana celular. Se ainda imaginarmos que muitos de tais indivíduos "especiais" penetram numa multidão humana, a representar aqui tecido biológico, e a enriquecem, facilmente podemos entender efeitos moduladores ou relaxantes.

Continua enigmático por que todos esses possíveis efeitos de DMSO *Acaso?* são obvia e exclusivamente positivos sobre nosso tecido físico, e outras substâncias, igualmente bipolares, evidentemente não o são, sendo talvez até tóxicos. Enfim seja talvez mero capricho da natureza, um acaso (para os positivistas dentre nós) que podemos acatar surpresos e gratos.

Retornemos à diversificada lista das propriedades farmacológicas do DMSO. Dos nela relacionados efeitos já podemos deduzir os campos de ação que em seus inícios eram priorizados em suas aplicações terapêuticas clássicas, válidas ainda hoje. São as enfermidades que podemos descrever como processos inflamatórios e traumáticos agudos. Exemplos são ferimentos desportivos em músculos, tendões e articulações, artrose, bursite, e tendões inflamados, síndromes ombro/braço ou neuralgias, como no caso de um herpes zóster, por exemplo.[22]

Mediante as citadas possibilidades disponíveis ao DMSO no âmbito molecular, podemos entender a primeiramente ainda desconcertante variedade dos possíveis efeitos listados no contexto dessas enfermidades em sua interação sinergética. Foi por isso que, da aproximação científica ao fenômeno do DMSO.

Tomemos por exemplo ilustrativo um concreto ferimento desportivo *Exemplo* agudo – uma forte e dolorosa contusão muscular. Tratando-a topica- *ilustrativo* mente com a conveniente solução de DMSO, ressalta, com vistas à lista de propriedades, primeiramente o efeito analgésico e de drenagem (aqui desinchação). Importantes para o efeito curador sobre a "ferida interna" são, evidentemente, ainda outros efeitos naturais do DMSO, tais como o efeito anti-inflamatório, vasodilatador, protetor celular, cicatrizante e relaxante muscular. Com vimos, todos esses efeitos devem-se ao comportamento físico-químico do DMSO perante sistemas celulares biológicos e aquosos. Por isso não os deveríamos examinar isoladamente senão só em sua sinergia de efeito maravilhosamente regenerador.

Apesar disso, diversos de seus efeitos farmacológicos foram repetidamente analisados cientificamente para comprovar e pesquisá-los. Muitos dos modelos animais e específicos desenhos de pesquisa forneceram comprovantes confiáveis para os efeitos questionados. Os resultados foram, por exemplo, apresentados por pesquisadores e médicos no citado simpósio do DMSO em Viena, ou publicados ao longo dos anos em periódicos científicos. Alguns desses trabalhos são também de seu interesse, leitor, por terem efeito imediato sobre as posteriores sugestões de aplicação; por exemplo o efeito diurético do DMSO, bem como seu comportamento de reabsorção e eliminação (graus de absorção e de excreção).

Sinopse dos trabalhos científicos das décadas 1980 e 1990 relativos a DMSO e sua farmacologia básica e seu uso terapêutico apresentou o artigo panorâmico de Ali em 2001.[23] Enquanto propriedade destacável descreve esse especialista a possibilidade de agir como neutralizador *Neutralizador* de radicais livres em tecidos danificados, reduzindo o estresse oxidante *de radicais* que se opõe à regeneração. Tais danos de tecidos podem, por exemplo, aparecer após transtornos circulatórios locais, como o conhecemos do acidente vascular cerebral e de enfermidades coronárias. Ainda que alguns autores eventualmente sublinhem efeitos particulares do DMSO, deveríamos ter consciência de que esses fenômenos representam apenas fenômenos isolados das surpreendentes possibilidades genéricas dessa substância, que se fundam em sua estrutura molecular. Estas permitem, por exemplo, a substituição de moléculas de água ou a oxidação própria, conduzindo assim a uma reorientação moduladora em todo organismo.

Em 1975 Wood e Wood escrevem a respeito: "Alguns dos estudos descritos em nossa monografia descrevem observações avulsas, quase que inacreditáveis. Talvez esse mecanismo de ação desses fenômenos clínicos possa ser atribuído a uma ou mais dessas propriedades farmacológicas descritas. No entanto, nada surpreendente seria se tivéssemos de concluir que caberia ir à busca de outras explicações do enigmático DMSO, pois parece que DMSO é realmente um novo princípio da medicina, não podendo ser medido apenas pelos padrões existentes."[24] Wood, por exemplo, destaca em seu artigo a capacidade de DMSO de penetrar membranas.

DMSO enigmático

Portanto, examinemos importantes efeitos de DMSO mais detalhadamente:

As propriedades **antioxidantes** de DMSO devem-se primeiramente à sua capacidade de "desagravar" radicais de hidroxilo (OH) por meio de reações químicas. Do mesmo modo DMS consegue captar radicais de oxigênio (O) (cf. imagem 3), produzidos em nosso corpo em pequenas quantidades.[20] Danificam os tecidos e são produzidos na isquemia (insuficiência circulatória/de oxigênio), em inflamações, traumatismos, etc. Os possíveis mecanismos de captura de radicais hidroxilo foram, por exemplo, ultimamente investigados minuciosamente por Baptista e outros[25], tal qual por outros grupos de estudos.[26]

Antioxidante

Segundo esses estudos, temos que supor, simplificadamente, que radicais HO inicialmente formam, com DMSO, um complexo estabilizado por moléculas de água, do qual geralmente resultam um radical metilo (CH_3) e o dito ácido sulfônico (CH_3SOOH). O radical metilo dispõe de distintas opções para reações subsequentes. Pode ligar-se com seu par e transformar-se em etileno, "captura" um átomo de água de uma das partículas do DMSO, e forma metano, ou forma peróxido em conjunto com oxigênio, por exemplo.

Seja como for, as reações determinadas devem depender fortemente das condições específicas no tecido corpóreo (valor do pH, suprimento de oxigênio, saturação da água, etc.). Em última instância determinante é o fato de que DMSO absorve produtos metabólicos radicais e "apaga" sua agressividade. Pelos meios de excreção disponíveis, o organismo consegue eliminar ligações daí originadas. Os efeitos positivos resultantes são atribuídos ainda às capacidades anti-inflamatórias e analgésicas de DMSO. Também parece que assim melhora o abastecimento das células com oxigênio.

O efeito **anti-inflamatório** de DMSO, particularmente em processos agudos, obviamente provém antes das propriedades inibidoras e de

Anti-
inflamatório

bloqueio de sínteses perante os ditos mediadores inflamatórios (prostaglandina, interleucina, ...), e com isso do efeito mediador ou restritivo sobre a defesa imunológica mediada pelas células. Aparentemente é restringida também a imigração de células inflamatórias.[27, 28]

Genericamente podemos daí também inferir o efeito **imunomodulador**. Se relembrarmos os ditos cinco sinais cardinais de uma inflamação, conforme livros didáticos patológicos, evidencia-se por que justamente o efeito anti-inflamatório do DMSO é tão beneficente no tratamento de enfermidades agudas. Pois trata-se de inchaço, rubor, hipotermia, dor e funcionalidade restrita. Esses sintomas e processos locais no tecido afetado têm sua causa justamente no efeito dos mediadores e células inflamatórios supramencionados. O processo geral de uma inflamação, enquanto reação fisiológica ("normal") do organismo perante estímulos patológicos, é, inicialmente, útil. Pois a dor (alerta) e a função restrita após uma contusão aguda evidentemente levam a resguardar a parte afetada.

Não obstante pode uma cura plena apenas ocorrer com o término do processo inflamatório. Por isso mesmo pode DMSO ser aplicado nas seguintes enfermidades: inchaços e dores após contusões agudas

Doenças do
sistema
nervoso
central

do sistema locomotor; enfermidades traumáticas agudas do sistema nervoso central (cérebro e medula espinhal); enfermidades sépticas, isto é, causadas por micro-organismos; bem como enfermidades reumáticas e outras enfermidades autoimunes do tecido conjuntivo.

Particularmente com vistas a contusões desportivas cabe contudo ressaltar que, com a rápida superação de dores e o restabelecimento da funcionalidade, as estruturas internas talvez ainda não suportem novo esforço. Isso exige a experiência do terapeuta desportivo. Quando se trata do esporte comercial, há perigo de sacrificar saúde e integridade física humana ou animal (hipismo) ao negócio. Enquanto terapeuta ou usuário, você não deveria corroborar com tal capitalização de seres.

Analgésico

O efeito **analgésico** que se obtém pela aplicação de DMSO pôde, em estudos, ser atribuído à redução de uma indução do impulso nervoso, ou seja, a uma desaceleração da velocidade de transmissão nervosa ou mesmo do bloqueio das ditas fibras C.[29] São as "lentas" fibras receptoras da dor, com velocidade de transmissão de 0,5 a 2 metros por segundo. Não se trata de uma "anestesia" no sentido convencional, posto que a picada de uma injeção no tecido em questão continua sendo sentida com toda naturalidade. DMSO não é, assim, um analgésico. Testes neurológicos continuam positivos.

Muito autores ressaltam que o efeito analgésico provém também da propriedade de catação de radicais ou do efeito anti-inflamatório do DMSO, porque são eles que barram os verdadeiros processos causadores de dor no tecido.[9] Jacob e Rosenbaum observaram que o efeito analgésico inicia-se comumente 30 a 60 minutos após a aplicação, perdurando por quatro a seis horas, sendo que no retorno da dor esta costuma ser menor (modulação/regeneração).

As propriedades **membranoativas** ou **membranopenetradoras** de DMSO assentam-se sobre sua capacidade de penetração de barreiras, por exemplo pele, membranas celulares, membranas de organitos celulares, paredes celulares bacterianas, a barreira hematoencefálica.[30] *Transpõe barreiras* Na seção anterior explanamos como isso deve-se particularmente ao caráter anfipático das moléculas do DMSO, resultante da polaridade e da presença dos dois grupos metil. Simplesmente relembremos a comparação ilustrativa da multidão humana que você pode perpassar graças à troca de lugares.

Característica adicional é que, em seu caminho pelas membranas biológicas, DMSO pode também rebocar outras substâncias, tais como moléculas de fármacos. Esse efeito depende de tamanho, forma e polarização das moléculas de tais fármacos. Por isso serve de solvente e fármaco-transportador.[9]

Nos poucos remédios hoje preparados com DMSO aproveita-se de fato exclusivamente essa propriedade, para, por exemplo, elevar a penetração e efetividade dos corticoides (glicocorticoide) (por exemplo Dexametasona em DMSO®, CP Pharma). Os efeitos multiplicadores da eficácia para corticoides situam-se entre 10 e 1000! Para a mera função de rebocador bastaria um pequeno acréscimo de DMSO à combinação farmacológica, mas seriam insuficientes para poder aproveitar bem as típicas propriedades do DMSO.

Sabe-se que na medicina alternativa DMSO é usado ainda para a aplicação tópica enquanto "transportador". No livro *Das MMS-Handbuch* da Dr.ª med. Oswald, por exemplo, podemos conferir essa técnica em seu capítulo "DMSO e MMS" (*Das MMS Handbuch – Gesundheit in eigener Verantwortung,* ISBN 978-3-9815255-0-2). MMS é um preparo líquido de efeito oxidante seletivo, sendo por isso usado no tratamento de enfermidades inflamatórias e de câncer.

Podemos ainda utilizar a função "rebocadora" terapêutica relativa a substâncias de poucas moléculas para eliminar perturbações de tecidos. Para tanto basta dissolver procaína em DMSO e tratar cicatrizes (sem agulhas), o que acarreta ao menos dupla vantagem (cf. na parte prática).

Cuidado!   Neste momento devemos, contudo, alertar para a capacidade de DMSO de, em sua penetração cutânea, levar consigo quaisquer outras substâncias. Isso se refere, por exemplo, a colorantes têxteis, que podem causar irritações cutâneas ou efeitos ainda mais graves. Todos esses aspectos serão abordados na seção prática.

Detrás do efeito **anti-isquêmico** genericamente observável, ou seja, da proteção contra a diminuição do suprimento arterial ou da insuficiência de oxigênio no tecido, estão diversos efeitos singulares do DMSO, tal qual vale para o efeito analgésico. Consistem, por exemplo, da inibição da coagulação (ação **antitrombótica** devida à *Outras* inibição da agregação plaquetária),[31, 32] a **vasodilatação**,[33] a proteção *propriedades* das paredes internas de vasos sanguíneos (endotélio vascular) pela inibição de depósitos ou aderências[34] ou o aperfeiçoamento da difusão de oxigênio.[35] Também o efeito **diurético** de DMSO[36, 37] contribui para a perfusão e circulação em órgãos danificados tão logo diminua a pressão sobre tecidos devido à desinchação.

A melhor defesa contra danos devidos à insuficiência de perfusão obtém-se quando o tecido é antecipadamente abastecido com DMSO.[10] Ainda que soe bem, suscita a dúvida se previsível um acidente vascular cerebral. Decerto não em todos os casos, mas há indícios importantes que se dão na anamnese de um paciente e inferem suspeita de ameaças de ocorrências pela falta de suprimento com oxigênio/nutrientes para tecidos afetados, e parca eliminação de produtos metabólicos. Isso vale para as clássicas enfermidades devidas à arteriosclerose (enfermidades coronárias/infarto de miocárdio, enfermidade vascular periférica, ...) bem como cólicas intestinais, em que DMSO igualmente pode evitar a falta de suprimento da parede intestinal.[38] Isso desconsiderando que o próprio DMSO tem efeitos antiescleróticos.[39]

DMSO consegue ainda modular a atividade de diversos enzimas pró- *Ação*
prios do corpo. Isso explica-se, novamente, pela exposta capacidade *enzimática*
de DMSO de reconfigurar composições espaciais moleculares de
estruturas proteínicas e/ou de sua respectiva camada hídrica. A capacidade enzimática de enorme agilização de reações químico-biológicas
advém exatamente da "justa" disposição espacial do dito centro de
reação. Ambos os parceiros da reação química devem encontrar-se
nesse centro para otimizar uma interação.

Imaginemos um espaço oco semiaberto, como se dá quando se
pressiona uma massa de modelar com a ponta de dois dedos. Mesmo
as mínimas alterações espaciais em tal "cavidade molecular" alteram
as propriedades de uma enzima com respeito à específica razão de
aceleração metabólica. Daí por exemplo o efeito **parassimpaticolítico** de DMSO.

E isso agora? Bem simples: nosso sistema autônomo ou vegetativo
comumente controla as funções dos órgãos inconscientemente. Para
tanto tem sede em duas áreas: a simpática e a parassimpática. Quando
nos encontramos numa simpaticotonia, quando exigidos, portanto,
prevalece a influência da parte simpática do sistema vegetativo
nervoso. Provoca, por exemplo, a aceleração cardíaca e respiração,
a dilatação bronquial, cardiovascular e das pupilas bem como uma
constrição dos vasos periféricos, o que eleva a pressão arterial. Em
muitos livros encontramos para tanto a denominação "reação de luta
ou fuga", cunhada pelo fisiólogo americano e pesquisador do estresse
Walter Cannon. Essa é a reação com que a natureza nos preparou
para enfrentar os pré-históricos tigres do sabre.

Vitoriosa a caça ao mamute, feito o trabalho e devorado o festim,
valia, em contraparte, a atividade da parte parassimpática do sistema
nervoso vegetativo. Este fomenta o funcionamento das glândulas
digestivas e os movimentos peristálticos intestinais, mas desacelera
a atividade cardíaca e respiratória. Trata-se, portanto, de uma fase
voltada à manutenção física (trofotropismo), em que prioriza alimentação, digestão e regeneração.

DMSO ter efeito parassimpaticolítico equivale ao aumento da ativi- *Relaxamento*
dade parassimpatolítica. Noutros termos: DMSO tem efeito relaxante
porque na interação entre ambas as partes vegetativas prevalece o

parassimpático. Afinal são de sua alçada as fases de repouso e regeneração do corpo e dos órgãos, isto é, o período livre de estresse físico.

Como DMSO faz isso? Inibe precisamente a enzima responsável para a desaceleração do neurotransmissor parassimpático acetilcolina rumo a sua forma inefetiva.[40] Essa acetilcolinesterase portanto sofre alteração espacial tal que sua atividade, ou seja, sua capacidade de aceleração, é alterada tão significativamente que "cancela" o "sinal antiestresse" no tecido físico. Com isso o simpático fica em desvantagem no que respeita sua influência enquanto fator fomentador do estresse do sistema nervoso vegetativo, porque, para seu efeito, aproveita-se de órgãos de outro neurotransmissor, a saber a noradrenalina.

Resumindo: observando-se objetivamente o nosso modo de vida moderno, certamente pode ser útil um meio terapêutico que dentre muitos outros efeitos também tranquiliza, reduzindo assim o estresse. Para além dessa avaliação antes simplicista, uma situação metabólica parassimpática, que enfim conhecemos como fase regenerativa e alimentícia, evidentemente é importante para o início de uma cura após toda enfermidade ou contusão aguda.

Justamente esses efeitos **enzimáticos** talvez mais fascinem nessa substância. Outros exemplos para tanto são a inibição da álcool-desidrogenase[41] bem como o fomento à atividade da enzima colagenase.[42] No primeiro caso o efeito do DMSO praticamente eleva o efeito do álcool potável (etanol), pois a enzima do fígado responsável pela reação desintoxicante dessa substância fica inibida. Isso não soa lá muito vantajoso. Mas a álcool-desidrogenase ainda reserva outras funções em muitos processos catabólicos do fígado, de modo que tem consequências para além da "embriaguez".

DMSO e o tecido conjuntivo No caso da promoção da colagenase por DMSO, no entanto, a propriedade acarreta manifestos efeitos vantajosos. Como já indica o nome, a colagenase, enquanto enzima decompositora de estruturas de tecido que contêm colagenase, detém papel importante. Colagenase é a proteína mais abundante em nosso corpo, e importante componente de todos os tecidos conjuntivos tais como tendões, ligamentos, ossos, cartilagens, dentes e pele. Neles forma a denominada matriz extracelular, como que a "argamassa" ou o enxaimel, por assim dizer. Células funcionais e matriz estão em permanente intercâmbio substancial e de sinais, cujo significado apenas recentemente foi bem reconhecido. Essa substância no espaço intercelular é produzida por células especializadas, tais como fibroblastos e osteoblastos.

Nisso é de suma importância que se dê um equilíbrio constante entre a formação controlada e a decomposição de tais unidades de tecido conjuntivo. Desse modo, por exemplo no caso do osso, toda unidade é constantemente renovada e reformada ou readaptada a novas exigências pela interação entre osteoblastos e osteoclastos (células de reabsorção óssea).

Conhecemos esse processo de relatos sobre astronautas retornados, que após prolongada estadia em âmbitos sem gravidade padecem de osteoporose porque, sem a gravidade "aqui em baixo" comum, faltaram as condições de estabilidade à estrutura óssea. Retornados a nosso planeta terra, as citadas células especializadas partem para a readaptação da estrutura óssea.

Para tais processos, permanentes em nosso corpo, deve estar assegurado que não ocorra excesso de parcelas colagenosas. Exatamente para tanto precisamos da colagenase. Em caso de qualquer desequilíbrio entre síntese e vício desses tecidos estabilizadores ocorrem processos patológicos. Exemplos são:

- Cicatrizes hipertróficas (que tendem a protuberâncias);
- Formação de queloides, isto é, protuberâncias para além da ferida;
- Formação de adesões, ou seja, tecido cicatricial no ventre, por exemplo após cirurgias (perigo de obstrução do lúmen intestinal);
- Formação excessiva de calos ósseos após fraturas, que podem provocar contraturas (limitações motoras).

Desses enunciados podemos claramente deduzir que DMSO é meio muito útil quando se trata do melhoramento qualitativo de cicatrizes. Facilmente "permeia" limites entre vasos, células funcionais e matrizes, podendo por isso influenciar a (re)geração do tecido conjuntivo. Mesmo antigas cicatrizes podem assim ser "embelezadas" ou atenuadas. Mais importante que esses aspectos cosméticos, contudo, parece-me o tratamento de cicatrizes internas. Após acidentes, ferimentos e cirurgias (no ventre), a convalescença pode ser agilizada por DMSO no sentido da agilização e regeneração. Diminui o risco pós-operatório da formação de aderências. O tecido cicatrizante obtém maior qualidade e fica mais flexível e macio (interna e externamente). Não apenas o efeito de colagenase é determinante para isso. Também a inibição dos ditos fibroblastos tal qual a reduzida formação de tecido granular,[39] de qualidade inferior, contribuem para a melhor cura de feridas ou lesões.

Provavelmente ainda outras das supra expostas propriedades do DMSO têm efeito positivo, assim a anti-inflamatória, a estimulante circulatória e a antioxidante. A reação da interconexão de moléculas colagênicas com as mecanicamente resistentes fibrilas afinal compreende ação oxidante.

Melhora da saturação com oxigênio

Também o **melhoramento da saturação de tecidos com oxigênio** deve ser resultado de diversas propriedades de ação sinergética do DMSO.[19, 43] No interessantíssimo trabalho de James Finney está, entre outros, descrito como uma mistura de DMSO e água oxigenada (H_2O_2) em ensaios em coelhos e porcos anestesiados manteve a funcionalidade da musculatura cardíaca não obstante o bloqueio sanguíneo ao coração. Essa surpreendente abordagem experimental aparentemente não foi retomada então. Como sucede com DMSO, água oxigenada não dá lucro e há tempos não obtém atenção no tocante a suas aplicações terapêuticas. De qualquer modo o efeito saturador de DMSO relativo a oxigênio, para além do efeito difusor, também neste caso deverá ser atribuído a outras propriedades. Poderiam ser a dilatação dos capilares e vasos sanguíneos locais, e a diminuída agregação plaquetária (isto é, fluidez melhorada). Ambas condição para otimizado suprimento celular de nutrientes e oxigênio.[44]

Os efeitos **bacteriostáticos, antivirais e antimicóticos** de DMSO foram testados em diversos microrganismos. Solução aquosa de 30 a 40%, por exemplo, demonstrou efeitos inibidores até em pseudomonas, staphylococcus aureus e escherichia coli.[16] Muitos outros ensaios laboratoriais comprovam que o próprio DMSO enquanto solução combate bactérias, vírus e fungos. Além disso melhora a distribuição de outras substâncias antimicrobacterianas, ao potencializá-las.

Sem aprofundar ainda mais esses processos fisiológicos, podemos aqui novamente constatar muito bem que DMSO não deve ser visto como

simples remédio senão como uma variedade de propriedades moduladoras complexas. Efeitos e capacidades de aparência inicialmente
contraditórios agregam-se a uma utilidade terapêutica equilibrada
para muitos processos físicos desequilibrados.

1.2.4 Segurança de remédios

Resumo

DMSO é considerado remédio muito seguro e de elevada tolerância. Isso resulta dos inúmeros ensaios clínicos e experimentais, geralmente realizados já há décadas. Em terapias, DMSO é testado e usado desde meados da década de 1960, enorme é o número de pessoas com ele tratadas.

Exceto os efeitos colaterais "especiais", há muito conhecidos, a saber a emanação de odor após sua ingestão, que persiste por cerca de um dia e meio, causada por um produto da decomposição do DMSO no corpo, desconhecem-se genuínos efeitos secundários. Ao aplicar topicamente DMSO como solução diluída, pode ocorrer passageiro rubor cutâneo ou descamação, eventualmente acompanhado de comichão, como resultado do efeito vasodilatador. Esse efeito diverge de pessoa a pessoa como da parte do corpo, é geralmente mais forte em pessoas mais claras, de íris pouco pigmentada. Podemos contrabalancear isso com uma solução menos concentrada, ou acalmar a pele aplicando água ou um produto de cuidados cutâneos.

O valor LD_{50}, estimado a partir de experimentos em animais, medida (inversa) da toxicidade, mostra que DMSO é muito mais seguro que ibuprofeno, aspirina, cafeína e mesmo sal de cozinha! Assim mesmo cabe ser meticuloso e aplicar um teste de tolerância ao DMSO antes de uma primeira aplicação em si ou terceiros.

"DMSO é sete vezes mais seguro que aspirina" foi a conclusão da comparação de dados de estudos farmacológicos experimentais.[19] Por que que justamente a comparação com aspirina, ou seja acetilsalicílico (ASS)? Bem, por um lado porque todos sabem o que é, por ser uma substância difundida e de livre acesso. Por outro lado devido à história, pois DMSO era inicialmente usado e receitado primeiramente como substância analgésica e anti-inflamatória, como opção oral ou intravenosa para ASS.

O analgésico americano

Na década de 1960 isso se propagou tão rapidamente que muitas pessoas nos EUA usaram DMSO por conta, apesar da proibição provisional temporária (devida aos inicialmente citados mal-interpretados experimentos com animais). Ocorrera miopia após o tratamento de coelhos, porcos e cães em dosagens em parte excessivas. Mas esse efeito nunca pôde ser constatado em mamíferos superiores e humanos na aplicação de doses normais.

De qualquer forma dezenas de milhares de pessoas continuavam providenciando DMSO, em parte de fontes escusas, de má qualidade, e a preços abusivos. Ainda que muitos devam ter usado o DMSO técnico, barato, também nessa época não houve relatos de incidentes graves.

Essa história lembra um pouco a fracassada proibição de 1919 a 1932 nos EUA, quando a proibição de álcool proliferou um vigoroso mercado negro. Nesse caso, contudo, a má qualidade, ou seja, o conteúdo de metanol e óleos fúsel em cachaças ilegais, decerto chegou a causar danos à saúde. Sem mencionar que álcool (etanol) evidentemente não é nenhum santo remédio, pois é tóxico já em pequenas doses. De qualquer modo, também lá aprendeu-se pouco com a proibição do álcool, pensando que seria oficialmente possível apartar a população do novo "analgésico".

Em seu livro o Dr. Walker em 1993 escreve a respeito: "O remédio era difundido genérica e clandestinamente desde 1964, usado por dezenas de milhares de americanos, e até hoje não foi relatada qualquer toxicidade, quer em relatos de usuários, quer em congressos de médicos, na bibliografia científica, durante os quatro simpósios internacionais sobre DMSO ou em qualquer outro lugar. As cerca de 2000 pessoas que obtiveram receitas médicas em consultórios não relataram qualquer reação séria, danosa à saúde. Há, sim, efeitos colaterais sem maior importância que discutirei, que são superadas pelas múltiplas vantagens de DMSO. De seu uso ocorreriam, todavia, efeitos tóxicos ou transtornos da saúde? Absolutamente nada disso tudo!"[19]

Segurança As provas de toxicidade, a que remédios e entrementes muitas outras substâncias são submetidos (regulamento europeu REACH, por exemplo), para DMSO foram aplicadas amplamente em peixes, pássaros e mamíferos (humanos inclusos).[45] Em resumo pode-se daí inferir que resulta mesmo difícil detectar qualquer patamar tóxico, porque sequer é possível introduzir tanto DMSO em um organismo quanto seria necessário para causar perceptíveis danos à saúde. Ratos, por exemplo, foram três vezes semanalmente imersos em uma solução de 60% de DMSO ao longo de 26 semanas, e continuaram totalmente saudáveis.[46] Por definição, uma toxicidade determinável é classificada pelo valor LD_{50} de uma substância. Ele indica a quantidade administrada da substância (em mg por kg de peso corporal) com que a metade (50%) das cobaias morre (pequenos peixes, por exemplo).

Note:
Quanto maior o valor LD_{50} de uma substância, tanto mais seguro é!

Dado que tal resultado não é razoavelmente alcançável para aplicações de DMSO em animais de laboratório, cuja fisiologia é análoga à humana, frequentemente foram estimados valores LD_{50} e daí extrapolados. No meu entender têm, por isso, pouco valor prático, para além do recado de se tratar de substância muito segura. Segundo os dados, por exemplo na aplicação oral, é estimado em mais de 10.000 em cães! Isso significa que um cão de uns 20 kg teria de obter 200 g de DMSO puro para eventualmente provocar algum efeito nocivo. São mais de 180 ml! Dificilmente um cão iria sequer ingerir esse volume.

Ainda que discutíveis tais estudos com respeito à aplicação a humanos, deduzir-se-ia daí, para uma pessoa de 70 kg, uma dose de 700 g de DMSO – absolutamente absurda! Até o respectivo valor para símios, estimado em superior a 4.000, ainda significaria 280 g de DMSO por humano de peso médio, antes de este sentir alguma toxicidade séria com probabilidade de 50%, seja lá de que caráter. Tomássemos tais quantidades de sal ou chá ou açúcar etc. e tal, ninguém se surpreenderia com eventuais reações tóxicas ou transtornos metabólicos. Confira a seguinte lista, que contém valores de DL50 de estudos experimentais similares em ratos, tais como informados em fichas de dados de segurança:

Valor LD_{50} de sal comum:	3.000 mg/kg
Valor LD_{50} de hipoclorito de cálcio:	850 mg/kg (MMS 2)
Valor LD_{50} de ibuprofeno:	636 mg/kg (Nurofen®, ...)
Valor LD_{50} de dióxido de cloro:	292 mg/kg (MMS/CD)
Valor LD_{50} de ASS:	200 mg/kg (Aspirina®, ...)
Valor LD_{50} de cafeína:	192 mg/kg
Valor LD_{50} de nicotina:	50 mg/kg
Porém: Valor LD_{50} de DMSO:	14.500 mg/kg !

Se levarmos em conta com que despreocupação e montantes hoje administramos o citado analgésico ibuprofeno – mesmo em crianças, só resta sorrir sobre os "alertas" de indústria e autoridades com respeito ao uso autodeterminado de DMSO (ou MMS, ainda mais seguro que ácido acetilsalicílico ou a cafeína) como remédio. Também neste caso vale: quem busca informações neutras e daí assume sua saúde – talvez acompanhado de terapia holística – por conta própria, não é bom consumidor/paciente no viés da indústria farmacêutica. Com custos materiais de talvez 30 centavos por dia de terapia através de compra particular, a indústria das pílulas perde. Sendo que a própria indústria, naqueles anos de 1960, lançou-se inicialmente sobre o DMSO. Não fosse aquele odor ... Ademais parecia simplesmente demasiado *Baixos custos* custoso, com respeito aos cálculos de lucros atingíveis, elaborar os *de tratamento* dados requeridos para autorizações oficias.*

---

* Novidade: desde 1º de novembro de 2015 as ampolas de DMSO estão autorizadas e são comercializadas! (Cf. "fontes de abastecimento")

Hoje DMSO está retornando, verdadeira redescoberta no campo da cura alternativa. Por longos tempos fora usado apenas por médicos especialistas ou que tratam exclusivamente pacientes particulares. Muito compreensível que alguns que se sintam molestados pelo tardio retorno de DMSO, quando imaginam chances perdidas. Odor ou não – você pessoalmente deve decidir o que lhe faz bem e é-lhe mais importante!

Nesse sentido a história do DMSO me lembra um pouco os farmacêuticos, a que nos primórdios da história do automóvel ofereceram vender também gasolina à parte. Após terem testado, acharam complicado ou não digno de seu status, e recusaram continuar a venda – talvez mesmo por seu odor ... Simplesmente não concebiam que o desenvolvimento automobilístico moveria nosso mundo, porque inicialmente apenas poucas pessoas puderam dar-se ao luxo de ter um "automóvel", e seu número crescia apenas lentamente. Foram um tanto impacientes e não tiveram visão.

Outros resultados de estudos toxicológicos até agora feitos demonstram que DMSO não é cancerígeno,[47] carece de efeitos teratógenos[48] e alergênicos.[49]

Não obstante é mais proveitoso considerar aqueles relatórios e resultados de experimentos em que se aplicaram quantidades terapêuticas de DMSO sensatas em humanos. Assim, por exemplo, por Brobyn,[50, 51] que entre 1967 e 1968 aplicou notório estudo experimental em mais de 100 detentos saudáveis com idade entre 21 e 55 anos na Califórnia, que receberam (apenas) entre 3 e 30 vezes a dosagem cotidiana hoje comum. Isso por um período de 14 a 90 dias! Ao primeiro grupo administrou-se 1 grama por kg de peso corporal (1000 mg/kg) na forma de gel de 80% de concentração por via cutânea. Dado que também esse volume e essa concentração ainda são um tanto elevados, 13 dos inicialmente 78 voluntários tiveram de ser excluídos nas primeiras aplicações, por apresentarem fortes irritações cutâneas.

Estudo de 90 dias

Surpreende antes que os demais 65 voluntários puderam suportar tanto DMSO sobre a pele! A um participante de 80 kg foram diariamente aplicados até 80 g! Todos os exames realizados antes, durante e após o tratamento, tais como valores sanguíneos, testes neurológicos, parâmetros cardiovasculares ou diagnósticos oftálmicos, mostraram não haver efeitos tóxicos comprováveis.

Também no segundo grupo, de 54 voluntários, aplicaram-se diariamente tal elevada dosagem de DMSO, dessa vez todavia por três meses. Nesse caso igualmente tiveram de ser excluídos 12 participantes após os primeiros dias, pois sua pele reagiu com demasiada sensibilidade à elevada concentração do gel. Outros dois desistiram por causa do odor ou por razões particulares. Isto é: ao todo 40 pessoas receberam por 90 dias 1000mg/kg. Também aqui exames físicos de todo tipo, ainda mais abrangentes que no grupo de 14 dias, confirmaram que DMSO deve ser enquadrado como substância muito segura. Afinal cada qual dos voluntários de 90 dias obteve em média 8 kg de DMSO puro! Toleraríamos outras substâncias cotidianas ou mesmo remédios nesse volume?

Raros e leves desvios de alguns parâmetros sanguíneos ocorreram aletoriamente nos grupos de controle, e fases de passageiras dores de cabeça, ou cansaço não impediram ninguém a seguir adiante. Para Brobyn e seus colaboradores ficou claro que haviam definitivamente comprovado serem mito as duvidosas alterações oftálmicas (miopia) ocorridas em animais pequenos, e que a benéfica eficácia de DMSO em muito supera os efeitos colaterais eventualmente observados.

Como veremos na parte prática, em terapias hoje sugeridas parte-se de volumes efetivos menores, e de concentrações individualizadas. Não obstante, talvez seja indicado buscar um terapeuta experiente para acompanhamento, particularmente em se tratando de enfermidades graves bem como de aplicações internas de longo prazo.

Você deve também ter claro que não pode haver promessas de curas no tratamento com a ingestão de DMSO – elas inexistem em qualquer terapia. Sempre há os não respondedores, pacientes que não reagem à terapia com os efeitos desejados ou esperados. No caso do experimento autônomo com DMSO, contudo, você terá facilidade no manuseio, porque todas as observações até agora apontam sua boa tolerância e que seu índice de sucessos é muito elevado quando comparado com várias terapias padrão. Melhora na saúde pode assim ser esperada com grande probabilidade, e também foram descritas muitas curas.

Enquanto naturopata, somente posso responsabilizar-me pelo uso de determinada substância e a redação de um livro a seu respeito se eu mesmo tiver obtido excelentes experiências com essa substância. Também com respeito às diretrizes éticas de nosso código deonto-lógico. Isso vale tanto para minha automedicação quanto para a administração em familiares, amigos, conhecidos e pacientes. Por tratar-se de substância de compra livre, não patenteada, acessível a qualquer um, também não há por trás interesses financeiros, como hoje infelizmente temos que pressupor em tantos fármacos convencionais cheios de efeitos colaterais. Felizmente hoje ao menos discute-se tais inconvenientes publicamente. Fica em aberto se isso será suficiente para controlar, no sentido da proteção do paciente, a exuberante "indústria da saúde".

Agora que já conheceu o DMSO enquanto remédio potente, porém muito tolerado, de múltiplas capacidades farmacológicas, está em suas mãos considerá-lo como terapêutico para si ou seus pacientes. Dele pode fazer uso tanto como remédio isolado como para reforço ou acompanhamento de outros remédios. Lembre-se sempre da responsabilidade própria bem como perante terceiros, e, na medida do possível, busque orientação junto a um especialista de prática holística. Como lidar com o "líquido curador" e o que necessita para tanto você verá no capítulo da aplicação prática a seguir.

2

Aplicação terapêutica

Em inúmeros artigos científicos internacionais DMSO é descrito como substância muito segura e aplicável em amplo espectro. Os resultados registrados na bibliografia, bem como experiências próprias e de terapeutas amigos, permitem a conclusão de que com DMSO podemos rapidamente obter surpreendentes melhoras iniciais numa série de enfermidades e seus sintomas. Isso induz algumas pessoas a depositar sua esperança por cura unicamente nesse princípio terapêutico. Conforme notório na medicina alternativa de enfoque holístico, após tais sucessos iniciais sucedem-se apenas pequenos progressos quando não tratadas as causas de um desequilíbrio orgânico em todos os patamares: do corpo, da mente e do espírito.

Tal súbita melhora sintomática ou mesmo o desaparecimento de sintomas de um paciente não o exime das responsabilidades que tem para com seu corpo físico-material e sua transcendência. Tanto os hábitos de vida e alimentação quanto sua higiene mental devem ser avaliadas. Justamente as influências psicogênicas sobre processos de enfermidades prolongadas são provavelmente desconhecidas em seu *Pensamento* alcance. Segundo Darwin, o cérebro do homo sapiens certamente deu *holístico* lugar a uma série de conquistas técnicas e culturais (" ... e comeram da árvore do conhecimento ..."), o que nos proporcionou significativa vantagem evolutiva. Frequentemente, contudo, esquecemos o outro lado da moeda: que o cérebro também nos é uma grande carga, porque pensamentos, enquanto processos neurológicos no cérebro, para além dos hormônios, podem significativamente restringir nossa suposta liberdade de ação.

Tal qual existe um caminho rumo à doença que pode ser muito breve (acidente) ou longo (lento processo crônico), deve haver um caminho de retorno à saúde. Evidentemente há forte demanda por "curas relâmpago", mas não há garantias para tanto!

A saída de uma crise (física), isso se sabe de experiências próprias, está frequentemente ligada ao desenvolvimento pessoal. Por isso você pode muito bem usar DMSO como ímpeto para processos regenerativos próprios do corpo. Mas você deve agir em termos holísticos quando tratar a si ou terceiros, para obter curas permanentes, isto é, reais. Qualquer um deve ter clareza de que, por exemplo, uma síndrome do manguito-rotador devida a anos de esforços repetitivos unilaterais retornará quando a atividade inconveniente for retomada precocemente após tratamento bem-sucedido com DMSO. Do mesmo modo pessoas que sofrem de burnout, fibromialgia ou enfermidades intestinais crônicas não superam todos os sintomas se, após primeiros resultados positivos, olvidam de incluir a componente mental da enfermidade na terapia.

2.1 Indicações gerais de uso

Antecipemos aqui algumas indicações gerais para o uso prático de DMSO. Enquanto medicamento pronto e certificado para uso humano, não está disponível em farmácias. Na Alemanha está disponível apenas uma combinação de DMSO, heparina e dexpantenol na forma de gel (Dolobene Gel®/Firma Merckle Recordati) para uso externo. Seu percentual de DMSO é antes pequeno, e tem a função primeira de facilitar a penetração dos dois princípios ativos.

Diferente a situação na medicina veterinária. Há ao menos quatro remédios, todos compostos, para aplicação externa em animais domésticos. Muito apreciada entre veterinários é a dexametasona em DMSO® da empresa CP Pharma, usada para juntas inflamadas, por exemplo. Nesse caso já se confia mais no efeito próprio do DMSO, pois contém 990 mg/ml da substância. Os demais remédios chamam-se Phlogamed® (Alma Pharma), Prurivet – S® (Vétoquinol) e Otiprin N® (Vétoquinol, gotas para o tratamento de otites em cães).

Aquisição   Se quiser fazer uso do DMSO enquanto produto isolado (sem corticoide e similares) ou em combinações com outros agentes para humanos ou animais, deveria, portanto, adquirir esse produto puro pela internet. Comum é a oferta mínima entre 100 ml e um litro, de que poderá mesmo necessitar em seus ensaios com DMSO. Guardado ao abrigo da luz e a temperaturas abaixo de 20 °C, DMSO puro conserva-se por longos períodos. A qualidade farmacológica certificada pode-se conferir na abreviatura "Ph. Eur.", para a farmacopeia europeia, cuja observação é vigiada pela Comissão da Farmacopeia Europeia. Volumes maiores encontram-se junto a comerciantes de produtos químicos. Os preços na internet podem variar bastante, e muitos não oferecem a qualidade farmacológica certificada conforme a farmacopeia europeia, informando apenas a porcentagem.

Muito inadequada aqui a publicação de fontes de aquisição, porque assim serramos o galho em que estamos. Como, por exemplo, demonstrou formidavelmente o exemplo do MMS, comerciantes sofrem forte pressão quando, em livros ou na internet, é divulgado imprudente e altamente que em determinado endereço pode-se facilmente obter as substâncias buscadas. O caso do MMS distingue-se porque a substância básica é oficialmente enquadrada como substância perigosa, sendo por isso sujeito a determinadas disposições quando da venda a privados.

Não obstante a comunidade da medicina alternativa não faz nenhum favor ao expor fornecedores confiáveis a "poderes maiores". Relego a sua fantasia quem está detrás das represálias que, por exemplo, aparece com alertas em sítios da web, supressão de palavras-chaves, auditorias em empresas, etc. De qualquer modo, DMSO é considerado completamente inócuo, as embalagens não indicam quaisquer advertências, por isso a venda a privados é ilimitada e totalmente normal.

Quando então tiver em suas mãos seu próprio frasco de DMSO, atente desde logo à máxima higiene, para não contaminar seu conteúdo. A extração de pequenas medidas deve preferencialmente ocorrer com pipetas limpas e graduadas. Para tanto há as ditas pipetas pasteur, para uso único, de plástico c escala milimétrica, que evidentemente *Higiene* pode ser usada repetidas vezes, observada a higiene. Opção são as pipetas de vidro, de diversos volumes. Para tanto necessita-se ainda de um bulbo aspirador, com que se pode sugar e transferir o desejado volume de DMSO. Essas pipetas graduadas costumam ser mais longas do que as pipetas de plástico, de modo que geralmente alcança-se facilmente o fundo de um frasco. Já usando pipeta curta, é necessário manter inclinado um recipiente de pouco conteúdo para poder retirar líquido.

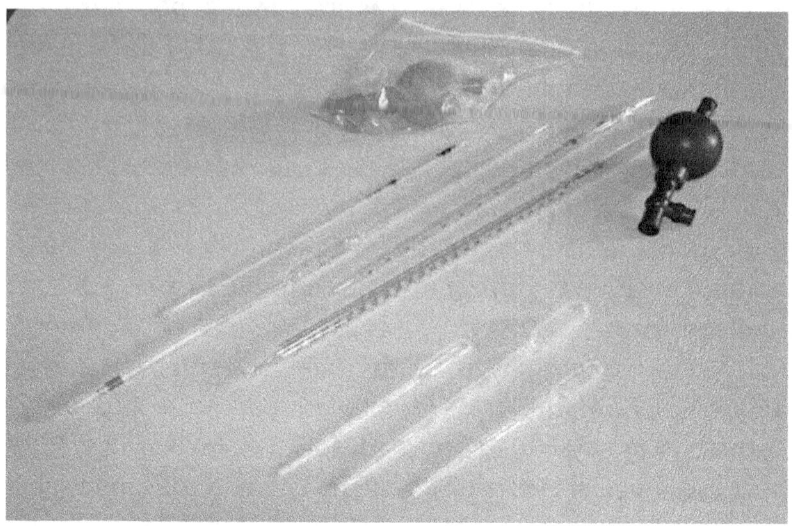

Imagem 11: Diversas pipetas medidoras

Note: Enquanto substância pura, não diluída, tanto DMSO líquido quanto seu vapor irritam mucosas e são inflamáveis! Podem, por exemplo, causar irritações oculares. Em estado puro, deve por isso ser sempre mantido fechado e inacessível a crianças. Do mesmo modo deve ser apartado de fontes de ignição e superfícies quentes e de chamas. Evitem-se sua aspiração e sua pulverização. No caso de contato com os olhos, deve-se enxaguá-los abertos por vários minutos. Por isso cabe usar óculos protetores no manuseio de DMSO. Após ingestão acidental, deve-se enxaguar a boca e beber muita água, para evitar irritações em mucosas de boca, garganta e esôfago.

As diluições de DMSO com água sugeridas nos capítulos seguintes deveriam ser toleráveis para as respectivas áreas corpóreas. Em todo caso você pode sempre abafar imediatamente qualquer irritação agregando água.

Para recipientes maiores, tais como em instituições terapêuticas, recomenda-se o uso de um doseador, de material conveniente, de um provedor de materiais laboratoriais. Trata-se de um tipo de pipeta automática que permite estabelecer em mililitros o desejado volume de injeção.

Um doseador automático é relativamente caro, razão pela qual apresento aqui uma simples opção que permite uma extração límpida de um frasco de DMSO (ou de qualquer líquido). Esse sistema, que você mesmo pode configurar, tem até uma grande vantagem em comparação ao doseador automático, pois na extração você pode simultaneamente filtrar o conteúdo do frasco. Isso é importante quando da ingestão ou mesmo aplicação intravenosa.

Para esse dispositivo de extração necessita-se apenas um pedaço de cânula de Politetrafluoretileno (PTFE) de diâmetro interno entre três a quatro milímetros e o respectivo adaptador de sucção Luer Vacuum. Trata-se de peça intermediária entre cânula e hermética inserção de uma seringa médica normal, de plástico. A denominação exata deste pequeno conector é Conector Luer Lock Fêmea. O comprimento da cânula precisa apenas corresponder à altura do recipiente, para que alcance o fundo e sobressalte ligeiramente no topo.

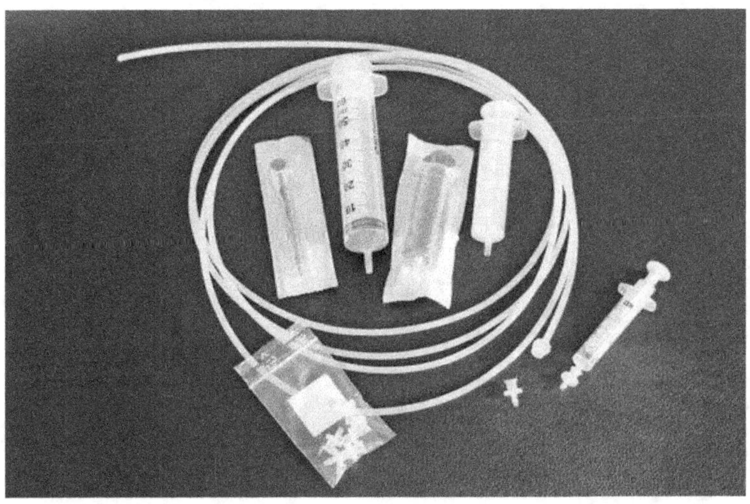

Imagem 12: Cânula PTFE, Conector Luer Lock, seringas

Insere-se o conector à cânula e perfura-se a tampa do recipiente do DMSO na medida do diâmetro externo da cânula. Desconhecido esse diâmetro, convém calculá-lo com um paquímetro comum. Fure-se com um instrumento higienizado, melhor menor do que maior. Aí insere-se a cânula até quase o fundo do recipiente. Assim você pode adaptar uma seringa Luer de qualquer tamanho e extrair seguramente o volume pretendido.

A seguir você deveria tampar o frasco, ou simplesmente reinserir a seringa esvaziada, para vedar o sistema. Seringas Luer há de 1 a 60 mililitros, de modo que há opções para quase todas as aplicações. Os custos dos acessórios perfazem poucos euros, sendo que comumente o cliente deve adquirir de uma só vez vários metros de cânulas pré-fabricados e embalagens padrão de seringas.

Entre seus conhecidos você talvez tenha um médico, um médico naturalista ou farmacêutico que possa lhe passar algumas seringas. Para além do emprego em pesquisa e farmácia, cânulas PTFE são, por exemplo, usadas, também em aquários e na indústria automobilística.

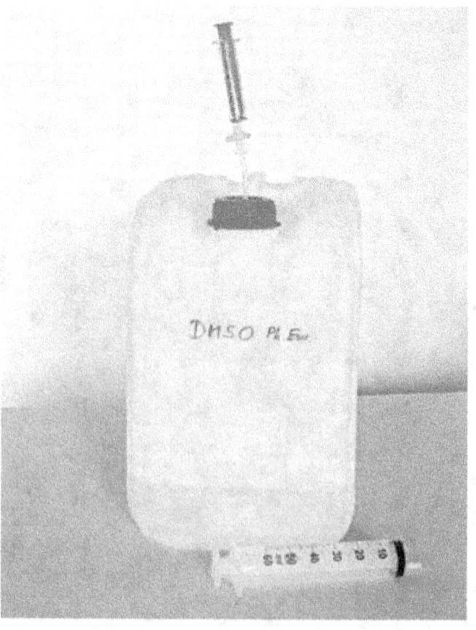

Figura 13: Recipiente com sistema de extração e filtro

Qual exposto no capítulo „Propriedades físicas", deve-se ficar atento ao ponto de congelamento de DMSO, de 18,5 °C aproximadamente. Isto é, o líquido solidifica-se já logo abaixo da temperatura ambiente de 20 °C. Justamente na estação (europeia) mais fria isso significa que já na entrega do produto houve solidificação de DMSO, ou que esse solidifica à noite. Deve, portanto, ser sempre armazenado a temperaturas acima de 19 °C para tê-lo pronto para uso. Solidificado, basta aquecê-lo para além de sua marca de solidificação, uma vez que todas aplicações ocorrem em seu estado líquido. Basta deixar o recipiente do DMSO junto à calefação. *DMSO se solidifica*

Para o preparo de diluições aquosas ou de combinações com outros agentes caberia providenciar recipientes adequados, quais sejam frascos de vidro marrons, copos ou oveiros de porcelana. Com pipetas, seringas ou doseadores, pode-se então injetar as medidas de DMSO diretamente. O montante de água requerido para uma solução aquosa pode-se igualmente medir com um cilindro medidor, ou então extraí-lo com pipetas ou seringas graduadas, adicionando-o ao DMSO.

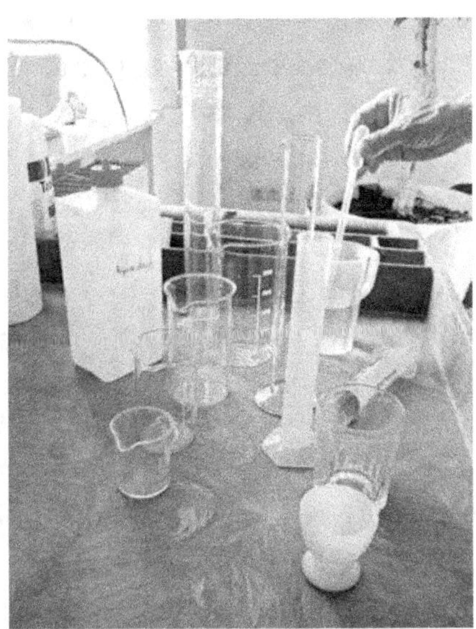

Imagem 14: Proveta graduada, copo de precipitação, oveiro, pipetas

Geração de calor

Atenção: tão logo DMSO se mescla com água, ocorre elevado grau de combustão – solução e frasco aquecem-se sensivelmente. Isso deve-se à interação molecular, amplamente explicada no capítulo „Observações científicas", representando uma reação dita exotérmica de mistura ou solução. Isso demonstra claramente que ambas as substâncias se influenciam fortemente, já não podendo ser consideradas substâncias puras. Ao aplicar essa solução imediatamente topicamente, pacientes ou você mesmo o sentem como agradável. Não há, portanto, razão para aguardar o esfriamento da substância aquecida antes de sua aplicação.

Para volumes menores é mais prático produzir a substância diretamente na seringa, aspirando-se ambos os líquidos em sequência, agitando-se-as a seguir. Volumes ainda menores, inferiores a 1 ml, por exemplo para o tratamento de cicatrizes, podem ser preparados como conta-gotas com a pipeta pasteur. As respectivas orientações serão sempre fornecidas com as diversas formas de aplicação.

Água adequada

A água para diluição de DMSO deveria sempre ser asséptica. Se bem que para uso sobre a pele saudável possa também ser a simples água potável. Como, contudo, uma solução pode ser guardada sem sequer saber do uso futuro, conviria trabalhar do modo mais higiênico possível. Opção mais simples é adquirir água desionizada tal qual se a usa para o ferro de passar a vapor ou a bateria do carro, fervendo-se antes o volume necessitado. Óbvia opção é ainda o uso de água destilada, esterilizada e filtrada para uso clínico, adquirível em farmácias e atacados fornecedores de clínicas. Opção terceira é o uso de soluções estéreis e isotônicas de cloreto de sódio, qual usadas em infusões e injeções. Com tal solução de água esterilizada e DMSO filtrado pode-se tranquilamente tratar feridas e aplicar gotas nasais.

Nesse ponto deveríamos reiterar os efeitos (colaterais) ou reações físicas eventualmente indesejadas. Como já exposto no capítulo primeiro, são na verdade manifestações que guardam relação com o efeito benéfico de DMSO.

Efeitos secundários

Por um lado trata-se de sensibilidades locais bem diversas na aplicação tópica. Esse tipo de manifestação varia muito entre os pacientes, dentre "Não estou sentindo nada!" até "É como que ortiga!". Comumente percebe-se antes agradável formigamento ou latejo acompanhado de rubor local. Normalmente ambos somem completamente dentro de minutos até horas. Pessoas de cabelo claro ou ruivo bem como de deficiência de pigmentos tais como olhos azuis geralmente são mais sensíveis à aplicação de DMSO. Nesses casos Morton Walker sugere diminuir as respectivas concentrações de DMSO.

Importante é não irritar ou até danificar coçando, amaçando, etc., essas partes do corpo após as aplicações, sucumbindo-se à coceira. Por isso mesmo mostrou-se útil praticar a aplicação externa ao dia e não imediatamente antes de dormir, porque estamos mais distraídos. À noite corremos ademais o perigo de inconscientemente maltratar áreas de comichão.

Se o paciente se sentir molestado demasiadamente, pode-se reverter a situação imediatamente acrescentando mais água pura ou eliminando a restante solução com um pano úmido. Após uma ou várias aplicações, a cútis pode apresentar as típicas e passageiras reações de escamação ou de endurecimento. Também elas retrocedem espontaneamente, ou podem ser tratadas com um produto aloe vera (babosa) puro ao máximo. As manifestações ocorrem porque DMSO, um trator, "reboca" consigo as gorduras cutâneas naturais. As células cutâneas precisam, por isso, voltar a produzir nova proteção superficial.

Outra manifestação correlata chamativa da aplicação de DMSO é o notório odor corpóreo e do hálito, corrente entre muitas pessoas logo após o uso de DMSO. Sua razão de ser foi amplamente explicada no capítulo primeiro. Muitos o descrevem como de alho ou de ostra. A mim mesmo lembra o de algas à praia. Particularmente crianças o associam a "maggi". Essas percepções diversas devem-se também à quantidade de DMSO usada. Ou seja: se você trata apenas uma pequena cicatriz localmente, seu entorno provavelmente nada de estranho perceberá. O próprio usuário comumente nem percebe odor, porque seus próprios sensores olfativos ficam "cegos" com relação aos compostos de sulfureto exalados.

Daí recorrentes situações divertidas em espaços usados por várias pessoas, porque um único "causador" dificilmente pode ser identificado pelos demais, digamos num restaurante. Aí só resta arejar bem! Claro que você deveria levar esse aspecto em conta quando de atividades profissionais de intenso contado com clientes – assistentes médicos ou garçons, por exemplo. Você terá que decidir o que lhe é mais importante. Há a opção do tratamento ao fim de semana, por exemplo. Já havíamos indicado cientificamente que o odor de DMS é amenizado quando de ingestão concomitante com álcool. Soa interessante, porque, em termos fisiológicos, trata-se da ativação dos mesmos sistemas de enzimas do fígado; a meu ver, no entanto, sem relevância prática. Afinal você não deveria minar os esperados efeitos do DMSO apenas pelo odor.

Relatos divertidos Em todo caso há sempre engenhosas modalidades de aplicação de DMSO e divertidas histórias de pacientes a nos deleitar. Fala-se dos próprios filhos, que de repente não querem mais ouvir uma história de ninar, ou de cônjuges que por ora adiam seu desejo por prole, ou de novos clientes que entram num pequeno restaurante e falam: "Aqui está fedendo!" Se bem que geralmente os bons modos impedem tal observação. Eu mesmo certa vez fiz um teste e intencionalmente bebi um bocado de DMSO em dia de aula. Como costumo ser o primeiro na sala, para poder preparar algo, estava assegurado que já houvesse odor quando viessem os demais. Nenhum dos terapeutas alternativos comentou qualquer coisa, até eu mesmo colocar o assunto. A maioria então confirmou: "Sim, há tempo estava estranhando o odor." Outros não perceberam nada de errado mesmo após meu alerta. Tudo parece ocorrer de modo um tanto individualizado.

2.2. APLICAÇÃO EXTERNA

Encaixam-se dentre as aplicações tópicas de soluções DMSO tanto o umedecimento de grandes áreas cutâneas para absorção genérica de DMSO quanto ligeiros toques localizados. Essas aplicações tópicas ou locais (em oposição à aplicação sistêmica pela ingestão ou injeção intravenosa) compreendem ainda o gotejo em orifícios corporais tais como ouvido e nariz. No caso do DMSO, não é possível distinguir rigidamente entre aplicação tópica e sistêmica, já que DMSO rapidamente penetra todas as camadas cutâneas, sendo logo detectável no *Ressorção* sangue mesmo quando de uso localizado.

Segundo testes de Kolb,[52] em humanos pode-se registrar vestígios do DMSO no sangue já cinco minutos após aplicação cutânea de 2 gramas. Dentro de 4 a 6 horas o valor atinge seu ápice no sangue venoso, que a seguir cai lentamente dentro de 1 a três dias. Para além dessas pesquisas de base, pode-se observar que em pacientes que banham apenas uma mão numa solução de DMSO, devido a lesões cutâneas, também a outra, não tratada, melhora. Ou seja, DMSO tem efeito sistêmico, no corpo todo, ainda que iniciado em tratamento localizado.

Essa característica pode também ser constatada pelo descrito odor que a maioria dos usuários exala e que ocorre mesmo na aplicação tópica, contanto que grande o suficiente o volume aplicado (ou suficientemente agudo o olfato). Muitos usuários aproveitam essa característica do DMSO para absorver maiores volumes exclusivamente pelo uso tópico de uma solução adequada, evitando assim sua ingestão ou infusão. A meu ver isso contudo só faz sentido quando bem aceita a solução pela pele. Em caso de forte comichão ou típico rubor cutâneo que incomodem, sempre muito individuais, não convém penitenciar-se.

No capítulo primeiro tratamos, dentre outros, do famoso teste clínico em mais de 100 aprisionados nos EUA, dos quais alguns não o puderam concluir devido a irritações cutâneas demasiado fortes.

Nesse contexto devemos evidentemente ressaltar que absorção pela pele, bem como infusão não estão sujeitos ao metabolismo de *Metabolismo* primeira passagem, como é o caso na ingestão. Isso significa que *de primeira* todas a substâncias que penetram o corpo pelo aparelho digestivo *passagem* (beber ou comer) perpassam o fígado via veia porta hepática e circulação sanguínea já no primeiro momento. Assim, enquanto órgão principal do metabolismo, o fígado obtém a imediata possibilidade de transformar ou metabolizar essas substâncias.

Em muitos medicamentos sintéticos esse processo representa quase que uma perda do princípio ativo, que deve ser compensada com a respectiva dosagem superior. Segundo minhas informações, análises do sangue não apresentaram grandes diferenças entre as diversas aplicações (cutânea, oral e intravenosa), especialmente porque a notória oxidação para MSM representa o meio principal do metabolismo, acarretando igualmente uma substância de efeito terapêutico (cf. capítulo 1.1 "O que é DMSO?"). Ademais é relativamente longa a vida média de DMSO e MSM no plasma. Sua detecção no sangue é possível por vários dias, de modo que o metabolismo de primeira passagem do fígado parece ser obsoleto. Não obstante note-se que a aplicação de DMSO pela pele, tal qual uma infusão, não registra perdas de eficácia para o corpo. Já a ingestão de uma solução de DMSO é primeiramente "registrada" pelo fígado, qual a maioria dos componentes de elementos nutricionais.

Note: se na administração tópica realmente ocorrerem reações mais fortes, são mais pronunciadas acima da cintura do que abaixo. Por isso pode muito bem acontecer que incompatibilidades cutâneas na administração de DMSO no tronco ou na cabeça sequer ocorram no tratamento de joelho ou tornozelo. Reações tais como rubor, comichão ou ardência são genericamente reversíveis e desaparecem em pouco tempo. Muitas vezes os pacientes ou usuários avaliam formigamento ou latejo como agradáveis e aquecedores, e identificam-nos com o efeito buscado. Em geral quaisquer reações cutâneas podem ser limitadas pela posterior aplicação de água pura ou pela lavagem do DMSO restante por meio de uma toalha úmida. Se portanto alguém tiver exagerado na dose de DMSO, causando ardência demasiada, passa-se simplesmente mais água com um pincel ou borrifador na área comprometida, de modo que o DMSO restante na pele goteje como solução fraca sobre um tecido abaixo.

Observe: DMSO é formidável solvente. Devido a sua "característica rebocadora" isso significa que consegue absorver rapidamente várias substâncias e remetê-las pele e corpo adentro. Afinal é justamente essa propriedade que é aproveitada em termos terapêuticos para transportar outros agentes ativos a tecidos mais profundos. Evidente e infelizmente isso vale também para substâncias não desejadas – DMSO não distingue entre bem ou mal. Essa a razão pela reiteração da exigência de higiene no manuseio de DMSO. Assim mesmo há coisas das quais inicialmente nem nos damos conta. Precisa-se, por exemplo, assegurar que recipientes e acessórios tais como pincéis ou gazes não se dissolvam, involuntariamente carregando suas substâncias à pele. Mais conveniente é usar recipientes de vidro ou cerâmica. Recipientes de plástico devem ser de polietileno de alta densidade (HDPE).

Medidas de precaução

Convém ainda prestar meticulosa atenção a que a roupa não tenha contato precoce com as áreas tratadas.

Pois DMSO também extrai rapidamente tinturas ou acessórios têxteis industrializados, bem como componentes de detergentes, que podem causar reações alérgicas. Rubor ou erupção que talvez perdurem dias são daí atribuídos falsamente ao DMSO. Quando não for possível aguardar a penetração completa da solução pela pele, deve ser retirada completamente através de um pano úmido! Só depois pode-se usar vestimentas sobre a área.

Evite-se igualmente que móveis tais como macas sejam salpicados por DMSO, pois pode solver também acolchoados e estruturas pintadas.

Como proveitosos acessórios na aplicação tópica de DMSO mostraram-se os seguintes itens de fácil providência:

- cotonetes
- oveiros de porcelana
- pincéis de cerdas naturais em tamanhos vários
- frasquinhos de vidro marrom com conta-gotas ou pipeta
- panos brancos de tamanhos vários, que não devem ser lavados com água sanitária ou amaciantes
- papel de cozinha

- recipientes adequados para misturas e remolho tais como de sobremesa
- utensílios medidores tais como colher de chá (de metal!), pipetas, seringas, provetas graduadas

Mistura básica Antes de toda aplicação faz-se um teste de tolerância. Para tanto mistura-se uma solução aquosa de 70% de DMSO. Mede-se, dependendo do volume total, com algum dos supra indicados acessórios, 7 partes de DMSO e 3 de água. Em lugar de água prefiro misturar com sal de magnésio (receita: 35 gramas de cloreto de magnésio [hexaidrato] num litro de água destilada). Ambos são misturados em recipiente de volume adequado, com que a solução aquece fortemente (vide a explicação no capítulo "Propriedades físicas"). O volume menor obtém-se contando, com pipeta, 7 gotas de DMSO e 3 gotas d'água ou de cloreto de magnésio. Recipiente de mescla adequado é um oveiro de porcelana ou vidro, de cujo fundo pequenos volumes da solução podem facilmente ser extraídos com a pipeta. Misturando-se 7 colheres de chá (de metal!) de DMSO com 3 colheres de chá da solução de cloreto de magnésio em copo comum, obtém-se cerca de 30 ml de volume total, uma vez que uma colher de chá compreende aproximadamente 3 ml de líquido.

O teste de tolerância é feito aplicando-se alguns toques dessa solução de 70% de DMSO numa área cutânea higienizada na face interna do cotovelo. Para tanto usa-se um cotonete de madeira, um bastão de vidro ou simplesmente o dedo indicador. Observa-se a área por uma hora, ao menos, melhor ainda por um dia todo. Em caso de reações alérgicas perseverantes, dores no fígado ou outras manifestações desagradáveis, desaconselha-se DMSO!

Note: todo recipiente que se use para verter, misturar e guardar DMSO (ou outras substâncias) deve ser claramente rotulado!!! Se bem que DMSO é uma substância plenamente inócua. Não obstante, você não quer que, por exemplo, uma criança o beba por descuido. Ademais você facilita sua vida e, no caso, trabalho/manejo ao observar não só a limpeza mas também a ordem. Justamente quando talvez se use garrafas, vidros e similares que já contiveram alimentos outros, fica difícil manter o controle sem o uso de etiquetas. Você vai produzir e armazenar soluções aquosas de DMSO bem diversas, de modo que vale informar o que os recipientes contêm exatamente.

Havendo, após os toques, sensações tais como um pouco de comichão, rubor ou formigamento nos minutos ou horas subsequentes, que depois vão desaparecendo, pode-se comumente muito bem aplicar DMSO na respectiva pessoa. Evidente que vale o mesmo quando não houver reação nenhuma na área cutânea testada. Se, no entanto, produzirem-se imediatamente alguma erupção cutânea ou pústulas, ou se houver rubor bem além da área testada, recomenda-se precaução e aguardar ao menos por uma hora senão um dia todo, observando-se outras reações. Eventualmente pode-se testar uma solução menos concentrada *Diluições adequadas* (40-60%, por exemplo) ou limitar-se a uma aplicação exclusivamente abaixo da cintura, ou seja, nas pernas e pés. Logo desenvolve-se uma intuição para o grau de solução de DMSO bem tolerado. Outras variações individuais resultam naturalmente das áreas tratadas, do objetivo terapêutico e da tolerância. Aqui algumas propostas:

Toque sobre verrugas, aftas, micose da unha:	90 a 100% de DMSO
Aplicação de maiores quantidades de DMSO sobre a pele nas pernas:	40 a 75% de DMSO
Tratamento de articulações, cicatrizes, músculos no tronco:	30 a 60% de DMSO
Tratamento de lesões desportivas e cicatrizes em braços e pernas:	50 a 80% de DMSO
Preparo de gotas para ouvidos e nariz:	10 a 25% de DMSO
Solução em água esterilizada para tratamento de feridas abertas:	15 a 60% de DMSO
Colírios:	1 a 3% de DMSO

Para colírios misturo 15 ml de DMSO puro com 500 ml de água de mar isotônica, filtrada de forma estéril. Se bem que volumoso, esse procedimento é mais prático do que a pesagem/medição de volumes em miligramas de DMSO, para, digamos, 20 ml de colírio. Os componentes são muito baratos. Os volumes separados dessa mistura são guardados em pequenos frascos de vidro marrom e pipetas.

Para tanto mistura-se 4,5 ml de DMSO puro (= 4,9 g) numa garrafa de infusão com solução salina isotônica. Ainda que resulta um volume total grande, esse procedimento é mais prático do que a pesagem de volumes de miligramas, para o que se necessitaria de uma balança de precisão. Para acréscimos à ou extração da solução definitiva de DMSO da garrafa de infusão usa-se novamente a seringa com cânula.

Conservação   Observadas as dadas regras de limpeza, todas as soluções aquosas conservam-se muito bem. Também não há grandes perdas por evaporação se por ventura esquecer de fechar um recipiente de conservação. Eu mesmo frequentemente deixo uma solução preparada num oveiro destapada por dias no banheiro, porque isso me lembra da aplicação e a tenho "à mão". Vale lembrar que vapores de DMSO não devem ser aspirados porque alteram a tensão superficial dos pulmões. Como, no entanto, o ponto de ebulição dessa substância é muito elevado (cf. capítulo 1.2.1, "Propriedades físicas"), em temperatura ambiente não ocorre vaporização significativa ou mensurável.

Experimentados, portanto, seus primeiros passos com o princípio terapêutico de DMSO para conhecer mais de perto esse líquido, enfoquemos mais cuidadosamente os procedimentos concretos em sua aplicação tópica.

Planejamento   Providencie tempo suficiente para a respectiva aplicação. Isto é, você deve considerar que a absorção completa de uma solução, digamos no joelho, requeira 15 a 30 minutos. Se quiser aplicar mais, o respectivo período até a secagem da pele estender-se-á. Nalgumas aplicações, como no ouvido, tal período evidentemente não vem ao caso.

O mesmo vale genericamente quando as áreas cutâneas não precisam ser cobertas por roupas. Claro que no verão, com parca vestimenta, você pode retomar suas rotinas com um cotovelo ainda umedecido de DMSO. Só precisa sempre observar que o DMSO não pingue sobre roupas, pisos (tapete, PVC, etc.) ou móveis, porque esses objetos podem sofrer danos. Afinal as soluções são muito líquidas, ou seja, aquosas, sendo daí conveniente providenciar tempo para sua aplicação bem como não aplicar demais da substância. Os seguintes procedimentos revelaram-se mais propícios na aplicação externa:

Pincelar a pele   A área em questão fica completamente descoberta; a gente senta ou deita de modo que uma aplicação seja possível de todos os lados.

Confira para tanto as sugestões nas seguintes imagens. Coloque os panos brancos debaixo ou ao redor das áreas tratadas, com isso evita-se que a solução escorra sobre roupas ou piso/móveis.

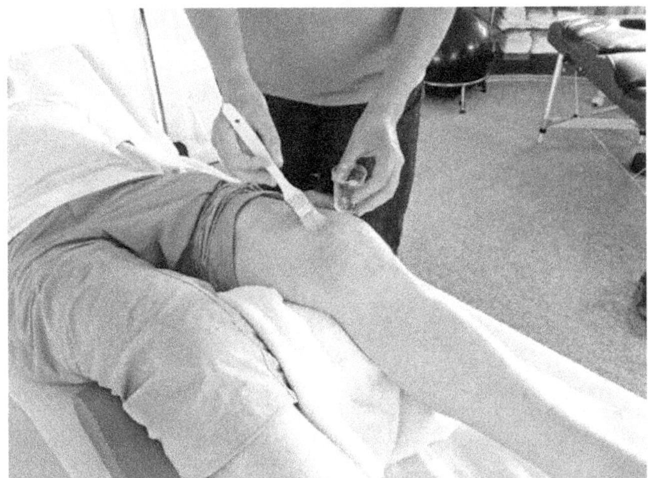

Imagem 15: Aplicação tópica com DMSO no joelho

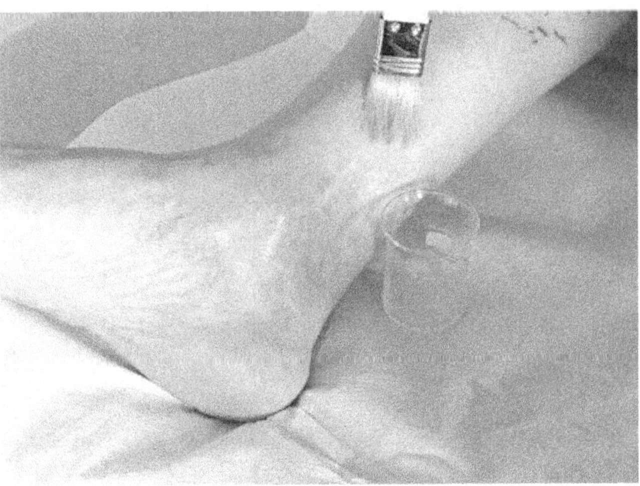

Imagem 16: Aplicação tópica com DMSO no tornozelo

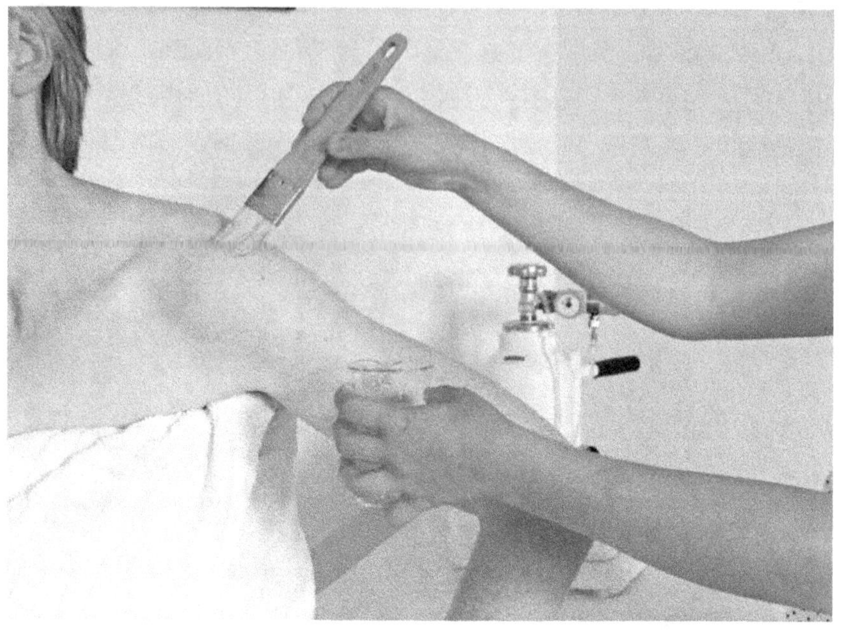

Imagem 17: Aplicação tópica com DMSO no ombro

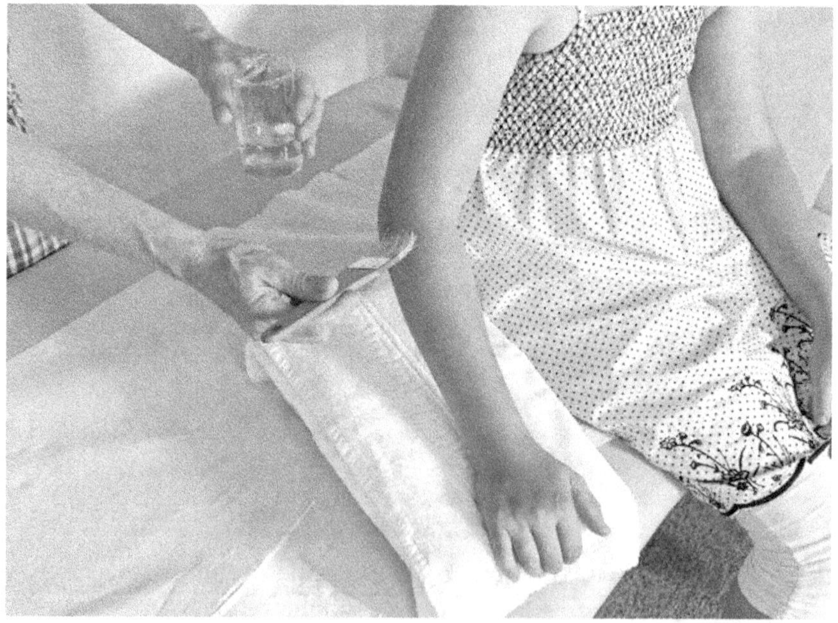

Imagem 18: Aplicação tópica de DMSO no cotovelo

Útil ainda quando, diretamente antes da aplicação, a parte tratada é limpada com um pano umedecido (sem sabonete). Aí imerge-se a gaze ou o pincel na solução de DMSO anteriormente misturada em partes convenientes, retira-se o excedente no topo do recipiente, e processa-se a aplicação generosamente e em cruz, de modo que a pele fique bem impregnada.

Se o propósito da aplicação tópica for meramente inserir DMSO no corpo, aplique repetidas soluções de 70 a 80% sobre uma ou ambas as pernas até ter aplicado o volume pretendido. Se, por exemplo, desse modo inserir-se 20 ml de uma solução de 80% pela pele, foram absorvidos no máximo uns 17,5 gramas de DMSO (densidade de 1,1, grama por mililitro). Isso se não houver maiores perdas por gotejo.

Opção ao pincel são borrifadores. Existem em tamanhos variados, de aproximadamente 50 até 250 ml. Volumes ainda maiores são borrifadores usados no cuidado de plantas caseiras. Mas lembre-se que esses recipientes devem ser compatíveis com DMSO! Nem todo material serve, podendo logo sofrer dissolução. Ainda que isso não perfure o recipiente diretamente, seus componentes plásticos serão transferidos para a fase líquida de DMSO. Certamente não queremos isso, porque essas substâncias são transportadas para dentro do corpo, no caso da aplicação tópica. Indicados para a conservação de DMSO são as de HDPE, para além de garrafas de vidro, evidentemente.

DMSO como aerossol

Note:
Não se deve aspirar borrifo de soluções de DMSO!

Os borrifos, em solução adequada, servem também para tratar de feridas e outros danos cutâneos. Nisso deve-se observar o uso de água estéril para o preparo e antes desinfetar o borrifador (com H_2O_2, por exemplo).

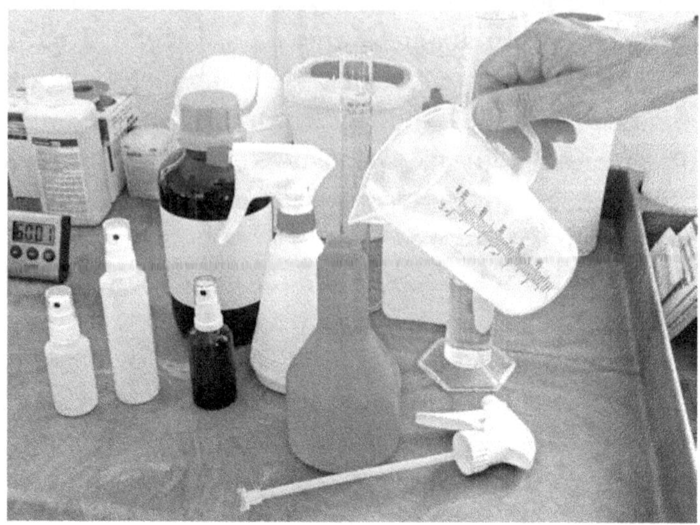

Imagem 19: Borrifadores apropriados para soluções de DMSO

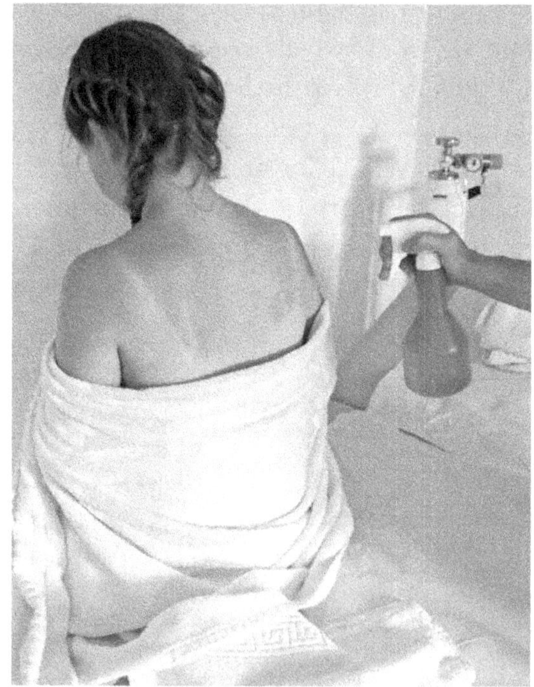

Imagem 20: Aplicação de aerossol

A absorção completa de uma aplicação cutânea única de solução DMSO requer aproximadamente 20 minutos. Aí a área borrifada está seca novamente e pode ser coberta por roupas. Em caso de boa tolerância, nada impede a repetição da aplicação quando a pele estiver um tanto seca de novo. Isso pode ser repetido várias vezes, exigindo mais tempo, o que se deveria programar antecipadamente. Seria lamentável ter de secar uma aplicação antecipadamente devido a um compromisso seguinte.

Para impregnar pequenas partes de pele, como no caso do tratamento de verrugas, etc., pode-se usar simples cotonetes. Mesmo quando de aplicações mínimas deve-se observar a plena absorção antes de cobrir as áreas com roupas.

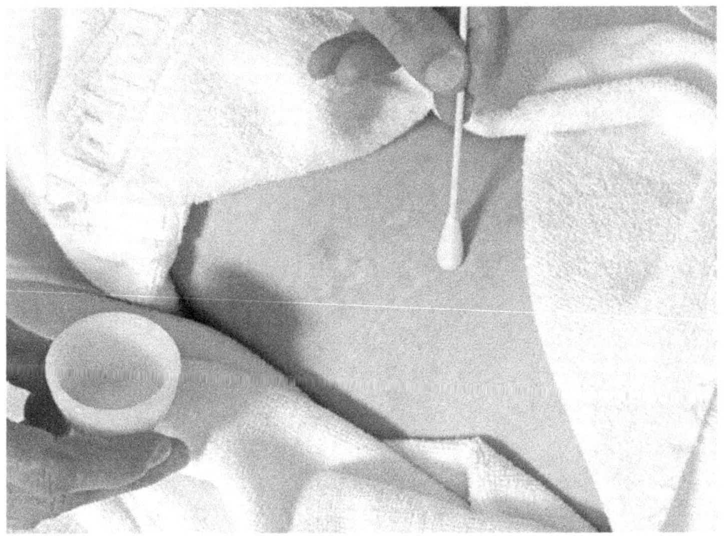

Imagem 21: Toques sobre cicatriz com DMSO a 70%

Outra aplicação interessante do DMSO aquoso é seu uso na forma *DMSO em gotas* de gotas nasais e para ouvidos. Assim podem ser tratadas inflamações de ouvido, sinusite, dentre outras enfermidades. Os recipientes de gotejo, de vidro marrom, consegue-se na farmácia ou no atacado para suprimentos laboratoriais. Há-os em variados tamanhos entre 5 e 250 ml. Eu mesmo prefiro a versão de 10 ml. Quando alguém necessita de algum volume maior, pode-se usar ainda os recipientes de 20 ml. Como essas soluções de gotejo são sempre preparadas individualmente e em geral reagem rapidamente, não convém preparar demais.

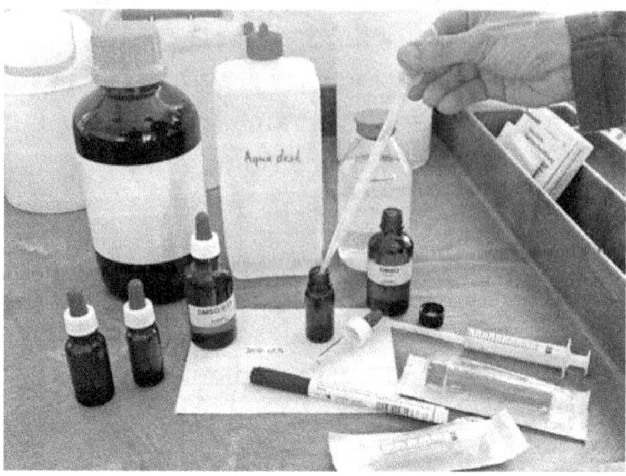

Imagem 22: Frascos apropriados para DMSO em gotas

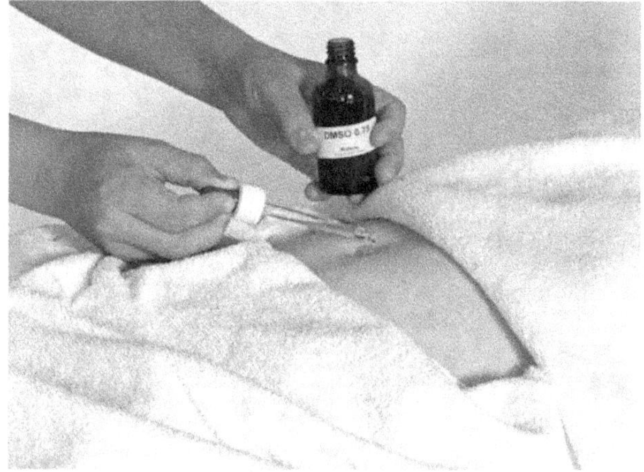

Imagem 23: Aplicação de gotas no umbigo

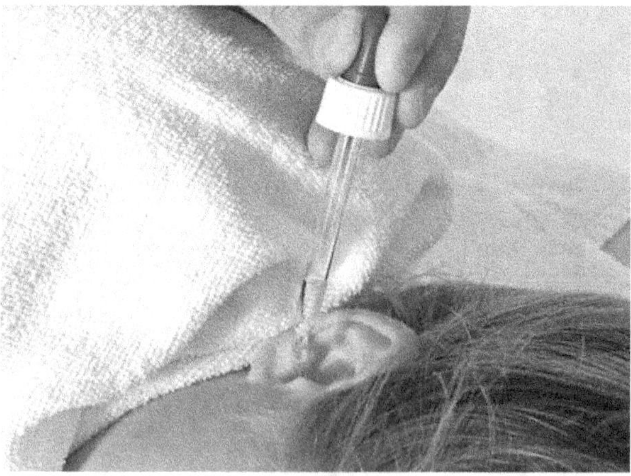

Imagem 24: Aplicação de gotas no ouvido

Particularmente no caso de gotas nasais deve-se inicialmente aplicar dosagem cuidadosa, ou seja, preparar uma solução mais diluída com água. A mucosa nasal é muito sensível, e no primeiro momento a solução de DMSO costuma causar desconhecido formigamento ou mesmo ardor. Pode-se iniciar com 2,5 ml de DMSO para 10 ml de volume total (= 25%) e depois elevá-la um pouco quando o usuário tiver se acostumado. Para tanto agrega-se 3 ou 4 ml DMSO no frasco conta-gotas de 10 ml e de vidro marrom, e se o preenche com água destilada (= 30 a 40%). Melhor é aplicar deitado, de modo que se goteja facilmente 2 a 3 gotas em cada narina. Para melhor dispersão das paredes nasais internas, pode-se a seguir prensar o nariz com dois dedos. No caso de sinusite necessita-se normalmente de poucas aplicações até a nítida melhora das moléstias.

Gotas para ouvidos são aplicadas contra eczemas e inflamações, e outros, no canal do ouvido. Para tanto insere-se no canal, em posição lateral, 1 a 2 gotas da solução DMSO preparada. Também nesse caso pode inicialmente um comichão intensificar-se devido à ativação da circulação sanguínea. Como em quase todas as aplicações tópicas, cabe também nesse caso "aguentar" os primeiros minutos, por assim dizer, e não ceder a coçar-se. Oxalá seja depois recompensado com um bem-estar nitidamente melhor.

Nas imagens verifica-se também a aplicação no umbigo. De certa *A primeira* forma pode-se em parte perceber o umbigo como tecido cicatrizado, *cicatriz* que muitas pessoas sentem como incomodativo. Especialmente se nele tiverem ocorrido problemas na cicatrização, ou quando tiver sido usado como "porta" em posteriores cirurgias endoscópicas. Além disso o umbigo é uma das ênfases terapêuticas, na medicina tradicional chinesa (MTC), por exemplo, ou na ioga, que merece certa atenção. Por isso faz sentido tratar o umbigo, deitado, com algumas gotas de DMSO aquosa e aguardar sua plena absorção. Para essa aplicação pode-se também fazer uso de concentrações mais elevadas, ao contrário da terapia nasal ou do canal do ouvido, pois no umbigo trata-se de pele insensível.

Muitos usuários procuram soluções de DMSO para uso tópico na *DMSO gel* forma de gel ou cremes. As soluções aquosas correntes costumam escorrer devido a sua fluidez. Durante sua aplicação, gel ou creme cobrem a pele melhor. Por outro lado desacelera a absorção. Depende, portanto, da situação específica ou do objetivo terapêutico optar por soluções aquosas ou mais viscosas. Géis duradouros, por exemplo, a indústria farmacêutica produz de derivados de ácidos poliacrílicos junto com conservantes. Como agora já se sabe, DMSO transporta as substâncias assim misturadas corpo adentro. Queremos absorver também substâncias plásticas e conservadoras?

Opção natural para a obtenção de uma preparação viscosa de DMSO é a mistura com gel puro da aloe vera (babosa), na proporção de 50 por 50, por exemplo. Essa mistura deveria sempre ser preparada na hora, mas pode também ser conservada com acréscimo de algumas gotas de peróxido de hidrogênio. Para um creme pode, por exemplo, servir a seguinte receita: misturar bem 35 ml de DMSO, 15 gramas de hidrato de magnésio-hexaidrato, 5 ml de água destilada e 40 gramas de creme básico DAC (farmacopeia alemã) num vidro. Quanto mais higiênico o manejo, melhor a conservação.

2.3 Aplicação oral

A ingestão de uma solução aquosa de DMSO é opção confortável à aplicação tópica de vastas áreas cutâneas quando se pretende primeiramente uma dosagem sistêmica para o corpo todo. Uma terapia local tópica não pode, como explicado no capítulo anterior, ser distinguida precisamente da aplicação sistêmica, porque DMSO sempre avança adentro de todos os tecidos do corpo (exceto cabelo e unhas). Em última instância, o volume da absorção total de DMSO determina se podemos contar com efeitos perceptíveis em todas as partes do corpo. Isso decerto será raro no tratamento local tópico de uma pequena cicatriz ou eczema, diferente de uma aplicação vasta no joelho.

No caso da ingestão devemos levar em conta o dito metabolismo da primeira passagem. Em função dele ocorre, após ingestão de substâncias pelo intestino, uma decomposição e metabolização precoce no intestino e no fígado, porque esses órgãos antecedem a circulação sistêmica. Isso vale para remédios quanto para todos os alimentos, igualmente metabolizados no fígado. Em muitos remédios isso leva a (indesejadas) perdas no agente ativo, porque o fígado busca, por exemplo, melhorar a solubilidade, e com isso a eliminação por meio dos rins. Em tais casos há a opção de recorrer a supositórios, esparadrapos ou injeções. De outro modo a perda de efetividade deve ser compensada por maior dosagem, o que é de praxe em muitos medicamentos comuns.

No caso do DMSO, no entanto, ocorre apenas metabolismo parcial para MSM, a dita sulfona, que igualmente tem efeitos terapêuticos apreciados, além de ser substância natural. (Cf. capítulo 1.1 „O que é DMSO?")

Parcela ainda menor (aproximadamente 1%) é ademais reduzida e causa o conhecido odor após ingestão de DMSO. No todo, contudo, DMSO e seu produto oxidado MSM apresentam prolongada disponibilidade biológica comparativa de até três dias, de modo que o efeito do metabolismo de primeira passagem pode facilmente ser ignorado. É também a causa pela qual os metabolismos mensuráveis após aplicação tópica tanto se assemelham. Afinal o fígado sempre trata todos os componentes presentes no sangue. Ademais, DMSO em grande parte deixa a circulação sanguínea porque se dilui por todas as barreiras, distribuindo-se nos tecidos do corpo.

Retornemos brevemente à questão das quantidades de DMSO na administração sistêmica. No capítulo 1.2.4 "Segurança" foi apresentado o estudo clínico em voluntários dos anos 1967/68. A essas pessoas *Dosagens* administram, por 90 dias ao máximo, uma quantidade de 1 grama de DMSO por kg de peso corporal sem que pudessem ser medidos quaisquer efeitos colaterais tóxicos. Isso significa que um usuário de 70 kg poderia consumir 70 gramas diários! A meu ver isso não é realista no tocante à aplicação tópica ou oral. Se muito, tais elevadas dosagens somente são razoáveis pela infusão intravenosa de uma solução adequada, devendo ser reservadas a enfermidades particularmente agudas e graves bem como a profissionais experientes.

Afinal, para a absorção de 70 gramas de DMSO em aplicação tópica teriam de ser absorvidos completamente uns 100 ml de uma solução de 70%. Isso seria um procedimento muito moroso que provavelmente causaria irritações cutâneas. Da mesma forma parece um tanto inconveniente a ingestão de 70 gramas de DMSO em forma de solução. E nem é necessário iniciar com dosagens tão elevadas, porque DMSO vai se acumulando ao longo de vários dias quando usado por vários dias, devido a sua extensa vida média. Assim é sensato iniciar com o consumo de uma pequena quantidade de uns 3,5 gramas de DMSO solvidos num copo d'água e observar as moléstias a serem tratadas. Se, por exemplo, dores em articulações e músculos se reduzirem e houver boa tolerância, pode-se eventualmente manter a dosagem. Caso contrário evidentemente pode-se incrementar a quantidade – por exemplo em passos de 3,5 g ao dia.

Para o preparo de uma solução potável necessitamos de acessórios para a medição bastante precisa de mililitros do DMSO líquido. Para tanto pode-se recorrer a pipetas, seringas e pequenos recipientes, e a colheres de outros remédios líquidos. Possível também a variante da colher de chá: uma colher corresponde aproximadamente a 3 ml.

DMSO em água tem sabor amargo. Se isso incomodar, pode-se acrescentar sucos ou chá esfriado para melhorar o sabor. Walker, por exemplo, recomenda suco de uva ou de tomate. Decerto haverá ainda outras propostas. Eu mesmo sou meio crítico com respeito ao suco de tomate, pois sabemos que o próprio DMSO libera histaminas de células. Encontre seu sabor.

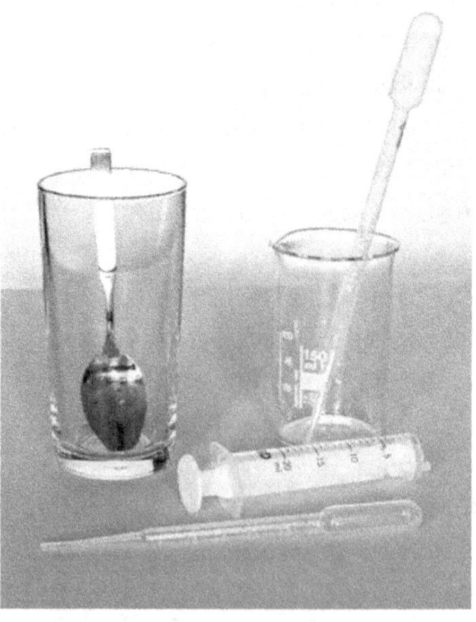

Imagem 25: Utensílios medidores para uma solução oral

Disponha, portanto, de um copo d'água (cerca de 300 ml) e insira a quantidade medida – 3,5 g, por exemplo. Aí complete com o suco escolhido e misture bem. Se inverter a sequência e inserir o DMSO por último, este se concentrará no fundo devido a sua densidade superior, deixando o "último gole" extremamente amargo. Ou seja: melhor mexer bem. Desse modo você obtém uma solução de 1 a 2% de DMSO, provavelmente fácil de beber.

DMSO bebido

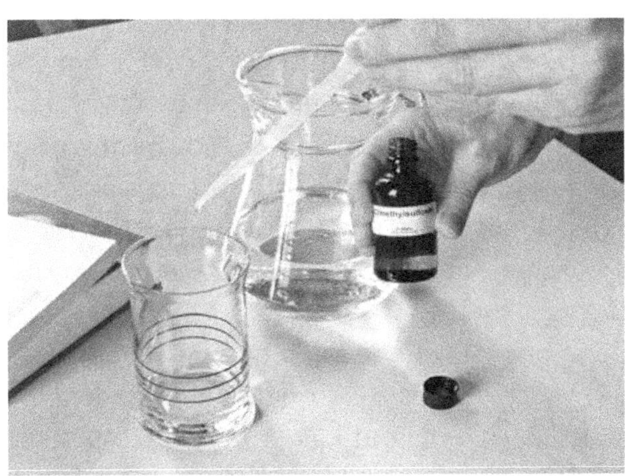

Imagem 26: Dosagem do DMSO para solução oral

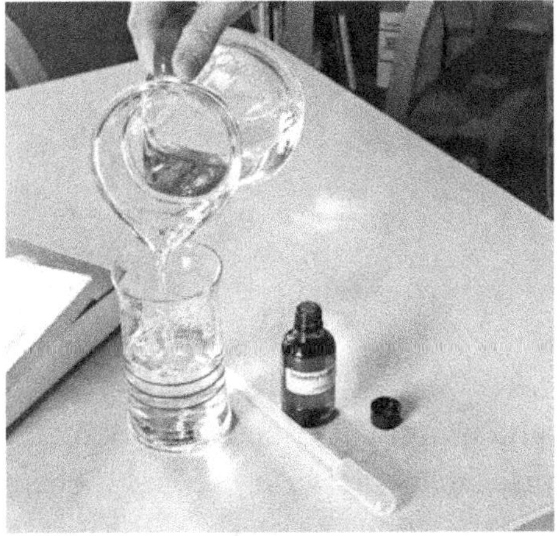

Imagem 27: Adição de água

A ingestão após o café da manhã comprovou-se oportuna. Claro que você pode ingerir a solução de DMSO a qualquer hora do dia. Também logo que sentir alguma moléstia que queira tratar com DMSO. Deve-se apenas levar em conta que DMSO nesses volumes tem efeitos diuréticos. Isso significa que produzir-se-á mais urina nas primeiras horas após a ingestão. Por isso não convém sua primeira ingestão antes de dormir por perturbar o sono pela necessidade de urinar. O mesmo vale evidentemente também para importantes compromissos ou viagens aéreas.

Uma porção de 3,5 ml de DMSO corresponde a 3,85 gramas quando convertido com uma densidade de 1,1 g por ml. Isto é, com essa quantidade alcança-se cerca de 0,05 g de DMSO por kg de peso corporal ao peso de 75 kg. Assim ainda distamos muito das quantidades classificadas como totalmente inócuas por estudos clínicos e toxicológicos. Lembre-se: os aprisionados voluntários recebiam diariamente 1 grama por kg de peso corporal por 90 dias. Afinal isso equivale a 20 vezes mais!

Por isso podemos elevar a parcela de DMSO para obter efeito melhor. 7 ml de DMSO, ou seja o dobro da quantidade diária, equivalem então a cerca de 0,1 g ao dia por kg corporal, etc. apenas a intensidade sempre maior do sabor da solução e eventuais ligeiras irritações das mucosas na garganta limitam dosagens de DMSO ainda maiores. Se nalgum momento quiser ingerir mais de 10 ml de DMSO ao dia (cerca de 300 ml), recomenda-se daí uma distribuição das ingestões, que se tomariam em horários subsequentes. Por exemplo após o café da manhã e antes do almoço.

2.4 Administração injetável

Autorização Por lei, na Alemanha a aplicação de infusões intravenosas e injeções subcutâneas ou intramusculares de tais soluções estão reservadas a médicos e naturopatas, isto é, práticos naturalistas. Essas duas categorias profissionais gozam de isonomia em diagnóstico e livre escolha da terapia – situação singular no mundo todo. As demais categorias no campo da saúde classificam-se como profissões sanitárias auxiliares e, a rigor, somente podem atuar sob orientação de médico ou naturopata. Dentre eles enfermeiros de resgate, fisioterapeutas, assistentes técnicos médicos e também os farmacêuticos ("receita" provém do latim e significa recipe, receba!). Ainda que na prática muitas vezes desobedecido esse princípio, ou seja, a implicitamente pressuposta prescrição médica e de naturopata, cabe aqui advertir.

Quem, aliás, se interessa por essa profissão e apresenta as exigidas condições mínimas, sempre tem a possibilidade de formar-se naturo- *Tornar-se naturopata* pata. Para tanto, contudo, busque aconselhamento neutro e sincero, pois evidentemente também nesse campo há ofertas inadequadas. No viés de nossos alunos importam um grupo participante familiarizado e constante, bem como docentes tecnicamente "versados" para a fundamentada transmissão do importante conhecimento anatômico-fisiológico básico e a possibilidade do aprofundamento de determinadas categorias terapêuticas.

Para além da autorização à aplicação intravenosa, subcutânea *Autorização* e intramuscular de soluções há/haveria, no fundo, ainda outra precondição oficial para tais aplicações. As respectivas infusões ou ampolas devem estar certificadas pela autoridade de aprovação, em concordância com as leis farmacêuticas. Pois tal certificação existe para toda aplicação de um princípio ativo em humanos ou animais, e não só para o próprio princípio. Por isso pouco adianta, no caso do DMSO, que essa substância esteja presente nos mencionados remédios de combinação, cremes e gotas, tendo essas aplicações obtido autorização. Pois para aplicação como injeção são obviamente inapropriadas, e a "bênção" burocrática não é transferível ao DMSO enquanto solução aquosa.*

Por isso essas soluções não podem ser receitadas, seus custos não são ressarcidos pelos planos de saúde, e suas aplicações ocorrem sob responsabilidade de terapeuta e paciente privado.

Não haver autorizações* para soluções de DMSO tem razões várias e, conforme a introdução, deve ser entendido também a partir da política farmacêutica. Essa é também a razão pela qual veterinários quanto médicos não falam publicamente sobre essa forma da aplicação

---

* Novidade: desde 01/11/2015 disponível em ampolas de DMSO (Cf. "Onde adquirir")

de DMSO, particularmente em se tratando de pessoas renomadas. A não ser que tenham muita confiança em seu paciente.

Não obstante, trabalha-se evidente e eficazmente com esse líquido curador em consultórios privados de famosos médicos (desportivos) e cirurgiões cosméticos, veterinários e naturopatas. Particularmente a minimização do tempo de „baixa", ou seja, o período de recuperação de lesões entre dispendiosos atletas, cavalos de corrida e outras "estrelas" representa apreciado efeito de DMSO. Quando se busca por informações sobre infusões com DMSO, encontramos primeiramente terapias em cavalos de esporte. Nesse campo o assunto é tratado de modo relativamente franco.

O dito Paravac, emulsão baseada em DMSO, teria sido preparado pela empresa immunA para a fase II da pesquisa clínica. Entrementes reina o silêncio sobre essa mistura, que para além do DMSO conteve toda uma gama de ingredientes controvertidos. Por exemplo dimeticona (polidimetilsiloxano) e os ditos coadjuvantes oleosos, também empregados como supostos potencializadores de vacinas. Eu pessoalmente iria me negar a tal coquetel, porque a meu ver sequer há razão para emprego de preparos com numerosos produtos químicos artificiais. Procedimentos desses caracterizam exatamente interesses empresariais, completamente distintos de terapeutas realmente independentes.

Simplesmente devemos alegrar-nos com o tão variado uso do DMSO puro misturado em respectivas concentrações a água pura ou isotônica. Se alguém não dispuser da paciência e flexibilidade de aplicar esses líquidos naturais, vale a pergunta se está realmente interessado numa terapia alternativa.

Preparação própria O problema primeiro no que respeita a pretendida aplicação de DMSO como infusão ou injeção é, portanto, a disponibilidade de tais soluções preparadas, para as quais há certificação desde 1º de novembro de 2015. Para a injeção direta no sangue ou tecido, as soluções devem preencher determinados requisitos. Na produção industrializada dos ditos fármacos parenterais (ampolas, infusões, etc.) conformes com diretrizes internacionais das Boas Práticas de Fabricação (GMP, em inglês) é primordial a observação de critérios higiênicos de qualidade. Com elas busca-se ao máximo envasar essas substâncias sem pirógenos e o mais estéril possível. Substâncias pirógenas podem causar febre na aplicação intravenosa. Dentre elas não há apenas a contaminação microbiológica ou de organismos (bactérias, vírus, fungos) senão pirógenos de origem abiológica. Por exemplo partículas microscópicas oriundas do processo de produção e desgaste de plásticos, metais ou borrachas, que não devem integrar farmacêuticos. Na administração parenteral de farmacêuticos não há espaço para substâncias contaminadas!

Para evitar tais contaminações, por conseguinte, o preparo "manual" de soluções para infusões ou injeções pressupõe a observação das regras básicas da higiene. Relatos sobre "reações alérgicas" com calafrios e similares após infusões e injeções devem-se, a meu ver, muitas vezes ao desconhecimento no contexto desses preparos de soluções. Isso valeria também para infusões de MMS e outros. É preciso adquirir sua expertise e experiência no manejo de líquidos estéreis. Quem não o puder ou quiser, deveria buscar apoio de um médico ou naturopata, que poderá explicar todo o procedimento. Para terapeutas há também a possibilidade de encomendar infusões em pequenas quantidades e em conformidade com as condições de boas práticas de elaboração. Diversos provedores nesse segmento possibilitam procurá-los com produtos próprios e elaborar as infusões estéreis sob sua orientação.

Os requisitos mínimos para o equipamento próprio para preparo autônomo de soluções para administração intravenosa são os seguintes:

Primeiramente necessita-se de um espaço de trabalho limpo. Por exemplo de uma mesa laboratorial ou de uma bancada de cozinha que permita a aplicação de desinfetantes. Deve-se também usar uma bata de laboratório ou de médico limpa, máscara médica e luvas descartáveis no manuseio dos materiais necessitados. Convém buscar um confiável fornecedor de materiais laboratoriais médicos que também forneça orientação. *Equipamento mínimo*

Para o preparo de infusões com DMSO necessita-se antes de tudo da matéria prima conveniente, isto é, DMSO de qualidade farmacológica certificada (Ph. Eur.). Solicitados, podemos indicar fornecedores adequados, mas também pela internet se os encontra. Se, como eu, tiver a sorte de conhecer gente do campo da pesquisa científica, talvez encontre a possibilidade de destilar o DMSO em sala limpa sob vácuo através de hidróxido de sódio, envasando-o em frasco com septo em atmosfera de gás de proteção.

Senão terá de trabalhar com nanofiltros estéreis e filtrar o DMSO antes de usá-lo como componente de infusão. No equipamento envasador que confeccionei e apresentei (capítulo 2.1), já havia apontado essa possibilidade. Isso requer filtros de seringa estéreis, embalados e *Filtro de seringa* encapsulados individualmente, que disponham de conexões Luer em ambos os extremos. Isso permite usá-los simplesmente como adaptador com as normais seringas médicas. Evidentemente também esses devem estar em embalagem estéril e ter data de validade não vencida. Os filtros existem em variadas dimensões, tamanhos de poros e materiais. Adequados são, por exemplo, os de poros de 200 nanômetros ou menores, em que o material de filtragem tenha a identificação PTFE (politetrafluoretileno) ou PA (poliamida = náilon). Convém pedir orientação dos fornecedores sobre o tipo mais indicado para filtragem de DMSO.

Para "neutralizar" quaisquer impurezas biológicas recomenda-se aquecer a 70 – 90 °C a quantidade de DMSO necessitada. Isso desnatura microrganismos e enzimas. Para tanto pode-se envasar e aquecer o DMSO em recipiente laboratorial de cristal absolutamente limpo ou desinfetado (vidro de boca larga ou um frasco de Erlenmeyer) ou numa jarra de chá ou café reservada para tanto. Para controlar o aquecimento recomenda-se um simples termômetro laboratorial de vidro com margem de medição adequada (-15 até + 150 °C, por exemplo), que se insere no recipiente. Pode-se ainda medir a temperatura sem contato, usando-se um termômetro infravermelho.

Atenção: Reiteramos que DMSO é combustível e seu vapor é facilmente inflamável. Proíbe-se assim um aquecimento em chama aberta, superaquecimento e situar focos de ignição nas imediações!

Esse tratamento prévio do DMSO requer limpeza absoluta!

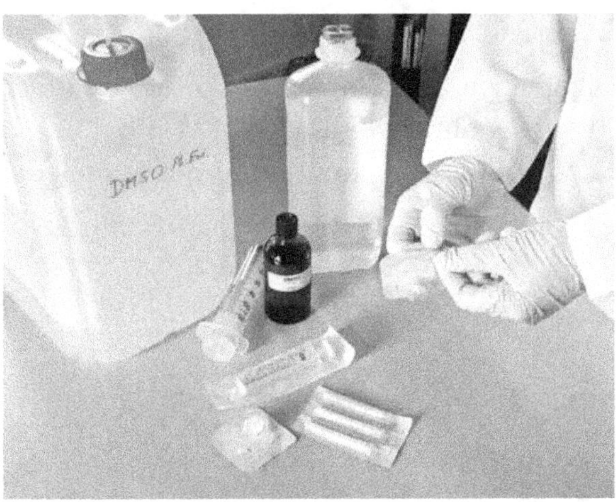

28: Materiais para a infusão DMSO

Em se preferindo não engendrar um equipamento de envasamento como propus, pode-se evidentemente extraí-lo da garrafa através de uma simples agulha estéril de seringa diante do filtro. Nesse caso assegura-se meticulosamente que essa agulha seja descartada após a extração do DMSO e substituída por nova no abastecimento do recipiente de infusão. Em ambos os casos procede-se da seguinte maneira: *10 passos para a infusão*

1. Assegure que a área de trabalho esteja limpa e desinfetada;
2. Disponha o material:
   - DMSO Ph. Eur.
   - seringas, filtros e agulhas estéreis em tamanho conveniente
   - garrafa(s) ou bolsa(s) de infusão contendo 500 ou 1000 ml de solução salina ou eletrolítica isotônica
   - lixeira para agulhas descartadas;
3. Use bata laboratorial, máscara, e luvas descartáveis;
4. Retire da embalagem estéril uma seringa do tamanho desejado;
5. Abra a embalagem estéril do filtro da seringa e insira-a no conector Luer fêmeo;
6. Conecte o Luer macho ao mecanismo envasador ou a uma agulha de seringa (20G amarela);
7. Do recipiente, transfira, pelo filtro preposto, para a seringa o aproximado volume de DMSO pretendido; essa primeira carga você descarta completamente e aí reabastece a seringa com o exato volume necessitado;

8. Retire agulha e filtro da seringa e substitua-a por agulha;
9. Com a agulha, perfure a tampa de borracha da garrafa de infusão e nela injete a solução de DMSO;
10. Misture os líquidos na garrafa de infusão chacoalhando-a.

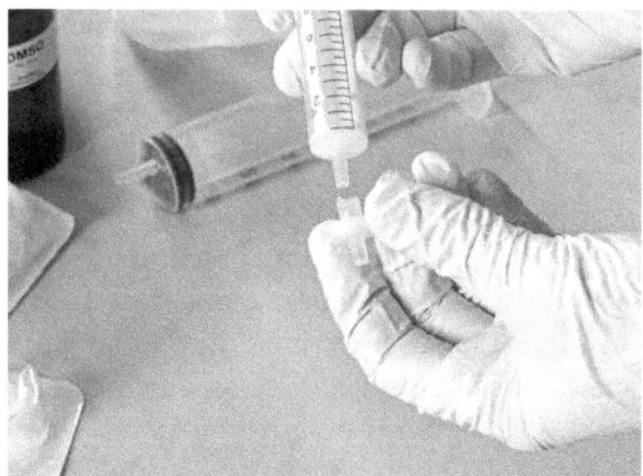

Imagem 29: Colocação do nanofiltro estéril

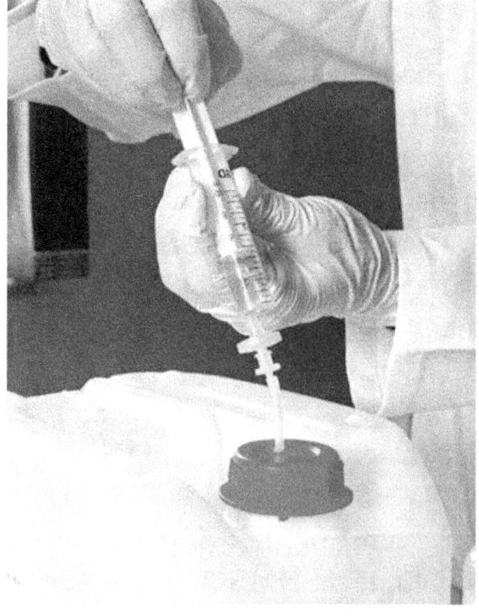

Imagem 30: Extração do DMSO através do filtro

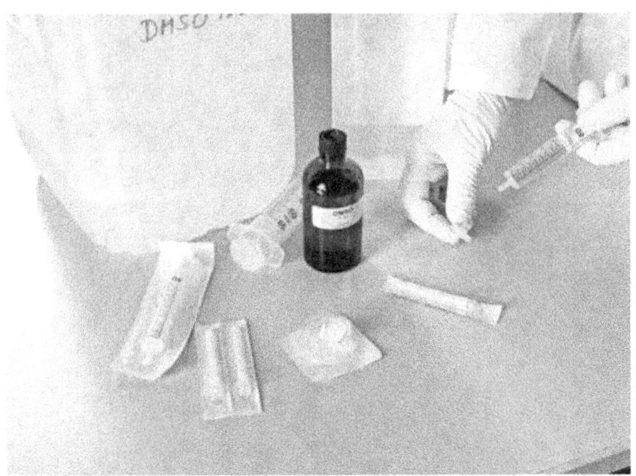

Imagem 31: Descarte do nanofiltro

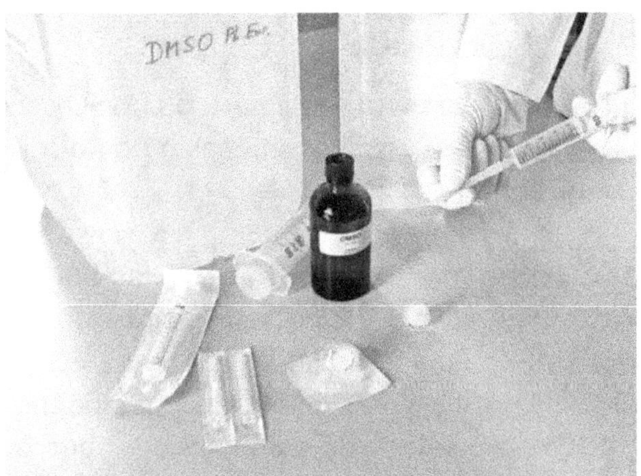

Imagem 32: Colocação de agulha estéril

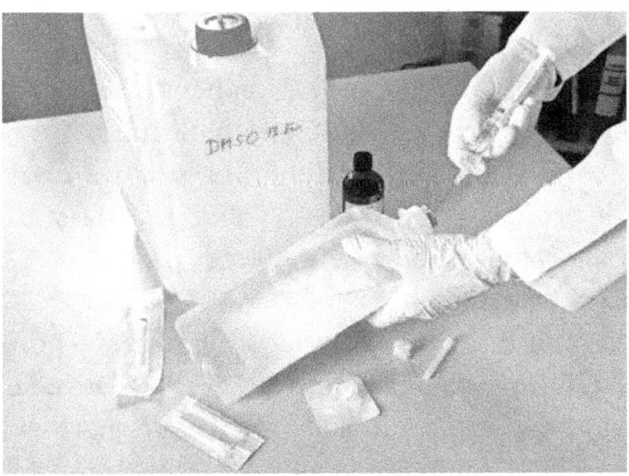

Imagem 33: Injeção do DMSO depurado pela tampa

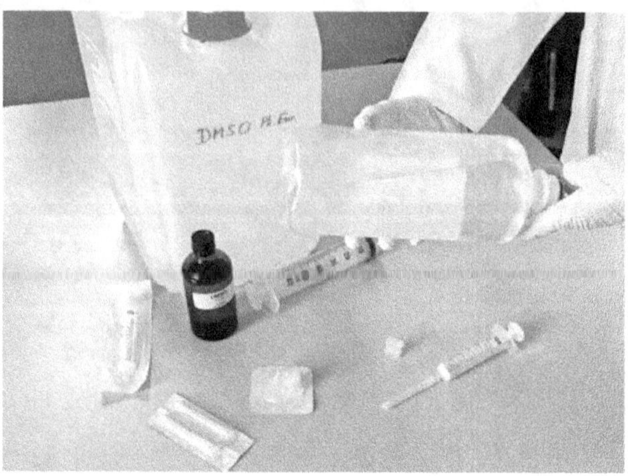

Imagem 34: Mistura cuidadosa da solução para a infusão

Opção perfeita é também extrair primeiro o DMSO sem nanofiltro e colocar este entre agulha e seringa apenas quando injetar o DMSO na solução. É questão de preferências.

Perceber-se-á um tanto árduo injetar o viscoso DMSO através desses filtros de poros minúsculos. Pode-se facilitar esse momento do processo ao adicionar um pouco de determinado volume de água esterilizada ao DMSO. Para tanto pode-se, por exemplo, preparar uma solução de 25% de DMSO, que se obtém adicionando três partes d'água a uma de DMSO. Essa solução é menos viscosa que o DMSO puro e permite filtragem menos árdua. Nesse caso deve-se simplesmente aplicar a quantidade quatro vezes maior dessa mistura para a mesma concentração de DMSO.

Quando não usado imediatamente, também este preparo de infusão deve ser guardado protegido da luz, num armário, por exemplo.

Lembremos que esses procedimentos sempre ocorrem sob responsabilidade própria, obrigando a avaliar se essas substâncias serão usadas para a terapia própria ou de terceiros.

Cálculos Conforme o capítulo anterior "Ingestão oral", usa-se a porção de DMSO para infusão de acordo com o peso da pessoa. Deve-se atentar para que a concentração total não seja demasiada, para evitar possíveis irritações das veias. Em equinos, por exemplo, o limite habitual é de uns 13% de concentração (% de volume). Em humanos a concentração deveria ser bem inferior. Ao peso corpóreo de 70 kg e aplicação de 0,2 g de DMSO por quilograma agrega-se ao recipiente de infusão 14 g de DMSO puro, o que corresponde a cerca de 12,5 ml. Para uma infusão de eletrólitos de 500 ml obtém-se assim uma concentração de apenas 2,8% por volume, ou seja, muito inferior aos 13%.

Em se pretendendo administrar mais de 25 ml de DMSO de uma só vez (= 27,5g), recomenda-se o emprego de uma infusão de 1000 ml. Se houver necessidade de controlar a quantidade de sal comum (NaCl) inserido no corpo – afinal um litro de solução isotópica contém 9 gramas –, pode-se recorrer a uma infusão de 5% de glicose.

Confira aqui um quadro sinóptico para DMSO:

Conversão:

1 ml de DMSO = 1,1 g de DMSO → 1 g de DMSO = 0,91 ml de DMSO
1 g/kg peso corpóreo $\hat{=}$ 1 g por kg de peso corpóreo

10 ml de DMSO
em 250 ml de solução de infusão   → $\approx$ 3,8 vol. $\approx$ 4,2 peso
em 500 ml de solução de infusão   → $\approx$ 2 vol. $\approx$ 2,2 peso
em 1000 ml de solução de infusão   → $\approx$ 1 vol. $\approx$ 1,1 peso

50 ml de DMSO
em 500 ml de solução de infusão   → $\approx$ 9 vol. $\approx$ 9,9 peso
em 1000 ml de solução de infusão   → $\approx$ 4,8 vol. $\approx$ 5,2 peso

No cálculo da concentração deve-se levar em conta que o DMSO acrescentado aumenta a totalidade do volume da solução de infusão pretendida. Pela regra de três simples pode-se assim calcular o volume ou peso da solução obtida, dependendo do emprego de gramas ou mililitros. Para uma garrafa de 500 ml de solução eletrolítica acrescida de 50 ml de DMSO, a fórmula seria, por exemplo:

50 ml DMSO $\hat{=}$ x %
550 ml total $\hat{=}$ 100% → x % = (50 ml · 100%) / 550 ml = 9,1 vol%

Bela lembrança escolar!

Para calcular tudo em percentagem por peso, o volume de DMSO inserido em ml deve ser multiplicado pela densidade de 1,1 g/ml. Para tanto pressupomos a densidade da solução aquosa de 1 g/ml. No exemplo supra seria a fórmula:

$$55 \text{ g DMSO} \mathrel{\hat=} x \%$$

$$555 \text{ g total} \mathrel{\hat=} 100\% \rightarrow x\% = (55 \text{ g} \cdot 100\%) / 555 \text{ g} = 9,9 \text{ de peso}$$

Velocidade de infusão Infusões de DMSO podem ser injetadas com gotejamento um tanto célere. Ao contrário da substância oxidante ClO_2 (agente do MMS), para os quais os veículos transportadores, isto é, glóbulos vermelhos e outros, têm capacidade limitada, DMSO, mesmo em quantidades maiores, dilui-se perfeitamente no sangue e apresenta elevada velocidade de dissipação. Como no caso da infusão de elevadas doses de ácido ascórbico, é mesmo preferível obter elevada taxa de invasão no corpo. Infusões de 500 ml dosada conforme as orientações supra podem ser administradas a 300 gotas por minuto, de modo que se concluiriam após pouco mais de 30 minutos.

10 passos à injeção Abordemos ainda as injeções com soluções aquosas **subcutâneas** e **intramusculares**. Também nesse caso deve ser observada a concentração da solução. Ademais valem evidentemente as mesmas regras no que respeita labor higiênico e a cadeia de preparo estéril. A diferença é o volume total da solução de injeção, que compreende apenas poucos mililitros, diferente da infusão. Procedimento:

1. Disponha de uma superfície de trabalho limpa e desinfetada.
2. Prepare o material:
   - DMSO Ph. Eur.
   - seringas/filtros/agulhas esterilizadas e de tamanho adequado
   - ampolas ou garrafa de injeção contendo solução isotônica
   - eventualmente uma válvula (Mini-Spike®) para a garrafas de infusão
   - lixeira para agulhas descartadas
3. Usar bata laboratorial, máscara e luvas descartáveis.

4. Desembrulhe da embalagem estéril uma seringa do tamanho desejado.
5. Abra a embalagem estéril do filtro de injeção e coloque o filtro na seringa com a conexão Luer fêmea.
6. Adapte a conexão Luer macho à agulha da injeção (amarela, G20).
7. Através do filtro preposto, transfira do recipiente do DMSO a quantidade de DMSO prevista para a seringa. Descarte essa carga e recarregue a seringa com o volume para uso definitivo.
8. Agora acrescente, de ampola ou recipiente de injeção, a esterilizada solução salina isotônica até alcançar o desejado volume total.
9. Descarte também essa agulha da seringa, ou retire a seringa do Mini-Spike®, e misture os líquidos na seringa, novamente mexendo-a.
10. Coloque na seringa a agulha adequada para a administração prevista. Para injeções subcutâneas usa-se antes agulhas mais curtas, de diâmetro pequeno (violeta ou azul 23/24 G, por exemplo), para injeções intramusculares antes maiores (preta ou verde, 22/21 G, por exemplo)

No respeitante à concentração de DMSO na solução injetável assim preparada valem considerações similares às descritas na seção sobre infusões. Ao, por exemplo, usar uma seringa que comporta 5 ml e nela misturar 1 ml de DMSO com 4 ml de solução salina isotônica, conforme antes descrito, obtém-se uma diluição de 20% relativo ao volume:

1 ml DMSO $\hat{=}$ x %

5 ml total $\hat{=}$ 100% $\rightarrow$ x % = (1 ml • 100%) / 5 ml = 20 vol%

Nas injeções subcutâneas e intramusculares pode-se administrar concentrações superiores às infusões intravenosas. Em princípio essas injeções podem antes ser comparadas a administrações tópicas ou locais, diferente de aplicações sistêmicas. Conforme repetidas vezes observado, elas não podem ser distinguidas com precisão, porque de qualquer forma DMSO se difunde rapidamente no corpo todo. Nesse sentido uma injeção intramuscular substitui ou reforça uma aplicação tópica (per ou transcutânea) por meio de pincel sobre a pele no mesmo lugar. A distribuição e excreção, na urina, por exemplo, não difere muito de outras formas de administração. De qualquer modo as soluções injetáveis deveriam conter concentrações de DMSO de efeito (local). Propostas para tanto foram feitas no capítulo 2.2.

2.5 Administração de DMSO em combinação com outros agentes

Um medicamento produzido pela mistura de ao menos dois princípios ativos para aplicação terapêutica é denominado de composto. Esse processo é muito disseminado e, diferente da administração de um único princípio ativo, pretende favorecer primeiramente as propriedades "sinergéticas" das substâncias. Claro que dentre os fármacos industrializados há também muitas combinações absurdas de princípios ativos. Comumente são criadas com fins meramente de marketing, para poder oferecê-los com o rótulo de "novo".

Na administração concomitante de princípios ativos diversos há, afinal, o perigo de não se poder distinguir claramente qual dos princípios ativos causa efeito ou efeitos colaterais. Então também não se tem noção da "tecla" acionada no organismo. Para a avaliação da eficácia, e mais ainda para a detecção holística da causa com ajuda da resposta do corpo a medidas terapêuticas, esse procedimento frequentemente tende a não ter valor. Evidentemente pode-se a isso obstar que muitas vezes curamos um „resfriado" febril, uma ferida ou uma doença no aparelho locomotor ao aplicarmos logo diversos remédios "caseiros" por conta. Nesse caso procedemos com base em nossa experiência com nosso próprio corpo, recorrendo a combinações de calor, ervas, luz, repouso, bandagens, água, orações e muitos outros "agentes", sem que depois pudéssemos "comprovar" qual tenha sido o mais eficaz. Tal comprovação sequer interessa em tais casos, porque, de forma intuitiva, utilizamos a "cooperação", diga-se sinergia, de diversas substâncias para corpo, mente e espírito.

Boas razões para combinações

Num olhar ainda mais criterioso, aproveitamos assim não apenas diversas matérias e substâncias senão novamente propriedades e modulações a elas inerentes. Trata-se, pois, de combinações de combinações.

No sentido figurado fazemos uso dos diversos efeitos farmacológicos de DMSO antes descritos já por usá-lo como substância singular.

Não obstante, há razões diversas para administrar DMSO em combinação com outras substâncias. A mais desejada é a do reforço ao efeito de agentes ativos, que, dissolvidos em DMSO, melhor e mais profundamente penetram o tecido. No meu entender, contudo, nesses casos deveria antes ao menos ter sido aplicada a substância singular, para assegurar a tolerância e registrar as reações individuais. Somente assim pode-se avaliar a sensatez de uma combinação com DMSO e depois sua eficácia. Quando em enfermidades agudas o fator tempo for demasiado estreito e todos os meios de uma terapia efetiva devem ser aplicados de imediato, pode-se evidentemente administrar logo combinações consolidadas com base em experiências suficientes. Uma vez abafada a dor ou o inchaço, ainda resta tempo para trabalhar causas.

2.5.1 DMSO e MMS/SDC ou peróxido de hidrogênio

Sobre MMS/SDC você pode informar-se detalhadamente no livro "Das MMS-Handbuch" [O Manual do MMS], de Dr.ª Oswald. Trata-se de determinada solução de clorito de sódio ativada diretamente antes da aplicação através da redução do valor pH – assim dá-se o dióxido de cloro, oxidante sumamente efetivo. Essa forma terapêutica foi divulgada primeiramente pelo americano Jim Humble, que obteve surpreendentes curas em enfermidades como infecções e tumores. Por isso o princípio terapêutico se disseminou rapidamente mundo afora. Em termos químico-fisiológicos, enquadra-se nos métodos terapêuticos comumente designados "processos biooxidativos", na qual se enquadra também a notória ozonoterapia. Outros seus "parentes" são a oxigenoterapia hiperbárica, a terapia de oxigênio ionizado, e a própria aplicação de peróxido de hidrogênio. A seguir algumas orientações para melhor compreensão do uso de uma combinação entre o antioxidante DMSO e um "oxidante", MMS/SDC (ClO_2) e peróxido de hidrogênio (água oxigenada) (H_2O_2).

Fundamentos da oxidação

Dentre as mais importantes funções do organismo humano (e o de outros mamíferos e organismos superiores) situa-se, na ótica da evolução, a capacidade de manejar processos oxidantes, e até mesmo deles fazer elegante uso. Simplificando, admira que nos sintamos bem numa atmosfera com oxigênio (de 21% do volume).

Pois oxigênio (O_2), no viés químico, é substância um tanto agressiva, de potencial oxidativo positivo de 1,23 volt ao máximo (dependente do valor pH)[53] Compare: o ozônio (O_3), ainda mais oxidante, já altamente tóxico para os pulmões humanos, apresenta um potencial máximo de oxidação de 2,07 volts.

Em comparação, o dióxido de cloro (ClO_2), o verdadeiro princípio ativo na solução de MMS ativada, com seu potencial de oxidação de 1,5 V ao máximo, é antes moderado. Isso permite entender a seletividade da solução de MMS/CD, que garante que permaneça ileso o tecido próprio do paciente em terapia. Isso justamente diferencia a quimioterapia da medicina doutrinária do MMS. Ou, para relembrar a introdução: na terapia com MMS não ocorrem perda de cabelo ou outros efeitos colaterais desagradáveis.

Combater infecções

De qualquer modo os ditos anaeróbicos, dentre eles muitos microrganismos patógenos (vírus, bactérias, fungos, ...), não suportam, como o nome indica, o oxigênio (de efeito oxidante) vital para nós. São destruídos e desativados em atmosfera que contém oxigênio ou outros oxidantes (MMS/SDC, H_2O_2, ozônio, ...), por não saberem lidar adequadamente com um ambiente oxidante. Do ponto de vista da evolução, fica compreensível que microrganismos povoaram a terra muito antes de existir oxigênio na atmosfera. Por isso não tiveram razão para se adaptar.

Hoje classifica-se todos os seres (celulares) em três categorias: archaeas, bactérias e eucariontes (todos seres de células dotadas de verdadeiro núcleo celular, ou seja, como nós). As archaeas e bactérias primordiais (anaeróbicas) devem contudo ser compreendidas como espécies precursoras mais velhas de formas de vida superior que desbravaram o caminho para plantas e animais. Apenas ao daí desenvolver-se a flora usuária de clorofila, apareceu o oxigênio no mundo, exalado consabidamente pelas plantas verdes durante sua atividade metabólica entre dióxido de carbono, água e luz.

Somente porque alguns dos diversos microrganismos bacterianos hoje são inimigos naturais nossos, ou seja, têm potencial patógeno, não os deveríamos menosprezar em demasia. Só seu aparecimento no palco da vida terrenha há bilhões de anos criou as condições para esse planeta, como o conhecemos e apreciamos.

Quando se acercam e reproduzem em demasia em nosso corpo, isto é, levam a infecções com sintomas de enfermidade, obviamente podemos combatê-los com oxidantes. Para esse processo químico não estão preparados o suficiente com enzimas protetoras tal qual seres superiores (eucariontes). Isso vale também para tais bactérias que entrementes se acostumaram com o oxigênio (aeróbicos facultativos) e tais que até mesmo necessitam de oxigênio (aeróbicas), bem como para vírus, protozoários e parasitas. Todos eles podem ser destruídos seguramente por substâncias que possuam um potencial oxidante superior ao oxigênio.

A arte consiste em aplicar meios oxidantes de tal modo que danem ao mínimo nossas próprias células corpóreas. Essa arte, por exemplo empregada há um bom tempo na dita terapia de ozônio, obteve nova dimensão com Jim Humble.

Com essas informações básicas você pode agora compor o quebra-cabeças pesquisado pela ciência. De um lado temos os seres superiores, tais como o homem, que ao decorrer da evolução aprenderam a ajeitar-se com a "pressão oxidativa" da atmosfera terral. Mas não só isso. Para além disso, nosso organismo desenvolvido e altamente diferenciado aproveita-se de reações oxidantes para o próprio metabolismo e – essa é a verdadeira coroação – para a defesa contra enfermidades. Nosso próprio sistema imunológico, referindo-nos aos *Defesa* glóbulos brancos (leucócitos), emprega substâncias de elevado efeito *natural* oxidante no permanente combate aos invasores e mutantes (microrganismos ou células tumorosas). Dentre elas estão a água oxigenada, hipoclorito, peroxinitrito (ONOO-) e derivados radicais de outras espécies reativas do oxigênio (ROS); quer dizer, tudo "munição" que soa um tanto agressiva. O potencial extremamente destrutivo dessas moléculas é aproveitado por leucócitos para mecanismos de defesa e proteção. Água oxigenada e hipoclorito pertencem ao artesanal constante dos glóbulos brancos encarregados, que com eles eliminam partículas "suspeitas". Já a água oxigenada, por exemplo, provém do ainda mais agressivo superóxido (O_2-) por intermédio da enzima superóxido dismutase (SOD). Todos os seres aeróbicos empregam essa enzima para „desativar" aniões superóxido, que podem causar danos celulares enquanto estresse oxidativo.

Oxidantes, frequentemente radicais livres, são assim de grande importância para o funcionamento do organismo com um todo. Devido a seu elevado potencial oxidativo de 2,3 V, o radical hidroxilo (HO) consegue, por exemplo, quase que "queimar" vírus, bactérias, células tumorosas, fungos e outros. Essas substâncias servem a nossos fagócitos, nossas células citocidas naturais e outros membros de sua defesa imunológica inespecífica para destruir definitivamente os inimigos detectados e mesmo "aprisionados". Isso ocorre através da dita lise (ruptura), ou seja, paredes celulares são perfuradas e a célula toda é destroçada.

De nada adianta fagotizar completamente um inimigo, isto é, devorá-lo, afinal ele poderia atacar a célula "internamente" ou lá se multiplicar. Não, é preciso fazer trabalho bem feito: decompor todas as partículas inimigas em partes um tanto inofensivas, que possam ser metabolizadas ou excretadas. No decorrer dessa destruição final, de bactérias, por exemplo, talvez alguns fagócitos pereçam desinteressadamente, produz-se pus, uma mescla de resíduos bacterianos e glóbulos brancos consumidos.

De resto, tais conhecimentos também fizeram parte das pesquisas dos três prêmios Nobel da medicina do passado ano de 2011. No caso do imunologista Ralph Steinman, essa premiação foi pela primeira vez concedida mesmo post-mortem, por ter falecido poucos dias antes. Dos resultados desses e de outros descobridores pode-se, entre outros, deduzir ser – para as funções básicas das células defensivas no que respeita a detecção e o combate de estruturas "estranhas" – antes sem importância se são bactérias, vírus, fungos, células tumorosas desnaturadas, toxinas, pólens ou quaisquer outros antígenos.

Nesse contexto gosto de enfatizar isso (e com prazer), porque, por exemplo, a indústria farmacêutica, ou seja quem for que se permita ser instrumentalizado, com o argumento de que seria absurdo tratar com um único princípio ativo (MMS, DMSO) enfermidades tão distintas (vírus, bactérias, ...), processos autoimunes (autoanticorpos) e tumores malignos (células que sofreram mutação).

No viés de nosso próprio sistema imunológico, no entanto, em todos esses "estranhos suspeitos" trata-se mesmo de estímulos basicamente similares para a ativação de reações defensivas.

Hoje aliás supõe-se mais e mais que a causa de muitas dessas doenças, *Infecções* incluindo as metabólicas, derivam de infecções bacterianas e viróticas *como causa* de que os pacientes tenham padecido anteriormente. Essas doenças podem remontar a décadas ou mesmo ter se passado despercebidas, de modo que sequer delas lembramos, porque não se manifestaram sintomas típicos tais como febre, dores, etc. Entrementes, por exemplo, já é quase que doutrina que a enfermidade do diabetes (diabetes mellitus tipo 1), autoimunitária, enfermidades neurodegenerativas tais como demência, doença de Parkinson ou esclerose múltipla tal qual diversos tipos de câncer devem-se a viroses precedentes. Talvez não tenham sido combatidas com todo sucesso por nosso sistema imunológico.

Assim consolida-se também na medicina científica a convicção de que ao menos a prevenção a diversas enfermidades, hoje ainda estritamente diferenciadas em especialidades, seja enfim e provavelmente muito similar. Impõe-se assim uma terapia efetiva que se oriente primeiramente nas aparentes insuficiências funcionais (oxidação) da defesa imunológica natural ou em sua temporária fraqueza. Portanto: esses conhecimentos nada novos são; provêm de pesquisadores médicos múltiplas vezes premiados, e ainda "explicam" a surpreendente eficácia de DMSO, MMS & Cia.

Essa contraposição entre seres robustos e sensíveis à oxidação pa- *Defesa eficaz* rece muito prática, classificatória segundo "bom e mau", mas nisso não devemos esquecer algo importante. Elegante que nos pareça o uso de forças químicas oxidantes no impedimento de doenças, as substâncias "químicas desinfetantes" próprias – os supra enumerados peróxido e hipoclorito – devem evidentemente ser controladas por sua vez. Esse é o verdadeiro avanço evolucionário! Pois tal como nosso corpo está capacitado a lidar exatamente com a quantidade de oxigênio disponibilizado pela natureza sem sofrer danos oxidativos, deve saber lidar seguramente com os demais oxidantes que produz como defensivos próprios. Também isso requer elevada seletividade. Primeiramente com relação ao montante dessas substâncias. Oxigênio a mais ou a menos, sabe-se, prejudica-nos igualmente. Ademais, com relação a mecanismos de segurança que assegurem que essas substâncias agressivas possam depois ser captadas e degradadas de modo seguro. Habitualmente esse processo ocorre através de enzimas, ou seja, de acordo com catalizadores específicos para as diversas reações de decomposição.

Mecanismos de proteção

Nesse item aparecem em cena os antioxidantes. Como podemos imaginar, trata-se de substâncias capazes de "apagar" ligações oxidantes, isto é, agressivas, ou ao menos propiciar sua eliminação garantida. Há muitas substâncias antioxidantes. Da publicidade para medicamentos sem prescrição ou alimentos complementares o sabemos. Constantemente somos urgidos a consumir mais antioxidantes ou a passá-los na pele. Dentre eles tais conhecidas substâncias como ácido ascórbico (vitamina C), tocoferol (vitamina E), o betacaroteno (provitamina A) e os flavonoides e a glutationa. Isso considerado, tem-se condições para avaliar se sempre faz sentido eliminar substâncias oxidantes, com que combatemos doenças, usando antioxidantes.

Devem também ser consabidas as recomendações de abrir mão do café quando de enfermidades tumorais! Café contém muitos antioxidantes! Células tumorais são, conforme dito, aquelas que deveriam ser devoradas e destruídas por células defensoras de nosso sistema imunológico inespecífico (fagocitose e lise). A destruição ocorre por oxidação – antioxidantes eventualmente travam esse processo. Essas relações foram também confirmadas pela ciência. Vale, portanto, apoiar constantemente a indústria dos antioxidantes?

Naturalmente esse assunto merece ser estudado com maior cuidado, porque mesmo os diversos antioxidantes têm certa seletividade. Não obstante podemos constatar com prazer que nosso corpo, por natureza, está evidentemente dotado de mecanismos de queima de efeito antioxidante, permitindo-lhe lidar bem com elementos químicos oxidantes agressivos.

Resumindo novamente: enquanto seres altamente desenvolvidos, sabemos lidar com oxidantes e empregá-los para o metabolismo e combate interno de doenças. Esses processos sempre ocorrem de modo rotineiro e organizado, sem que disso tomemos conhecimento. Hoje sabe-se que mutações celulares ocorrem com regularidade estatística em nosso corpo, por volta de algumas vezes por semana. O fato de isso normalmente não levar a um câncer e que nem toda bactéria patógena que se insere em nosso corpo causa infecção deve-se às descritas atividades oxidantes das células defensoras, que, num corpo saudável, imediatamente destroem esses "suspeitos".

Que sentido faz, então, tomar indiscriminadamente pílulas das quais a publicidade nos promete efeito antioxidante? Bem, claro que acontece que os descritos processos desandam quando destruído o equilíbrio natural entre processos oxidantes e de "eliminação". Nesses casos pode realmente ocorrer estresse oxidante elevado, porque, por exemplo, pelo consumo de estimulantes nocivos (álcool, cigarros), agentes patógenos, hábitos alimentares ou falta de atividade física, podem faltar antioxidantes, ou se produzam oxidantes a mais.

Apresentam-se as típicas enfermidades civilizatórias, porque processos normais de conserto ou desintoxicação do tecido estão sobrecarregados. Por exemplo infecções ou metabolismos insuficientes quando da constante falta de oxidantes; ou moléstias articulares, problemas atópicos, doenças gastrointestinais ou neurodegenerativas, quando de insuficiência constante de antioxidantes. É por isso mesmo que nesses casos a medicina alternativa gosta de administrar substâncias carentes, necessárias conforme a sintomática. Neste capítulo tratamos precisamente de três deles.

MMS/SDC tem efeito oxidante seletivo, está assim capacitado para *Pró-oxidação* compensar uma carência oxidativa que tenha causado multiplicação descontrolada de microrganismos patógenos (Plasmodium malariae, por exemplo) ou crescimento descontrolado de células degeneradas (cancerosas malignas, por exemplo). Uma vez que o sistema imunológico próprio obviamente está muito fraco para combater a doença, imita-se as capacidades oxidantes de células defensivas saudáveis pela ingestão de MMS/SDC, que portanto dá apoio às células imunológicas e primeiramente as ajuda a "matar", para que o corpo depois tenha apenas o trabalho da limpeza. Conforme descrito, isso vale em princípio para todos os tipos de antígenos, ou seja, partículas, células e moléculas patógenas estranhas.

Antioxidação   Já DMSO é um antioxidante útil. Demonstra seletividade, quer dizer, não intercepta oxidantes indiscriminadamente. Por isso não precisamos temer que com sua ingestão enfraqueçamos o efeito oxidante do MMS, como em parte o pressupomos da vitamina C. Pois DMSO "desativa" particularmente os ditos radicais hidroxilo (HO), que intercepta quimicamente. Para além de peróxido de hidrogênio e outras espécies reativas do oxigênio (ERO), produzem-se antes em parca medida na cadeia respiratória no tecido. Mais precisamente nas mitocôndrias, os centros energéticos das células, em que há consumo de oxigênio e glicose com ganho energético, dando lugar a água e dióxido de carbono. Como desencadeador principal da avolumada ocorrência de tais radicais de hidroxilo cogita-se a hipóxia, isto é, a carência de oxigênio intracelular. O insuficiente abastecimento oxigenífero das células pode, por sua vez, ter causas muito distintas. Algumas comuns são carência circulatória (arteriosclerose etc., ...), apneia do sono, anemia ou falta de ferro, carência em nutrientes, acumulação de tóxicos e demais enfermidades.

Combinação conveniente   Assim fica claro o sentido de combinar o antioxidante DMSO com um oxidante como MMS/SDC (ClO_2) ou peróxido de hidrogênio para terapias de diversos problemas de saúde. DMSO encarrega-se de catar radicais hidroxilos prejudiciais nos tecidos desabastecidos e enfermos; concomitantemente é "rebocador" para melhor difusão dos oxidantes que reboca. Por sua parte, com seu ataque, o oxidante apoia a defesa imunológica no combate a células ou partículas nocivas, que, por exemplo, deterioram as paredes celulares de bactérias e células tumorosas. Com suas abordagens terapêuticas já individualmente altamente efetivas da pró-oxidação e antioxidação, podemos concluir que ambos aqui se nutrem reciprocamente como resultado de uma única medida.

Ilustrativa descrição dos efeitos geralmente profícuos de oxidantes como MMS/SDC e H_2O_2 sobre nosso organismo e suas defesas encontra-se no "MMS-Handbuch" ["Manual do MMS"], de Dr.ª Antje Oswald. Nele cita o respectivo resumo dos resultados científicos de Thomas Lee Hesselink. Entre outros, emana daí que genericamente oxidantes melhoram a difusão do vital oxigênio dos glóbulos vermelhos tecido adentro. Nas células o oxigênio age por sua vez como oxidante para a obtenção de energia pela "queima de glicose", para a desintoxicação ou para processos regenerativos ou defensivos. Por essas razões recomenda-se a administração paralela de DMSO e oxidantes tais como MMS/SDC ou H_2O_2, pois propriedades positivas dos oxidantes tornam-se ainda mais eficientes pelo DMSO.

Poderíamos aqui aprofundar os mecanismos bioquímicos ainda mais, enfim trata-se de transferências de elétrons e equivalentes de oxigênio, mas o capítulo 2 visa primeiramente à aplicação prática de DMSO. Eu quis explicar porque a aplicação concomitante de substâncias de efeito aparentemente oposto aqui é muito indicada, e seu porquê. Isso leva a algumas divagações ...

Para desenhar um panorama sobre o "poder oxidante" das diversas substâncias que contêm oxigênio aqui apresentadas, segue agora tabela em que calculei os potenciais de oxidação obtidos em soluções neutras (pH = 7). Para tanto os potenciais normais ε_0 para tais substâncias, contidos na bibliografia,[53] foram convertidos conforme a equação modificada de Nernst. Cabe observar que as substâncias enumeradas nessa tabela podem ser controladas em sua agressividade oxidante quando elevado o valor pH da solução aquosa em que contidos. Simplificando, o valor pH indica a acidez de tal solução. Valores superiores a 7 são denominados progressivamente alcalinos, as abaixo de 7 como progressivamente ácidos. Ao valor 7 a solução é neutra em sua reação. Na circulação sanguínea (sangue é igualmente solução aquosa de substâncias) vigora um pH de aproximadamente 7,3. Situa-nos na zona ligeiramente alcalina.

Comparação dos oxidantes

Vale:

$$\varepsilon_7 = \varepsilon_0 - 0{,}05916 \cdot pH \;\; \leftarrow \;\; pH = 7$$

Símbolo	Designação geral	Potencial normal ε_0	Potencial de oxidação ε_7
O·	Oxigênio normal	2.4 V	2.0 V
HO·	Radical hidroxilo	2.3 V	1.9 V
O_3	Ozônio	2.1 V	1.7 V
H_2O_2	Água oxigenada	1.8 V	1.4 V
HOCl	Ácido hipocloroso (MMS 2)	1.5 V	1.1 V
ClO_2	Dióxido de cloro (MMS/CDL)	1.5 V	1.1 V
O_2	Oxigênio	1.2 V	0.8 V
DMSO	Dimetilsulfóxido	0.75 V	0.3 V
Vit. C	Ácido ascórbico = antioxidante!	− 0.04 V	− 0.8 V

Tabela 2: Potenciais oxidantes de substâncias importantes

Evidentemente essa aproximação teórico-matemática ao princípio da terapia oxidativa não reflete as relações factuais no organismo. Provavelmente até teremos de nos resignar com o fato de que não será descoberto o que realmente acontece "lá dentro" no que tange a glóbulos sanguíneos, antígenos, superfícies celulares, etc. entre nossos agentes prediletos e essas estruturas. Medições de potenciais em tubos de ensaios (in vitro) afinal não são padrão real para os processos no sangue (in vitro). Nessas condições o potencial oxidante de dióxido de cloro é até mesmo avaliado em apenas 0,9 V.

No que portanto toca aos dois oxidantes MMS/SDC e MMS 2, introduzidos na terapia alternativa por Jim Humble, trata-se de transportadores de oxigênio um tanto amenos. Sob condições de pH tais como vigoram no sangue humano e animal, ClO_2 (MMS/SDC) chega assim a ser substância oxidante (aceitador de elétrons) "ameno" e, como perceptível, muito seletivo. Na ótica inversa podemos assim supor que dióxido de cloro terá comportamento mais agressivo em meio mais ácido (em tecido tumoroso, por exemplo).

Segundo a tabela, já água oxigenada tem potencial oxidante máximo bem superior ao de oxigênio. Seu uso terapêutico foi igualmente estudado amplamente em anos passados. Recordo-me dos trabalhos do texano Finney, já discutidos, que estudou uma solução combinada de DMSO e peróxido de hidrogênio no que respeita suas propriedades positivas para o abastecimento do músculo miocárdico.43 Infelizmente a água oxigenada sofreu similar destino ao dos terapêuticos aqui tratados. Por não prometerem lucro volumoso, muitos resultados de pesquisas desapareceram engavetadas.

O mesmo vale para MMS 2, ou seja, a solução aquosa de ácido hipocloroso (HOCl). Antigamente médicos a aplicavam com sucesso aos milhares. Dentre outros, para o tratamento de lesões e feridas agudas. Antes já havíamos observado a importância desse hipoclorito enquanto munição de nossos glóbulos brancos, isto é, das células imunológicas. Se a natureza nos indica o uso dessa molécula oxidante no combate a infecções e células cancerígenas, cabe questionar por que a retomada desse remédio por Jim Humble é tão minada por autoridades e indústria – ou?

Lembremos ainda um importante tópico do capítulo "O que é DMSO?", antes de tratarmos de receitas combinadas: o próprio DMSO é oxidável!

A transferência de um átomo de oxigênio dá lugar à produção do notório MSM ou metilsulfonilmetano, o dito enxofre orgânico. Também esse MSM é terapêutico, mas evidentemente não apresenta as propriedades bioquímicas esperadas da produção de uma solução de outros princípios ativos. Por isso as soluções aquosas dos oxidantes (MMS 2 ou água oxigenada) deveriam ser diluídas, ou então devem produção e aplicação ser rápidas, como o recomenda Jim Humble. Para além de uma diluição pode-se considerar ainda uma adequação prévia do valor do pH da solução líquida, porque o poder oxidante de MMS e água oxigenada é diminuido na gama neutra, conforme explicado. Terceira possibilidade elegante é a "combinação sequencial", ou seja: primeiro toma-se DMSO, de modo que esteja diluído no tecido corpóreo, para posteriormente acrescentar substâncias oxidantes. Isso leva a uma diluição fisiológica e regulação do valor pH de ambos os componentes.

Agora, enfim, passamos aos procedimentos concretos na mistura de DMSO e oxidantes adequados. Considere também nesse caso tratar-se de campo terapêutico experimental. Verdade também que em parte podemos recorrer a experiências e propostas prescritivas, já mencionadas. Considere que efeitos da administração de duas substâncias altamente efetivas poderão ser ainda mais distintos entre indivíduos. Por isso muito lhe recomendamos fazer primeiramente suas experiências com as substâncias singulares, e depois prosseguir com o cuidado cabível.

2.5.1.1 DMSO e MMS/SDC

No que respeita aquilo que Jim Humble denomina de MMS, isto é, uma solução ativada de clorito de sódio ($NaClO_2$) padronizada, encontramos propostas de combinações com o DMSO no "MMS-Handbuch" [Manual do MMS] da Dr.ª Antje Oswald. Quem gosta de experimentar, pode procurar suas próprias misturas de MMS. Na internet, Jim Humble publicou orientações exatas que teriam de ser observadas cuidadosamente. Com isso assegura-se que no mundo todo possa-se confiar em dosagens idênticas.

A liberação das partículas verdadeiramente afetivas dessa "solução mãe", o dióxido de cloro ClO_2, ocorre pelo acréscimo do dito ativador. Para tanto pode-se recorrer a ácidos anorgânicos quanto a orgânicos capazes de liberar prótons, ou seja iônios de hidrogênio. Dentre eles ácido clorídrico, ácido sulfúrico e seus sais, ácido cítrico, ácido tartárico, etc. No caso do uso de ácido tartárico ($C_4H_6O_6$) como ativador, a equação química da reação pode ser descrita da seguinte forma:

$$5\ NaClO_2 + 4\ C_4H_6O_6 \rightarrow 4\ ClO_2 + 4\ NaC_4H_5O_6 + NaCl + 2\ H_2O$$

Pode-se adquirir um jogo completo de MMS e ativador em diversas lojas virtuais e em farmácias, geralmente em recipientes de 100 ml, suficientes para muitas administrações. Obviamente há a opção de usar outro tipo de ativador, nesse caso adquire-se a solução MMS (22,4%) em separado.

Dado que MMS é frequentemente usado por humanos que padecem de tumores malignos, passei a aconselhar o ativador ácido lático dextrogiro. O próprio ácido lático dextrogiro já pode ser usado como terapêutico (cf. o capítulo 2.5.4 "DMSO e outros remédios [anticancerígenos])", com que se mata logo dois coelhos com uma cajadada. Primeiramente trata-se de um ácido orgânico que ativa a solução de MMS de modo eficaz, ao mesmo tempo a estabiliza. Por segundo é substância fisiológica de diversos efeitos de sinalização e eliminação no organismo humano. Por terceiro, enquanto prebiótico, reforça a flora intestinal, determinante para nosso sistema imunológico. Na farmácia pode-se adquirir o ácido lático dextrogiro a 21% como produto pronto, usando-o diretamente na concentração de 1:1, similar ao de outros ativadores, ou mesmo acrescentando ácido lático em excesso (até 20 gotas).

Ácido lático como ativadar

Ao contrário de receitas com outros ácidos orgânicos (ácido cítrico, p. ex.), combinações de clorito de sódio com ácido lático são mais estáveis no que tange à decomposição em ácido clórico. A solução de 1:1, conhecida como "dióxido de cloro estabilizado" ou "Alcide®" também é muito eficaz contra vírus, micose de unhas, verrugas etc., e há anos já foi empregada como estabilizador contra microrganismos.[54] É mais uma razão pela qual prefiro ácido lático dextrogiro como ativador de MMS para aplicações tópicas. Com ácido láctico pode-se facilmente preparar aerossóis e soluções para o tratamento de enfermidades cutâneas.

Para melhor absorção cutânea no uso tópico, Jim Humble recomenda particularmente a combinação de **MMS/SDC com DMSO**. Eu mesmo uso esse método também para inflamações subcutâneas locais. Jim aconselha trabalho ágil, para que o poder oxidante do MMS não se esgote com a incipiente reação com DMSO. Por isso sugere a opção de primeiramente dispersar a solução MMS e distribuir o DMSO na área afetada. Mas essa inativação precoce das duas substâncias dimetilsulfóxido (DMSO) e dióxido de cloro (ClO_2 = molécula agente no MMS) depende muito da concentração. Experimentos o demonstram. Uma solução de ClO_2, por exemplo, preparada com

Uso tópico

10 gotas de MMS e 50 gotas de ácido cítrico de 10%, segundo Jim Humble, perde relativamente rápido, em 15 minutos ao máximo, sua típica cor amarelo-esverdeada quando adicionados 2 ml de DMSO.

Já em soluções diluídas praticamente sequer ocorre reação. Os estudos científicos mostram que ClO_2 em solução aquosa de DMSO não é reduzido ou mascarado.[55] Os pesquisadores do grupo de Noriko Imaizumi, do Niigata Collage of Pharmacy/Japão, não puderam constatar influência sobre a concentração de ClO_2 após aplicação de DMSO a soluções acidificadas de clorito sódico (MMS). Demonstraram, no entanto, que eventuais restos de cloro em soluções de clorito ou hipoclorito são captados com eficácia pelo DMSO quando da presença de água. Essa reação entre DMSO e o altamente indesejável cloro leva a uma redução do cloro a íones de cloro totalmente inofensivos tais como os encontramos em toda água mineral, processo químico que requer dois elétrons. Nesse processo o DMSO é por sua vez reduzido à notória sulfona.

Noutros termos: pode ser útil acrescer às soluções de MMS potável uma pequena quantidade de DMSO menor de 1 ml, ingeridos assim ao mesmo tempo ambos os princípios ativos. Os pesquisadores japoneses falam de "pequeno excedente". Isso significa um volume de 30 miligramas ao máximo para uma solução de MMS preparada com 3 gotas dos dois componentes padronizados e completados com água, o que corresponde a menos de 0,03 ml. É valor meramente teórico. Com essas considerações pretendo apenas demonstrar que uma mistura de DMSO com MMS em soluções aquosas é proveitosa. Primeiramente pela potencializada permeabilidade do agente oxidante ClO_2 nos tecidos, em segundo lugar pela eliminação de eventuais restos de cloro. A ingestão deveria ocorrer imediatamente após o acréscimo do DMSO.

Para a administração combinada de DMSO e MMS/SDC pela ingestão não há necessidade de algum lapso. Se mesmo assim preferir ingerir MMS/SDC em outro momento que a ingestão de DMSO, não haverá necessidade de planejamento temporal. Como antes explicado, por sorte DMSO circula em nosso corpo ainda horas após sua ingestão, de modo que podemos optar em tomar o MMS tanto antecipada quanto posteriormente. A ingestão do DMSO foi descrita no respectivo capítulo. Eu mesmo deixo transcorrer uns 30 minutos entre as duas ingestões.

Ao consumidor final o comércio entrementes já disponibiliza soluções puras de ClO_2, as ditas SDC ou CDS (soluções de dióxido de cloro ou chlordioxid solution). Vantagens: não há impurezas, que na manipulação caseira se inserem em MMS pelo clorito sódico; valor pH neutro; bem como administração direta sem necessidade de ativação prévia. Com isso a SDC tem tolerância maior e é segura na administração também para áreas sensíveis tais como feridas abertas, gengivas ou ouvidos. Sobre picadas de insetos, por exemplo, pode até ser administrada diretamente. Pelo sabor ameno, doses elevadas voltam a ser aplicáveis mesmo a pessoas sensíveis.

Vantagens e desvantagens da SDC

Desvantagem é a menor vida útil se comparada aos tradicionais componentes duplos de MMS em frascos separados. Frascos de SDC abertas devem ser vedados tão logo possível e sempre guardados no escuro e a temperaturas baixas, para minimizar ao máximo a perda dos princípios ativos. Entre diversos fornecedores pôde-se distinguir valores de dióxido de cloro já na entrega. Essas diferenças deveriam ser evitadas.

Desde agosto de 2012 há SDC em garrafas violetas de 100 ml, que graças à fotometria já comprovaram vida útil prolongada com confiável teor de ClO_2. Consta ser variante patenteada que oferece estabilização por intermédio das propriedades d'água – seja lá o que for. Para muitos pacientes tais soluções devem provavelmente ser a solução futura por serem imediatamente ativáveis sem ativação prévia e pelo sabor um tanto neutro. Com isso esse princípio ativo está sempre mais ao alcance enquanto remédio "amigável".

Já para mim e outros terapeutas que participaram de minhas oficinas, uma SDC manipulada pessoalmente é a melhor opção para produzir uma solução (de infusão) de MMS/SDC pura e de elevado teor. Para administração própria, hoje procedo exclusivamente da seguinte forma: necessita-se de um simples "gerador ClO_2" com que a substância gasosa pura possa ser inserida em água potável ou, com ajuda de um filtro estéril, na solução isotônica pretendida. Justamente as infusões preparadas na hora são uma bênção terapêutica por serem muito

Como preparar SDC por conta

toleráveis, de pH neutro, e de alta eficácia. Mesmo meus estudantes da medicina naturalista na verdade sempre se apresentam como voluntários para demonstrações dos processos, pois posteriormente sentem-se bem ...

Em plena oposição a Jim Humble, que sugere ser cuidadoso com infusões de MMS, por considerar ter observado repetidas reações Jarisch-Herxheimer, a mim e terapeutas/autoaplicadores amigos nunca apresentou-se qualquer manifestação dessas. E isso apesar de frequentemente enriquecermos infusões individuais com dióxido de cloro pleno de até 10 gotas (!) da solução mãe MMS. Junto com uma colega, recentemente tratei desse modo uma paciente de 84 anos, que padecia de infecções bacterianas crônicas – a seguir a senhora se sentiu como que recém-nascida e começou a nos causar risadas com suas anedotas ...

Conclusão

Preparadas infusões MMS/SDC de alta pureza, são altamente toleráveis. Por isso pressuponho que as reações temporárias em parte descritas na bibliografia, tais como calafrios ou febre, devam-se a impurezas (pirógenos), não configurando, portanto, reações Herxheimer "reais". Ou seja, deve-se aplicar essa terapia unicamente quando se dispõe do necessário equipamento bioquímico e laboral, que por sua vez é fácil adquirir. Dada a precondição, sequer quero prescindir para mim mesmo das infusões de SDC, porque mesmo em elevadas doses não se sofre de qualquer transtorno estomacal ou intestinal, como ocorre com frequência na ingestão das soluções. Esse método funciona com os meios mais simples, é demonstrado numa oficina e encontra-se sob a palavra-chave "SDC CDS Dr. Fischer".

Dosagem da SDC Qual, no entanto, a relação de dosagem ou potência da eficácia entre as novas SDC e o MMS clássico? Segundo fornecedores, SDC contém ao máximo 0,3% de ClO_2 – o que são 3 g num litro d'água (como afirmado, em muitos casos restam dúvidas sobre o teor). Num mililitro teríamos portanto diluída uma solução de 3 mg de dióxido de cloro. Partindo de um volume padrão de gota de 0,05 ml, esperaríamos um máximo de 0,15 mg de ClO_2 por gota.

Conforme cálculos estequiométricos, uma solução padrão de MMS (22,4% $NaClO_2$) contém teoricamente no máximo cerca de 6,5 mg de ClO_2 em se fundando na fórmula química para a formação do ClO_2, pressupondo reação perfeita. Seria aproximadamente 4 vezes superior. Significa isso que, em sendo confiável o teor de 0,3% da SDC informado, e se a solução clássica do MMS reagisse totalmente a ClO_2, teríamos de dosar de modo que 2 ml de SDC (seriam 40 gotas) equivalham a uma gota de MMS?!

Até aí a teoria ... De diversas medições fotométricas laboratoriais sabemos, contudo, que as reações ativadoras de uma solução padrão de clorito sódico (MMS), como a realizamos comumente em vidro aberto com o ácido, decorre um tanto insatisfatória no que tange ao teor de ClO_2 resultante.

O que significa isso, portanto? Estamos acostumados a gotejar certa quantidade da solução comum de clorito sódico 22,4% em número "conveniente" num copo do ativador adequado. Trata-se de ácido que dessa forma transforma o valor pH das gotas de MMS de fortemente alcalinas em ácidas. Abaixo do valor pH de 7 inicia a reação química da verdadeira substância ativa, o dióxido de cloro. Em temperatura ambiente, é gasosa e imediatamente passa a evaporar ar afora. Vemo-lo nas bolhinhas na mistura. Ao enchermos o vidro com água, a solução passa a ser fortemente diluída, e a reação da ativação ainda não concluída nos segundos a transcorrer retarda nitidamente. Ao mesmo tempo o ClO_2 já produzido e ainda diluído na água acrescentada "liga-se" à água. A solubilidade para dióxido de cloro em água corresponde a 20 partes por 1 parte de água a 4 °C. Seriam 20 ml de ClO_2 gasoso (cerca de 50 mg) em 1 ml de água. À temperatura ambiente essa solubilidade é pior. De qualquer modo a solução potável do MMS apresenta então uma tonalidade mais ou menos amarelo-esverdeada, porque o ClO_2 produz essa cor. As duas soluções originais (o clorito de sódio e o ativador) são como que incolores. As absorções de soluções coloridas podem ser analisadas quando conhecido o comprimento das ondas tragadas pela substância, o dito máximo de absorção. Para ClO_2, vale um comprimento de luz de 360 nm (nanômetros), situa-se no espectro ultravioleta. Medido com um fotômetro o abafamento dessa onda inferida detrás do recipiente de vidro (cuvete) que contém a solução, pode-se deduzir a concentração da substância absorvedora na água.

Revela-se, por exemplo, que 6 gotas de MMS acrescidas da mesma quantidade de ácido tartárico de 50% e completadas com 250 ml d'água após 30 segundos, resultam num teor de ClO_2 4,8 mg dessa solução potável (valor de medição: 19 mg ClO_2 por litro). Isso é bem inferior ao teoricamente esperado valor de 6,5 mg de ClO_2 por gota da solução de MMS padrão! Qual a explicação? Bem, já foi mencionado que parte do ClO_2 em produção escapa pelo ar antes de completarmos o recipiente com água. Por isso mesmo detectamos seu cheiro no ambiente. A reação de clorito sódico para dióxido de cloro ademais ainda não está concluída no momento da complementação com água. As soluções potáveis sofrem certa "maturação". Como no entanto continua a se dissipar água afora e sofre decomposição pela luz, a fotometria já não registra significativa elevação de concentração. Encontramo-nos assim num dilema, pois ativação prolongada acarretaria ainda maiores perdas gasosas.

O "Manual do MMS" da Dr.ª Antje Oswald cita uma série de variantes de produção que pretendem evitar essas dificuldades, assim o método da solução Gefeu.

Reações químicas em provetas ademais não costumam alcançar o rendimento de 100%, mesmo nas melhores das condições. Teoricamente dão-se conforme a equação química 5 partes de clorito sódico e 4 partes de dióxido de cloro. Como nos revelam as medições fotométricas, isso não pode nunca ser alcançado pelo método do gotejamento. Comparado a uma solução premeditada de um princípio ativo, em que podemos confiar no teor percentual (por exemplo no caso da solução de H_2O_2 de 3%), ocorrem diversas "perdas" no preparo da solução de MMS normal, isto é, diversas "perdas" e fatores envolvidos.

Além disso as medições fotométricas mostraram que o acréscimo de 6 gotas da SDC estabilizada (declarada como < 0,3%) a 250 ml de água resultam num teor de 5,7 mg de ClO_2 por litro. Comparado ao valor supra medido de 19 mg/l para 6 gotas de MMS clássico ativado resulta assim um fator de 3,3.

Conclusão

A comparação de uma SDC de 0,3% ao máximo e de uma solução clássica de MMS, a dosagem daria uma relação de aproximadamente 3,5 a 1:

3 a 4 gotas de SDC = 1 gota de MMS

As respectivas experiências práticas de meus pacientes e outros terapeutas ainda não são unânimes. Mas frequentemente ouço que a SDC seria menos efetiva, assim a "sensação". Isso provavelmente deve-se a uma dosagem errônea ou muito fraca, ou de teor muito escasso, pois na prática a supra descrita "SDC manipulada" mostrou claramente ser agente terapêutico altamente potente.

As medições fotométricas de diversas SDC atualmente adquiríveis no comércio mostraram que nem sempre contêm os aproximados 0,3% de ClO_2. Esperemos que os produtores dessas soluções se adéquem a critérios de qualidade únicos. A boa novidade das soluções de dióxido de cloro preparadas e os sucessos de sua aplicação não deveriam ressentir-se da tentativa de "diletantes" de entrar no negócio com mercadoria de concentração precária. Afinal o usuário quer comprar uma substância confiável. Podemos contornar a situação informando-nos sobre substâncias confiáveis.

Na bibliografia ainda não há diretrizes unificadas para o preparo de uma combinação de **DMSO e MMS 2**, ou seja, de uma solução aquosa e diluída de hipoclorito de cálcio $(Ca(ClO)_2)$ numa solução denominada ácido hipocloroso, em que o dito ácido hipocloroso resulta como composto ativo. Em foros da internet, contudo, usuários constantemente disponibilizam suas experiências e receitas. Também nesse caso vale encontrar seu próprio caminho através de um pouco de experiência e auto-observação.

A medicina gosta de usar soluções de hipoclorito para desinfecção de ferimentos por terem eficácia oxidante. Também para a lavagem de um dente aberto no tratamento de raízes é prática comum. Nesse caso, contudo, usa-se concentrações relativamente elevadas de uns 5%. Para o uso de hipoclorito no contexto terapêutico aqui dado trabalha-se com concentrações muito inferiores. Para a aplicação de

MMS 2, Jim Humble sugere preencher cápsulas de 400 mg de hipoclorito de cálcio (qualidade de aproximadamente 70%). Sugere-se a
ingestão acompanhada de três copos d'água! Dependendo do tamanho,
isso significa 0,6 a 0,9 litros. Ainda que pressuponhamos meio litro
d'água, resultaria uma baixa concentração de 0,08%. Para aplicações
externas encontramos recomendações para concentrações de 0,5% ao
máximo para bochechos, e de até 0,005% para banhos terapêuticos
no caso de eczemas atópicos (neurodermite).

Devido a nossas extensas experiências com MMS/SDC, podemos
abordar uma concentração de uma solução conveniente de hipoclorito
de cálcio pelos seguintes cálculos:

Dosagem MMS 2 Jim Humble definiu uma solução de MMS como uma combinação
de uma solução de água com 28% de clorito de sódio de 80%. Por
conseguinte 100 ml dessa solução contêm 22,4 gramas de $NaClO_2$
puro. Suponhamos a imitação de uma dosagem de 5 gotas de MMS 1.
Genericamente, 5 gotas correspondem a um quarto de mililitro (50
µl por gota). Se 100 ml da solução padrão contêm 22,4 g de clorito
de sódio, 0,25 ml correspondem a 0,056 g = 56 mg. Como hipoclorito
de cálcio é combinação química muito distinta que apresenta peso
molecular diferente do clorito de sódio, o fato deve ser considerado
no cálculo. O peso molecular de $NaClO_2$ é M = 90,4 g por mol, já o
de $Ca(ClO)_2$ é M = 143 g/mol. Executando uma simples regra de três,
resulta que 56 mg de MMS 1 equivalem a 88,6 mg de MMS 2. Isso
reflete na substância pura. Uma vez que no comércio comumente
há hipoclorito de cálcio de 70% (o restante é principalmente hidróxido de cálcio), devemos dividir a quantidade por 0,7, obtendo-se
126,6 mg. Isso seria uma quantidade de MMS 2 da qual poderíamos
esperar efeito oxidante similar ao das 5 gotas da solução de MMS
1. Essa consideração é muito simplificada, uma vez que, segundo a
fórmula química, hipoclorito de cálcio em solução aquosa dá lugar
a duas partículas de ácido hipocloroso:

$$Ca(ClO)_2 + 2\ H_2O \rightarrow 2\ HOCl + 2\ OH^- + Ca^{2+}$$

Esses, por sua vez, não são exatamente similares a uma partícula de ClO_2, que também pode transferir dois átomos de oxigênio, ou seja, 5 elétrons ao todo. Não obstante, os calculados 125 mg de hipoclorito de cálcio prestam-se como balizador útil. Como o cálculo pressupôs 5 gotas de MMS, pode-se assim deduzir que 25 mg de MMS 2 em pó correspondam aproximadamente a uma gota de MMS no que respeita o efeito oxidante. Em função disso, em seu livro a Dr.ª Oswald sugeriu dose inicial de 50 mg de pó de MMS 2 para testar a tolerância sob responsabilidade própria, algo como tomar duas gotas de MMS ao primeiro uso.

Uma combinação de DMSO diluído e soluções de HOCl diluídas revelaram-se proveitosas porque soluções puras de hipoclorito podem conter traços de cloro, conforme mencionado. Isso é inquietante no que respeita sua toxicidade, o que sabemos de relatos críticos a piscinas públicas (que apenas em países "ricos" são desinfetados com dióxido de cloro, isto é, MMS/SDC e não com cloro, o que por definição obviamente não compreende a Alemanha ...). Acrescido DMSO, cloro eventualmente ainda contido em traços será "mascarado" ao ser reduzido a íons de cloreto. Nesse caso o DMSO não apenas facilita a permeabilidade do hipoclorito solvido senão ainda proporciona uma inocuidade adicional para a administração interna e tópica. No entanto, ácido hipocloroso HOCl oxida DMSO mesmo em baixo pH em soluções diluídas. A mistura imediata entre DMSO e soluções diluídas de cloreto de cálcio recomenda-se portanto apenas quando o valor pH não cair muito abaixo de 7, ou seja, quando a solução for muito diluída. Somente então não se observa reação entre DMSO e HOCl.

DMSO e MMS 2

Para a combinação de maiores volumes de DMSO e MMS 2 para ingestão deve-se portanto antes praticar uma ingestão em intervalos de tempo tal como descrita na prévia seção para MMS e DMSO. O que significa que, conforme recomendações de Jim Humble, ingere-se primeiro a desejada quantidade de cápsulas de hipoclorito de cálcio com muita água! Dois copos antes e um após. As cápsulas podem ser abertas facilmente, o que possibilita consumir apenas um quarto do montante de hipoclorito de cálcio ao dele extrair-se ¾, por exemplo, e vedando-a posteriormente. Cuidado: em sua forma pura o pó é muito agressivo! O mais seguro é vertê-lo diretamente numa

Modo de ingestão

quantidade d'água maior para evitar queima da pele pelo contato. A seguir ingere-se o DMSO do modo costumeiro, ou seja, 3.5 ml diluídos em líquido de 300 ml, por exemplo.

Do mesmo modo pode-se inverter o procedimento. Toma-se primeiro o DMSO diluído e a seguir a cápsula de MMS 2 com muita água. Tudo pode parecer um volume de líquido demasiado. Afinal os 4 copos podem somar 1,2 litros. Pode-se reduzir esse grande volume um pouco ao misturar-se o DMSO ao primeiro copo d'água que se bebe antes da cápsula de MMS 2, ou no copo após a cápsula. Isso contribuiria ao "mascaramento" de eventuais traços de cloro acima descritos. Há, além disso, a possibilidade da aplicação concomitante de DMSO como infusão se a "bebedeira" cansar. A esperada vantagem da administração paralela de DMSO e HOCl deduz-se logicamente. DMSO deve providenciar que o ácido hipocloroso permeie mais rápido o tecido, estando assim disponível a processos defensivos.

Para aplicações tópicas de soluções aquosas de hipoclorito (MMS 2 em água, p. ex. de 0,5% até 1%) mais concentradas em junção com DMSO vale a mesma sequência como no caso da aplicação tópica de DMSO e MMS/SDC. Para tanto aplica-se primeiro a solução oxidante (aqui hipoclorito de cálcio em água), e depois a solução de DMSO. Pois quando uma mistura concentrada de ácido hipocloroso de efeito oxidante e de DMSO atua por tempo prolongado, aprendemos, DMSO é oxidado a MSM pelo HOCl. Com isso consome-se o hipoclorito antes de agir. Isso deve-se evitar, afinal buscamos sua plena eficácia, digamos num tratamento de ferida.

2.5.1.2 DMSO e peróxido de hidrogênio

Também no caso do peróxido de hidrogênio (H_2O_2 ou "superóxido") trata-se de substância de efeito oxidante. Frequentemente era e é empregado com fins técnicos (descolorantes) e médicos (desinfecção). Corrente provavelmente também sua aplicação no clareamento do cabelo e dental. Até a década de 1980 a solução de 1,5% era corrente em muitas farmácias, lares e consultórios médicos para a desinfecção de feridas. Desinfecção de feridas? Afinal isso significa que com o produto eliminam-se facilmente microrganismos, parasitas, etc.!

Essa água oxigenada sofreu destino similar aos demais princípios ativos discutidos. Apesar do bem-sucedido emprego terapêutico de muitos anos, o lobby farmacêutico desistiu dela por não ser interessante em termos financeiros. Por isso excluem-se pesquisas clínicas. Documentada há, contudo, surpreendente porção de efeitos e descrições aplicativas contribuída por médicos holistas e outros terapeutas.[56, 57] Em comparação à aplicação terapêutica de soluções aquosas de H_2O_2, essa substância tem a oferecer as seguintes especificidades comparadas com MMS e MMS 2. Por um lado é neutra no que respeita odor e sabor (dependendo da concentração). Por outro registra-se elevação da concentração sanguínea e de oxigênio no tecido após a aplicação interna em lapsos de tempo. Voltaremos a esse efeito, que se deve ao fato de nosso corpo estar repleto de enzimas que rapidamente sabem transformar H_2O_2 em oxigênio e água. *Particularidades do superóxido*

Lembremos que nossas próprias células defensivas produzem peróxido de hidrogênio e que o organismo deve dispor de efetivos mecanismos para a regulação de tais meios oxidantes. Em todo caso isso leva a duas reações bioquímicas decompositoras paralelas de água oxigenada. Num caso (1) leva à produção de átomos de oxidantes que, por exemplo, acabam com microrganismos. No outro caso (2), sob influência das enzimas específicas, forma-se o oxigênio molecular "normal", que contribui para melhor abastecimento do tecido. Em ambos os casos resulta exclusivamente água (H_2O) como "subproduto".

$$\text{I.} \quad H_2O_2 \rightarrow [O] + H_2O$$
$$\text{II.} \quad 2\,H_2O_2 \rightarrow O_2 + 2\,H_2O$$

Conforme demonstrou a tabela 2, dos potenciais padrão, o poder oxidante do H_2O_2 é maior que aquele do MMS/SDC ou MMS 2. Igual à SDC, a água oxigenada não requer ativação pelo acréscimo de ácidos (pH baixo) para tornar-se reagente. Por isso nada obsta calibrar uma solução com esse superóxido no valor pH 7 ou ligeiramente acima, na gama normal do pH do sangue. Assim o potencial oxidante do H_2O_2 baixa a 1,4 V, tornando-se mais „ameno" e potável. Genericamente podemos elevar valores pH de soluções aquosas ligeiramente pelo acréscimo de pequenas quantidades de bicarbonato sódico – deixando-as mais alcalinas.

Em farmácias pode-se obter água oxigenada diluída, a 3%, por exemplo. Fornecedores de produtos laboratoriais ou lojas de aquarismo têm concentrações estabilizadas com teor de 30 a 35% de H_2O_2 em garrafas de um litro, que permitem diluições individuais para uso tópico. Ao, por exemplo, subtrair-se de uma concentração de 30% 1 ml com uma pipeta e a completar com água a 10 ml, obtém-se a solução de peróxido de hidrogênio de 3%. Extraindo-se 8,6 ml de uma solução de 35% e diluindo-se-a com água a 100 ml, igualmente obtém-se uma solução de 3%.

Atenção

O peróxido de hidrogênio de 30 a 35% é muito cáustico! Não deve ter contato com pele ou olhos nem ser ingerido! Use-se sempre roupa protetora na manipulação, ela consiste de adequadas luvas, bata e óculos! Frascos devem sempre estar rotulados de acordo com as normas. Não podem ficar ao alcance de crianças. Observe-se as orientações da ficha de segurança adjunta. Particularmente deve-se evitar qualquer contato com metais.

Também no caso da água oxigenada é preciso atentar à qualidade e adquirir preferencialmente a qualidade farmacêutica certificada com Ph. Eur. Qualidades inferiores contêm em parte estabilizadores problemáticos. Para a diluição recorre-se a água purificada necessária de acordo com a finalidade. Muito adequada também a solução salina isotônica esterilizada.

Dosagem de H_2O_2   Qual então a dosagem adequada para H_2O_2? Orientando-se novamente no potencial oxidante de MMS ao partir-se das ali dadas orientações aplicativas, deve-se levar em consideração que água oxigenada tem peso molecular muito inferior ao dióxido de cloro

(67,5 g/mol), a saber apenas 34 g por mol. Calculado "por alto", isso significa que no caso da água oxigenada devemos usar apenas metade da quantidade de MMS. Recordemos que, segundo medições fotométricas, 1 gota de MMS (= 0,05 ml) produz cerca de 0,4 mg de ClO_2 na solução potável, o que corresponde a aproximadamente 0,2 mg de H_2O_2. Usando-se uma solução de 0,3% para seu uso, esses 0,2 mg de H_2O_2 estariam contidos em 0.7 ml, isto é, uma sétima parte de gota. Cálculo:

$$100 \text{ ml de uma solução de 3\% de } H_2O_2 \triangleq 3000 \text{ mg de } H_2O_2$$
$$x \text{ ml} \triangleq 0,2 \text{ mg de } H_2O_2$$
$$\rightarrow x = 0,007 \text{ ml}$$

Como o ingrediente ativo da solução de MMS ativada, o dióxido de cloro, pode transferir dois átomos de oxigênio, já H_2O_2 apenas um, devido a sua reação de decomposição, esse resultado deve ainda ser duplicado.

Teoricamente, portanto, ¼ de gota de uma solução de 3% de H_2O_2 corresponderia aproximadamente ao efeito oxidante de uma gota de MMS. Noutros termos: 1 gota dessa solução de peróxido de hidrogênio corresponde a um efeito oxidante similar ao de 4 gotas de MMS.

Com base nessa informação podemos fazer uso variado de água oxigenada qual o conhecemos do MMS. Em seu livro[56] Josef Pies descreve, para leigos, muitas receitas e aplicações em humanos, animais e plantas. Dentre outras, consta também a receita para um aerossol para aplicação externa com H_2O_2 e DMSO, facilitador da absorção. Segundo Pies, em muitas enfermidades sérias houve sucesso com a aplicação de terapias de infusão de peróxido de hidrogênio, que deveriam ser reservadas ao médico e naturopata. Dentre artrite, candidíase, esclerose múltipla, varizes, síndrome da fadiga crônica bem como reumatismo e câncer.

No que respeita à combinação de H_2O_2 com DMSO, essa questão é de interesse especial. Dentre outros, células cancerígenas distinguem-se por duas especificidades comparadas a células animais saudáveis ou "normais". Por um lado adaptam seu metabolismo principalmente ao consumo anaeróbico de glicose, isto é, "sem oxigênio". Ou seja,

"Entender" câncer

promovem uma fermentação um tanto ineficaz, dispersiva, de plasma celular em vez de oxidação otimizada nas mitocôndrias (hipótese de Warburg, segundo Otto Warburg [1883-1970], Nobel para medicina/fisiologia de 1931). Mitocôndrias são componentes celulares (organelas), caracterizadas também como "centrais energéticas", pois geram energia pela dita respiração celular a partir de glicose e oxigênio, o que "apenas" produz dióxido de carbono. Por segundo, o descarte dessas mitocôndrias conduz, por sua vez, à perda da capacidade à apoptose. Apoptose é a morte celular programada. Comumente a própria célula percebe quando falha. Então programa sua morte. Substâncias mensageiras que ocasionam o processo também enquadram-se nas espécies reativas de oxigênio (peróxidos, por exemplo). Com esse mecanismo a natureza suprime a multiplicação de células degeneradas. A partir dessas percepções, muitos terapeutas defendem que, em última análise, câncer origina-se da insuficiência de oxigênio no tecido.

Na ótica inversa parece que células cancerígenas pouco "gostam" quando cresce a concentração de oxigênio em seu ambiente, ou mesmo nas próprias células. Mas é exatamente isso que a administração de H_2O_2 possibilita. Pelo acréscimo de DMSO o peróxido de hidrogênio é ainda mais facilmente introduzido às células.

Infusões de superóxido

Relembrando a pesquisa de Finney, executada com seu grupo na Faculdade de Medicina da Universidade de Dallas,[43] podemos melhor interpretar as relações. Os pesquisadores haviam estudado o rendimento muscular suíno, entre outros tratados com uma infusão de 0,06% de H_2O_2 e 10% de DMSO em solução eletrolítica. Atribuíram os resultados positivos ao fato de que justamente essa combinação de princípios ativos promove melhor abastecimento de oxigênio no tecido (muscular), porque DMSO transporta o H_2O_2 ao músculo cardíaco grosso. Pois os resultados medidos foram bem piores quando apenas uma das duas substâncias – DMSO ou água oxigenada – era infundida.

Suponhamos tratar-se de 1 litro de solução para infusão. Segundo a receita, estariam contidos 0,6 g de H_2O_2 e 100 g de DMSO! 0,6 g de água oxigenada correspondem a uns 20 ml de uma solução comum de 3% (desconsiderando diferenças de densidade). Isso dá 400 gotas! Os porcos bem toleraram essas infusões, mas essas quantidades superam em muito o que a experiência com oxidantes em humanos nos ensinou. Segundo Ed McCabe© aplica-se uma infusão isotônica de 500 ml com um máximo de 5 ml de peróxido de hidrogênio de 3% para tratamentos em pacientes adultos. Esse método tem excelente efeito sobre a pele com respeito a seu rejuvenescimento.

Dado que água oxigenada é agente oxidante antes mais potente que MMS, cabe conferir o valor pH após sua mistura. No espectro ácido (pH < 7), H_2O_2 é mais estável que no alcalino. Correções podem ser feitas com $NaHCO_3$ (bicarbonato de sódio) em direção a um valor pH > 7, e com cloreto de magnésio ($MgCl_2$) no sentido de um valor pH < 7. Com isso evita-se que o poder oxidante do H_2O_2 se consuma precipitadamente pela reação com DMSO. No caso das infusões de eletrólitos aplicadas por Finney para o preparo de combinações de H_2O_2 com DMSO, já os diversos sais têm efeito amortecedor sobre o pH.

Para o preparo de infusões combinadas de DMSO e peróxido de hidrogênio devem ser seguidas as orientações básicas fornecidas no capítulo 2.4 "Aplicações por injeção". Para as quantidades pretendidas deve-se igualmente observar as informações respeitantes às substâncias individuais. Não se olvide os respectivos testes de tolerância!

Soluções para infusão de princípios oxidantes e DMSO devem ser preparadas diretamente antes da administração e tapadas por um pano escuro ou similar durante a aplicação. Para evitar irritações nas veias, deve o gotejo ser lento, observando-se sempre o paciente. Percebe-se que esse tipo de administração altamente eficaz deve ser reservado a terapeutas experientes (médicos e naturopatas) que detenham a autorização legal para tal. Para uma infusão de 500 ml que contenha solução salina isotônica pode se, por exemplo, iniciar com 0,1 g de DMSO por kg corpóreo do paciente e 10 gotas de solução de água oxigenada de 3%. Essa terapia aplica-se no máximo a cada dois dias. Bem toleradas, as quantidades dos princípios ativos poderiam ser duplicadas a 0,2g/k corpóreo para DMSO e 20 gotas de H_2O_2 (1 ml). Importante, de qualquer modo, a observância da cadeia estéril e a filtragem de todas as soluções de princípios ativos antes da adição à infusão estéril.

Resumindo, concluímos que também na combinação de DMSO e água oxigenada ambas as substâncias complementam-se em seu efeito terapêutico. Ao passo que H_2O_2 combate particularmente microrganismos e eleva o abastecimento do tecido com oxigênio, DMSO melhora sua disponibilidade e a circulação sanguínea, é anti-inflamatório e interceptor de radicais. Com a administração concomitante podemos assim potencializar os efeitos terapêuticos de todas as enfermidades até agora tratadas com esses princípios ativos em separado.

2.5.2 DMSO e Procaína

Procaína é um anestésico local. Foi sintetizado pela primeira vez pelo químico alemão Alfred Einhorn em Munique na virada do penúltimo século e comercializado a partir de 1905 pela empresa Höchst sob o nome Novocain®. Antes usava-se cocaína para anestesia local, e Alfred Einhorn insistiu em encontrar uma substância mais tolerada.

Descoberta Independente de seu uso anestésico na medicina (odontol.), a partir de 1925 os médicos Ferdinand e Walter Huneke descobriram casualmente vastas propriedades terapêuticas dessa substância. A seguir descobriram a dita terapia neural e particularmente a terapia da zona de interferência, em que se aplica soluções de procaína sobre possíveis zonas de interferência tais como cicatrizes ou inflamações dos seios paranasais. Pelo postulado efeito a distância poderiam assim ser curadas doenças crônicas, causadas justamente por essas interferências físicas. A história dos irmãos Huneke e o desenvolvimento de seu procedimento terapêutico é um período interessantíssimo da história da medicina, cujo estudo aconselho.

Efeitos Procaína enquanto princípio ativo e sua aplicação na terapia neural são altamente interessantes para uma combinação com DMSO. Pesquisas científicas mostram que procaína interrompe o estímulo dos axônios neuronais pelo bloqueio de canais iônicos nas membranas celulares.[59] Como impulsos dolorosos são transmitidos "eletricamente" por rápidas alterações potenciais ao longo das fibras nervosas, a obstrução da migração de iônios de sódio, também por esses canais, causa uma pane funcional reversível e, com isso, uma "anestesia" e indolência local. De certo modo isso permite um "reset" de funções nervosas. Efeito com que os irmãos Huneke explicam os surpreendentes "fenômenos dos segundos" na terapia neural bem-sucedida.

Para além do efeito anestésico, procaína apresenta ainda outras propriedades típicas para essa classe de remédios. Tem efeito espasmolítico, isto é, relaxa tensões na musculatura lisa, como as conhecemos em vasos sanguíneos, no trato gastrointestinal ou nas vias vasculares e urinárias. Tem efeito simpaticolítico, inibindo temporariamente a parte simpática do sistema nervoso. Isso permite melhor circulação sanguínea em braços e pernas. Ademais, procaína tem efeito anti-histamínico (inibe reações alérgicas) e antiarrítmicas, isto é, compensa arritmia cardíaca.

O grande destaque da procaína frente a outros anestésicos locais provém de outros efeitos biologicamente importantes que nenhuma outra substância compreende de tal forma. Dentre eles particularmente o efeito vasodilatador, que melhora a circulação sanguínea também nos finos capilares (reforça a perfusão), bem como as qualidades anti-inflamatórias, antioxidantes e poupadoras de oxigênio.

Pela inibição da monoaminoxidase (MAO), um grupo de enzimas que degrada serotonina e a dopamina, pode procaína até ter efeito modular sobre os neurotransmissores e assim superar sintomas psicógenos.

Resumindo pode-se constatar que procaína não é muito proveitosa apenas para a terapia neural reguladora supra descrita, senão também para o tratamento sistêmico de graves inflamações crônicas e síndromes de dores – entrementes novamente mesmo dentre médicos convencionais holísticos.

O único inconveniente da procaína é sua parca capacidade distributiva no tecido. Por isso foi muito substituída por outras substâncias na medicina (e odontol.). O termo distribuição no tecido já deve chamar atenção sem eu relembrar a importante propriedade rebocadora do DMSO. Pois, se apreciarmos as importantes potencialidades da procaína mas tivermos apenas o problema de distribuí-la no tecido, dispomos da elegante solução pelo acréscimo de DMSO! *DMSO compensa desvantagem*

Outro aspecto farmacológico da procaína a ser observado é que essa molécula, por si, somente consegue traspassar paredes celulares no modo descarregado, para então ativar seu efeito a partir "de *Procaína requer elevado valor pH* dentro" junto aos canais de iônios. A presença de ácidos capazes de ceder iônios de hidrogênio – em termos mais genéricos, um valor pH baixo – leva à acoplagem de um íon de hidrogênio ao átomo de nitrogênio (N) na procaína, que assim passa a ser íon, isto é, partícula carregada. Baixos valores pH encontram-se, por exemplo, em tecidos inflamados! Justamente inflamações tiram vantagem do tratamento com procaína em termos de terapia neural. O dito valor pKa da procaína (= constante de acidez) corresponde a 8 a 9,6, aproximadamente, dependendo de temperatura e concentração de eletrólitos, de modo que já num valor pH neutro de 7 há 99% das moléculas de procaína na forma de cátions carregados de ProcaínaH$^+$.

Da relação matemática das relações de equilíbrio entre ácidos e alcalinos dá-se que aproximadamente 90% da procaína livre e descarregada ficam disponíveis quando o valor pH é de aproximadamente 1 acima do valor pKa – isto é, entre 9 e 10!

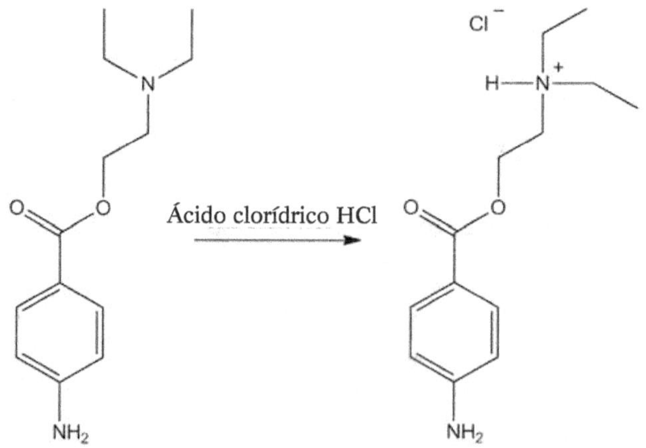

Imagem 35: Ácido (aqui ácido clorídrico) transforma
procaína em partícula carregada (cátion)

Ocorre até que a forma iônica da procaína aqui apresentada, isto é, a partícula carregada chamada procaína hidrocloreto, é a forma comercial comum do princípio ativo em solução. Para tanto as ampolas contêm ácido clorídrico de 10%, que diminui o valor pH. Após administração no corpo, o hidrocloreto de procaína primeiro teria de ser (parcialmente) revertido a sua forma original, descarregada, através de um valor alcalino de pH > 8 para possibilitar seu efeito otimizado nas células.

Isso significa que o tratamento infiltrativo de uma cicatriz cronicamente inflamada, ao usar-se unicamente procaína, pode revelar-se até ineficiente, porque o agente ativo não consegue se infiltrar nas células nervosas. Qual a saída do dilema? Lembremos a imagem 8 no capítulo 1. Justamente cátions, isto é, partículas de carga positiva como o aqui apresentado cátion da procaína, o DMSO reboca muito bem para dentro de células biológicas. Portanto é muito adequada uma combinação de procaína com DMSO, já que este também é anti-inflamatório, como aprendemos. Ademais, consegue formar uma „capa" em torno da procaína, que com esse „transportador" penetra praticamente sem obstrução na célula. Outra possibilidade para uma aplicação bem-sucedida de procaína, preferência praticada por médicos de orientação alternativa, é a mistura com hidrogenocarbonato (− bicarbonato de sódio) em concentrações adequadas. O bicarbonato sódico causa ligeira alcalinização local do tecido, isto é, elevação do valor pH, com que igualmente mais moléculas de procaína descarregadas podem penetrar pelas membranas celulares. Assim obtém-se efeito maior ou mais prolongado.[61]

Em termos químicos, procaína é um éster do ácido para-aminobenzóico (PABA). Este composto tem importância biológica enquanto componente na síntese do ácido fólico nas bactérias (intestinais). PABA é ainda acrescentado a protetores solares como substância absorvedora de raios ultravioletas, e com bom resultado como complemento alimentício (vitamina B10). Menciono-o porque muito se questiona se um agente artificialmente produzido, no caso a procaína, pode ser considerado inócuo numa ótica de terapia alternativa. No caso da procaína ocorre que, após sua introdução no tecido ou na corrente sanguínea, uma enzima (pseudocolinesterase) também a decompõe a PABA e dietilaminoetanol (DEAE, igualmente vasodilatador).

Esta enzima, abundante no ser humano, comumente é necessária para a conversão do neurotransmissor acetilcolina.

Não obstante cabe notar que em raros casos são descritas reações alérgicas à procaína. Para excluir qualquer risco, deve antes da administração ser testada a tolerância individual da pessoa, como no caso de DMSO. Isso pode ser feito no antebraço, com uma punção de uma solução de procaína de 0,5 a 2%, adquirível sem prescrição. Normalmente essa punção deveria desaparecer sem irritação após uns 20 minutos. Mas individualmente esse período pode variar um tanto.

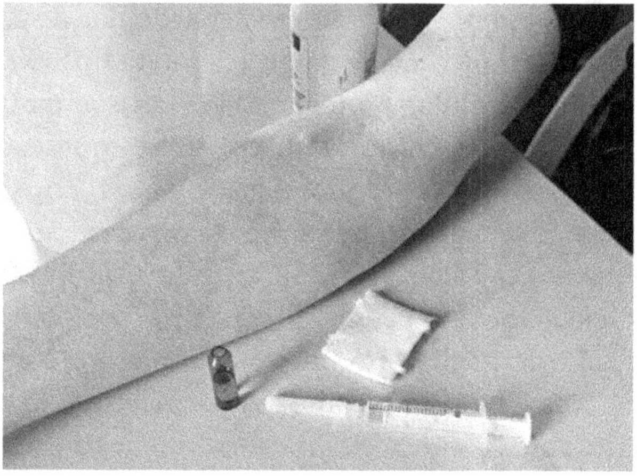

Imagem 36: Punção cutânea com procaína de 1% no antebraço

O citado artigo de Reuter e Oettmeier[61] bem como outras publicações felizmente apontam que o perigo de reações alérgicas a procaína, antigamente muito alegadas, devem ser relativizadas. Por muito tempo pensou-se que compostos em pares (aqui PABA) genericamente causariam tais sintomas. Hoje, contudo, procaína é prestigiada como substância muito segura. A quantidade de aplicações (terapêutico-neurais) é enorme e de tendência crescente.

Fórmulas   Superado o teste da punção, resta focar a administração de compostos DMSO-procaína. O método mais simples é a mistura da solução dos 2 ml de uma ampola de procaína (0,5 até 2%) com a mesma quantidade de DMSO. Obtém-se assim uma solução de 50% de DMSO com 10 até 40 mg de hidrocloreto de procaína. Foi muito rápido?

Então:

1 ampola de solução de 1% de procaína contém 2 ml de água

→ 1% de 2000 mg = 20 mg procaína

2 ml solução aquosa de procaína + 2 ml de DMSO

→ solução aquosa de 50% de DMSO

Para uso tópico pode-se aplicar essa combinação diretamente sobre inflamações dolorosas, cicatrizes irritadas, contraturas musculares (miogelose), etc. O próprio DMSO já tem efeito benéfico localizado, além de transportar a procaína pele e tecido adentro.

Autorizado, pode-se também empregar a solução para aplicações intra e subcutâneas e intramusculares, observando sempre as regras de higiene (cf. capítulo 2.4). Para tanto insere-se primeiro os 2 ml de solução de procaína numa seringa de 5 ml, e depois, após adaptar um filtro estéril, completa-se-a com a quantidade de DMSO desejada (1 ml, por exemplo).

Para uma infusão de DMSO-procaína de dosagem elevada prossegue-se primeiramente conforme as orientações no capítulo 2.4. Inserido o DMSO à solução de infusão, sob observação da cadeia estéril, acrescenta-se a solução de procaína necessária. Pode-se ainda acrescer uma solução de bicarbonato de sódio, isto é, sal alcalino. Conforme exposto, esta contribui para a elevação do pH da solução de infusão, criando assim condições favoráveis para o efeito otimizado da procaína.

Exemplo: Tomemos uma bolsa de infusão de 500 ml de solução salina isotônica e a preenchamos com os volumes calculados de DMSO (0,1 até 0,5 g/kg corpóreo) e 0,1 até 0,5 g de procaína em solução de 2%, mais 10 até 120 ml da solução de 8,4% de $NaHCO_3$ padrão.

Pretendendo-se prudência, a fórmula para um paciente com peso de 70 kg será:

500 ml de solução isotônica de NaCl
   7 ml DMSO (0,11 g/kg peso corpóreo)
   5 ml de solução de 2% de procaína ($\approx$ 100 mg procaína)
   50 ml de solução de 8,4% $NaHCO_3$

Campos de aplicação

Essas infusões são, por exemplo, aplicadas diariamente em série entre uma ou duas semanas. São tipicamente aplicadas para a otimização de recuperações pós-operatórias (mesmo antecipadamente), síndromes dolorosas após cirurgias na coluna vertebral, neuralgias, distrofias (morbus Sudeck, por exemplo), reumatismo, enfermidades inflamatórias intestinais crônicas, pancreatites, síndromes de abstinência, transtornos circulatórios, acidentes vasculares cerebrais e infartos, etc. Verdadeiro enriquecimento do repertório terapêutico a ser considerado para graves enfermidades e dores. Para tanto, contudo, o manejo seguro dessas substâncias deve ser treinado e estudado. Também nesse caso usuário e aplicador evidentemente agem sob responsabilidade própria. Quem padecer de alguma dessas enfermidades e apostar em melhoras ou cura pelo uso das substâncias combinadas aqui apresentadas deve atentar para a experiência do terapeuta buscado. Conviria primeiramente testar as fórmulas e aplicações em "uso doméstico" sem recorrer a injeções. Assim ao menos percebe-se os efeitos individuais de DMSO e procaína.

2.5.3 DMSO e hematoxilina

Hematoxilina é "... uma substância incolor extraída do pau de campeche que facilmente oxida exposto ao ar (ou a oxidantes), tornando-se em hemateína, um colorante vermelho."[62] Soluções de hematoxilina ou hemateína, respectivamente, são empregados há mais de 150 anos na histologia para tingir tecidos em exames microscópicos. Por longos tempos houve ainda aplicações medicinais como adstringentes ou anti-inflamatórios. Hematoxilina é ainda empregado para a titulação de componentes vegetais.

Segundo sua estrutura molecular, esse colorante vegetal natural contém cinco ditos grupos hidroxilo (OH-). Esses componentes estruturais oxigenados tornam-no facilmente dissolúvel em água, tal qual moléculas de açúcar, por exemplo. A partícula de hematoxilina tem no entanto ainda estruturas não polarizadas, que diminuem a solubilidade. Já retornaremos a essa propriedade.

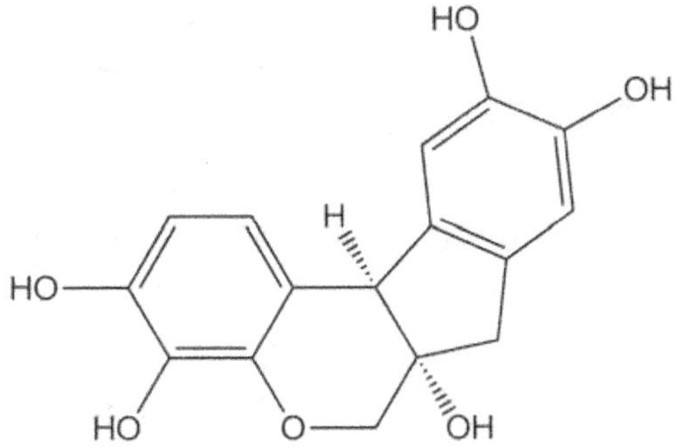

Imagem 37: Diagrama da molécula do colorante vegetal hematoxilina

Particularidade é que esse colorante se agrega preferencialmente a estruturas celulares ácidas, como que marcando-as. Com esse procedimento comum em laboratórios pode-se também agir „in vivo", isto é, obter a marcação de partes teciduais diretamente no corpo. Aliás, pela combinação com DMSO. Em seu livro[19] "The DMSO-Cancer Connection", Dr. Walker menciona esse procedimento. Daí resulta a possibilidade de aplicar essa combinação entre DMSO e hematoxilina contra cânceres. Dr. Walker refere-se às pesquisas de Dr. Eli Jordon Tucker das décadas de 1960 e 70, até hoje ignoradas pelo "establishment oncológico".[63]

Aplicação no câncer

É descrito o caso de um gerente da Exxon Oil, de 56 anos, que padecia de um carcinoma colorretal avançado. O diagnóstico foi elaborado em abril de 1974, depois de o paciente ter percebido sangue do intestino. Recusou a quimioterapia habitual e procurou o Dr. Tucker, que o tratou com infusões de DMSO-hematoxilina. Após 18 meses o estado de saúde do paciente esteve tão bom que foi considerado curado. O marcador de tumores CEA já não era detectável.

Em 1978 a FDA interessou-se por esse tipo de terapia de câncer, após Dr. Tucker ter descrito muitos casos do gênero. Mas, além de ser convidado a fornecer mais resultados investigativos, nada aconteceu. Dr. Walker supõe que mais uma vez a questão não avançou por razões político-econômicas.

História da descoberta Foi um acaso que levou Dr. Tucker à descoberta da mistura DMSO-hematoxilina. Ele era um médico muito respeitado e distinguido como pesquisador líder que avançou a técnica do transplante de tecido ósseo. Para seus estudos utilizava ossos de terneiros de um abatedouro vizinho. Por curiosidade, nos primeiros anos da década de 1960, passou a buscar "anticorpos do câncer" no sangue daquelas reses que antes do abate obviamente padeciam de câncer. A seguir injetou a gamaglobulina isolada em camundongos e ratos cancerígenos. Para poder observar os efeitos no tecido animal no microscópio, passou tempo buscando algum colorante adequado. Hematoxilina apresentou o comportamento buscado, tingindo células tumorosas em sua típica cor. No entanto tem má solubilidade, de modo que Tucker enfim encontrou o DMSO líquido. Dissolve hematoxilina perfeitamente, ademais DMSO não altera sua cor. Com DMSO, a hematoxilina pode ser introduzida diretamente nas células cancerígenas, onde se dissemina e se acopla com estabilidade química a estruturas celulares de cargas múltiplas, tal como ao DNA no núcleo celular. Devido ao baixo valor pH neste meio, essas estruturas aparecem em cor azul-roxas no microscópio.

Tratamento de um cão Surpreendentemente Tucker pode constatar em experimentos com cães sadios que uma mistura de 25 g de hematoxilina e 75 ml de DMSO administrada como infusão em solução eletrolítica era muito bem tolerada. Também em ratos o composto era muito mais tolerado do que a substância isolada. A seguir passou a testar a solução de infusão em animais cancerígenos. Chegou a tratar o cão de um amigo. O animal adoecera de linfoma maligno de células B grandes ("câncer linfático") e tinha múltiplos tumores em todo corpo. O inchaço no pescoço já perigava asfixia. O dono perguntou Dr. Tucker se ele poderia fazer algo em prol do cão ou se deveria sacrificá-lo. Após duas semanas de infusões diárias do composto DMSO-hematoxilina todos os tumores haviam desaparecido e o canino foi considerado são após vasto exame! Plenamente recuperado, infelizmente comeu uma carne intoxicada e morreu. Isso oportunizou a Tucker exames microscópicos dos tecidos. Não detectou qualquer célula tumorosa, apenas as ditas células fantasmas, vestígios das células cancerígenas mortas.

Muitos outros experimentos mostram que nem todos os tipos de tumores malignos respondem tão bem a essa terapia. Mas Tucker deu sequência sistemática e estruturada a suas pesquisas, de modo que finalmente desenvolveu uma fórmula padrão para aplicação em humanos e começou a tratar pacientes cancerígenos. Nas páginas 186 e seguintes[19] publicou protocolos terapêuticos e de resultados de 37 pacientes dos primeiros anos de pesquisa. Os resultados terapêuticos dependiam então fortemente do tipo de câncer. A terapia (infusão, ingestão, spray) depende da localização do tumor e de outros fatores.

Aplicação Sistemática

Infelizmente o Dr. Tucker não mais publicou resultados a partir de 1968 por temer consequências para sua atuação profissional. Apesar disso Walker descreve outros casos bem-sucedidos de pacientes, que revelam que particularmente linfomas malignos apresentam boas chances de cura com esse método. Com sucesso foram também tratados tumores de células gigantes (fêmur), melanomas cutâneos e carcinomas de colo uterino. Dr. Tucker ficou muito magoado com colegas que o criticavam ou até ameaçavam, e passou a tratar apenas graves casos de pessoas que o procuravam. Mal cobrava deles e já não quis chamar a atenção pública a sua terapia anticancerígena. Toda informação hoje disponível devemos a Morton Walker, uma vez que Eli Jordon Tucker faleceu pouco antes da publicação de seu livro.

Suscita-se a pergunta de como hematoxilina age. Por que a administração de um colorante orgânico-biológico leva à morte de células cancerígenas?

Modo de ação

Walker[19] relata de pesquisas de Rogers na North Texas State University. Sob orientação de Dr. Scholes, este cientista havia examinado, pela microscopia ótica e eletrônica, tecidos de camundongos que padeciam de câncer linfático. Após administração de um composto de DMSO-hematoxilina através de injeção intraperitoneal (na cavidade abdominal) obteve-se duas importantes descobertas. Por primeiro: a afinidade da hematoxilina para com o tecido tumoroso é tão forte que ela encontra um caminho da cavidade abdominal até as células cancerígenas subcutâneas. Nenhum outro órgão ou tecido são estava marcado. Por segundo: as imagens dos linfomas de células grandes do microscópio eletrônico revelaram surpreendentemente que o plasma intercelular era destruído. Essa matriz extracelular é de importância determinante para o abastecimento e metabolismo das células (cancerígenas). A remoção dessa infraestrutura nutritiva provoca a separação e inanição do tecido maligno. Como o composto DMSO-hematoxilina obviamente corta exclusivamente o abastecimento de tecido tumoroso desse modo, isso implica a sobrevivência do indivíduo.

Inanição de células cancerígenas

Os trabalhos de Rogers permitem a conclusão de que o composto DMSO-hematoxilina oxida as células tumorosas (ácidas) anaeróbicas, desativando a substância matriz intercelular, provocando a inanição das partículas cancerígenas. Nesses processos o DMSO novamente assume sua importante função transportadora, de modo que a hematoxilina pode alcançar o tecido.

Gênios menosprezados

Tucker, ofendido como herege e charlatão por muitos colegas, tornou-se herói entre seus pacientes. Morton Walker compara sua coragem de peitar a ira dos outros com os atos históricos de Louis Pasteur ou Ignaz Semmelweis meados do século 19. Sob escárnio de muitos contemporâneos, Pasteur postulara que bactérias seriam a causa de enfermidades graves. Hoje sabemos que teve toda razão. Já não conseguimos imaginar como a medicina convencional da época pudera ser tão tola ao ponto de não o entender.

Semmelweis havia reduzido drasticamente a elevada mortalidade de jovens mães pela febre puerperal impondo aos obstetras de sua clínica a lavagem das mãos. Foi o nascimento das regulamentações higiênicas. Em atual entrada da Wikipédia alemã diz a respeito:[64] "Em vida, suas (de Semmelweis) descobertas não foram reconhecidos e refutadas como "bobagem especulativa", particularmente por críticos e colegas de orientação positivista. Só poucos médicos o apoiavam, pois higiene era vista como perda de tempo e incompatível com as teorias sobre causas de doenças então em vigor."

Reflexo de Semmelweis

O caso de Semmelweis posteriormente ficou tão notável na história das ciências que denominou-se com seu nome o reflexo de

Semmelweis. Assim descrevem-se processos humanos que levam ao desprezo espontâneo de inovações pioneiras e de seus descobridores. A respeito diz a mesma fonte: "O reflexo de Semmelweis", segundo o qual inovações nas ciências têm por consequência antes castigo a reconhecimento, porque paradigmas e posturas estabelecidos se opõem, foi cunhado por Robert Anton Wilson e denominado em honra a Semmelweis."

Com seu composto de DMSO-hematoxilina, Tucker pôde salvar a vida de uma criança de três anos, que padecia de um grave endotelioma metastático, tumor na parede interna (endotélio) de vasos sanguíneos e linfáticos. Furiosos, outros médicos negaram-se a seguir a tratar o menino por outra enfermidade. Tucker atendeu o menino de graça, e outros pacientes até juntaram dinheiro para o remédio que a própria mãe teve de comprar após ser rejeitada na clínica. Nesse caso a solução de DMSO-hematoxilina foi administrada oralmente. Toda manhã antes do desjejum o menino recebia cinco gotas em água purificada. *Salvador de vidas*

DMSO e hematoxilina administrados como composto parecem portanto ser outro potente remédio anticancerígeno. Enquanto opção barata, sem os conhecidos efeitos colaterais da quimioterapia dogmática, merece atenção.

Tucker fez as seguintes propostas para dosagem e administração de seu composto: *Fórmula*

Solvem-se 25 gramas de hematoxilina em 75 ml de DMSO. Mexe-se o composto até que não se depositem resíduos sólidos. A partir daí a solução está pronta para uso. Hematoxilina é usada como corante na microscopia. Por isso está disponível no comércio especializado e no de amadores da microscopia. É preciso atentar para que se o adquira como substância pura, em pó, e não como como solução preparada, contendo outros ingredientes.

Injeção e infusão: para injeção parte-se de 1 ml para 34 kg de peso corpóreo. Melhor, contudo, é iniciar a terapia com uma infusão de 0,5 ml do composto de DMSO-hematoxilina em bolsa de infusão de 250 ml com solução de glicose de 5%. O gotejo da infusão deveria comportar menos de 50 gotas por minuto, para evitar qualquer irritação das veias ou coágulos. A partir daí a dosagem pode ser elevada diariamente em 10% quando de boa tolerância. Conforme Tucker, o limite individual de tolerância é atingido quando, após nova elevação de dosagem, ocorrer uma febre de 30 minutos, aproximadamente. Também por essa razão essa terapia anticancerígena deveria ser reservada a médicos e naturopatas que tenham segurança e experiência suficientes em tais situações. A febre pode ainda ser amenizada pela administração de um comprimido de Benadryl® de 50 mg, segundo Tucker. Trata-se de um antialérgico e sedativo com o princípio ativo difenidramina. Nomes comerciais alemães são, por exemplo, Hevert-Dorm®, Dolestan®, Dormutil®, Emesan®, Halbmond®, Moradorm®, Nervo OPT®, Sediat®, Sedopretten®, Vivinox Sleep®. De todo modo deve-se sempre conferir possíveis efeitos colaterais e contraindicações.

Ingestão: A combinação das supra descritas substâncias originais e da solução de glicose de 5% pode até ser bebida, exceto em caso de câncer gástrico. Nesse caso a terapia causaria um desaparecimento muito rápido do tumor, deixando um furo na parede gástrica. Por isso o câncer gástrico é tratado por infusão! Propõe-se para a ingestão cerca de 60 ml da solução de glicose e a costumeira quantidade padrão de DMSO-hematoxilina (1 ml por 34 kg de peso corpóreo). Essa solução bebe-se toda manhã em jejum. Depois dá-se um tempo mínimo de 30 minutos antes de qualquer ingestão. Não apenas a diabéticos senão a todos os pacientes preocupados com sua alimentação propõe-se substituir glicose por outros meios que amenizem o sabor. Por exemplo, xilitol, ou uma pitada de extrato de estévia agregada à solução aquosa de DMSO-hematoxilina.

Inalação: Para o tratamento de câncer de pulmão Tucker sugere uma combinação de 2 ml de solução salina e 4 gotas de solução matriz de DMSO-hematoxilina em um nebulizador e aspirá-la duas vezes ao dia por 10 minutos com intervalo mínimo de duas horas.

Uso externo: Tucker o exemplifica no caso de câncer cutâneo na face. Para tanto mistura-se pequena solução matriz com o mesmo volume de água destilada, o que diminui à metade a concentração de ambas as substâncias. Com cotonete, essa solução é aplicada duas vezes ao dia nas áreas afetadas. A concentração pode ser aumentada passo a passo se não houver reação alérgica.

Tucker sugere fazer as aplicações (ou ingestões) diariamente e conferir uma vez ao mês o valor CEA sanguíneo, quando inicialmente elevado. Nesse caso trata-se do dito antígeno carcinoembrionário, que pode ser aproveitado como marcador geral para o controle evolutivo. A terapia deveria ser aplicada até que esse valor esteja inferior ao valor padrão (< 4,6 ng/ml; fumantes <10 ng/ml) no paciente. Tucker adverte que álcool e nicotina devem ser absolutamente renunciados durante a terapia. O paciente deveria beber muito e atentar para abastecimento vitamínico suficiente.

2.5.4 DMSO e demais remédios (anticancerígenos)

As possibilidades de combinações entre DMSO e outras substâncias de efeitos terapêuticos é praticamente ilimitada. Da medicina convencional conhece-se particularmente a administração combinada de cortisona, antibióticos, analgésicos e anestésicos locais.

Não apenas a eficácia de antibióticos, ou seja, medicamentos antibacterianos, mas também os virostáticos (contra a proliferação de vírus) e antimicóticos (contra fungos) bem como substâncias contra outros microrganismos obtêm reforço em seu efeito. No inverso, efeito reforçado significa que o tratamento requer dosagem menor. Já esse efeito é muito procurado quando se trata de minimizar efeitos colaterais dessas substâncias.

Em muitos casos logra-se assim baixar uma administração prolongada de cortisona abaixo do patamar de Cushing, ou seja, a quantidade de cortisona tomada por mais de duas semanas que pode causar graves efeitos colaterais. À cortisona com seus tantos efeitos colaterais há, ademais, uma série de alternativas anti-inflamatórias, dentre ácido lipóico, ascorbato, bicarbonato de sódio/procaína, vitamina B12 e mesmo o próprio DMSO.

A função rebocadora de DMSO é incomparável, possibilitando por isso novas estratégias terapêuticas. Pode, por exemplo, substituir o amplamente aplicado e muito ineficiente tratamento de otites infantis com a administração sistêmica de algum antibiótico ou xarope de penicilina. Nalguns países europeus esta chega mesmo a ser mal vista devido ao perigo de estimular resistência bacteriana. Ainda que os médicos convencionais também passem a adotar uma postura primeiramente de espera nesse tipo de infecções, recorrendo apenas à administração de ibuprofeno, de efeito anti-inflamatório, o uso de agentes antibióticos pode ser adequado em casos particulares ou de processos crônicos. A solução: o agente antibacteriano é misturado com DMSO e aplicado diretamente no canal auditivo. DMSO consegue transportá-lo ao ouvido médio, atravessando o tímpano! Também MMS/SDC e água oxigenada têm ação antimicrobiana, podendo para tanto ser combinados com DMSO.

Substâncias anti-cancerígenas

Na ótica de concepções de terapias alternativas há, para além das misturas com DMSO e os respectivos princípios ativos aqui amplamente apresentados, ainda outras opções interessantes, que agora citamos brevemente. Essas possibilidades combinatórias de princípios ativos tange nova e primeiramente a terapia de cânceres. Pois impressionantes pesquisas bem recentes revelam que também outras moléculas, pequenas em termos bioquímicos, e conhecidas há muito, prometem grandes curas de tumores malignos. Todas podem ser adquiridas sem prescrição médica, razão primeira pela qual a indústria farmacêutica não investe em sua pesquisa; para ela é mais sensato "impor" as dispendiosas terapias químicas. Dentre elas DCA (ácido dicloroacético), ácido lácteo dextrogiro, e o ácido lipóico (uma coenzima das reações oxidantes).

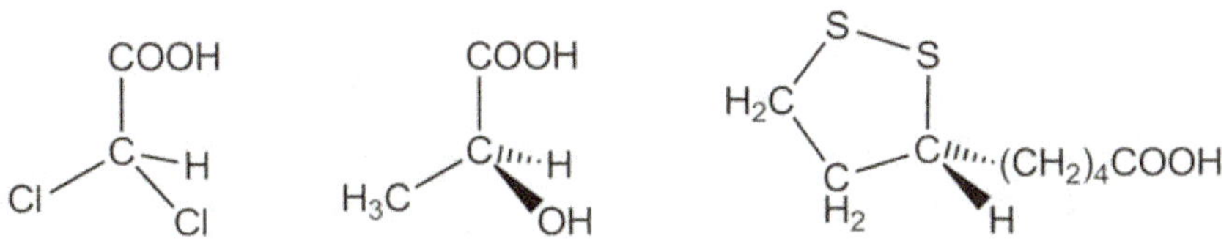

Imagem 38: Estrutura molecular de DCA,
S-(+)-ácido lático e R-(+)-ácido lipóico

Interessante artigo da Neue Zürcher Zeitung (digital, 2 de abril de 2007) resumiu os respectivos resultados para o público leigo. Essas três substâncias são usadas para tratamento de outras enfermidades, em parte há muito tempo. O DCA na enfermidade metabólica da acidose láctica; o S-(+)-ácido lático para disbioses (desequilíbrio da flora bacteriana intestinal); e o ácido lipóico na polineuropatia diabética (danificação de células nervosas), enfermidades hepáticas e para a eliminação de metais pesados (terapia de quelação). Ou seja, há vastas experiências com os três princípios ativos aplicados em humanos.

Ainda que inicialmente não transpareça um "denominador" para as terapias enumeradas, as explanações dadas possam talvez explicar a efetividade dessas substâncias em cânceres. Pois interferem no metabolismo celular, ou mesmo possibilitam-no, fomentando uma normalização da função mitocondrial no sentido da respiração celular normal e da morte celular programada. É por isso que rapidamente conquistaram espaço na terapia anticancerígena alternativa. Relatórios oficiais sobre efeitos nocivos dessas três substâncias, ou até alertas contra seu uso autônomo, deveriam, pela minha experiência, ser entendidos pela "ótica empresarial". Quem será que pode ter interesse em que você se trate por conta, e ainda a baixo custo?

Reguladores mitocondriais

Obedecidas as orientações de dosagem e administração, trata-se de remédios seguros. Afinal ácido lácteo e lipóico já são usados há anos e vendidos em farmácias. Por que de repente haveriam de ser perigosos apenas pelo uso noutros fins terapêuticos?

Mas retornemos ao assunto principal, a combinação de tais princípios ativos com DMSO. Talvez também essas substâncias não tenham o efeito terapêutico. Assim coloca-se a pergunta se a dosagem deveria ser elevada ou se haveria opções para o aumento da efetividade. Entrementes já saberá dar a resposta! Trata-se de substâncias que precisam alcançar as células dos tecidos em questão para poderem agir pelas suas propriedades farmacológicas. Somente então pode-se, por exemplo, interferir no metabolismo das mitocôndrias. Quem pode transportá-las até lá? Evidentemente DMSO, o „rebocador" universal.

Ácido dicloroacético   O uso do **ácido dicloroacético** enquanto agente anticancerígeno é particularmente respaldado pelos estudos in vitro e em animais realizados por Avangelos Michelakis. Como dosagem inicial considera razoáveis 10 mg por peso corpóreo e dia (0,7 g/dia para uma pessoa de 70 kg, por exemplo). DCA tem duração biológica média de um dia, por isso não precisa ser administrado diariamente. No portal www.thedcasite.com ("The DCA Site") há uma infinidade de dicas, protocolos de administração e receitas de pessoas que usaram DCA por conta. Nela fala-se, por exemplo, da administração por cinco dias, seguidos de dois dias de intervalo. Para ingestão recomenda-se a dissolução de DCA em água e sua ingestão. Sabemos, porém, que ácido dicloroacético não é facilmente solúvel, além disso é um tanto corrosivo nessa forma. Eventualmente permanece como ácido livre no estômago, isto é, não é reabsorvido. Haveria uma solução? DCA deve permear o tecido e alcançar as células. Em DMSO é facilmente diluído. Outras perguntas?

Diversos artigos da mídia alertam para a ingestão de DCA porque pode causar tremores, diminuição de rendimento e dores após prolongada aplicação ou ingestão de doses maiores. Esses sintomas não ocorrem sempre e, conforme observações feitas até hoje, são plenamente reversíveis. Pela auto-observação pode-se contribuir para a determinação da dosagem individual e do teto de tolerância.

Ácido lático dextrogiro   Em princípio o ácido lático dextrogiro é usado como terapia há milênios. Enquanto subproduto de fermentação, por exemplo no preparo e conservação de chucrute, seus efeitos positivos na digestão e imunidade foram logo percebidos. Ácido lático resulta do metabolismo dos ditos lactobacilos, dentre eles as conhecidas estirpes Lactobacillus casei e Lactobacillus bulgaricus. Nesses processos naturais não se dá ácido S-lático puro (também chamado L-(+)-ácido lático) senão uma mistura das formas S- e R- (conhecida também por D-(-)-ácido lático). Ambos distinguem-se pela disposição dos ligantes em volta do átomo central C de tal modo que representam sua imagem e seu reflexo espelhado. Lembremos a estrutura piramidal dos sulfóxidos descrita no capítulo "Propriedades químicas". Sempre que um átomo de carbono encontra-se envolto em tetraedro (pirâmide) por quatro ligantes diferentes, ou seja, outros átomos ou grupos de átomos, ocorre o fenômeno da dita quiralidade ou especular.

O termo quiralidade provém do grego e costuma ser traduzido por "lateralidade", o que significa que as duas formas moleculares de um mesmo composto se distinguem qual mão direita e esquerda humanas. Enquanto figuras geométricas, não encaixam sobrepostas apesar de serem substâncias de composição idêntica. Confiramos: por ter a molécula DCA dois átomos idênticos junto ao átomo central de carbono, nela não se encontram imagens especulares (cf. 38). *„Direita e esquerda"*

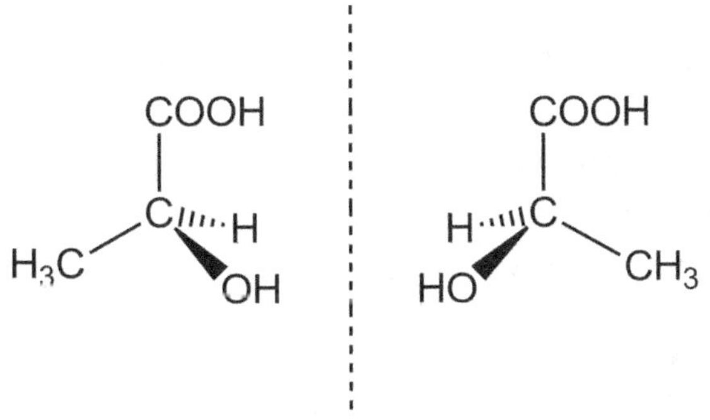

Imagem 39: Ácido S-(+)- e R-(-)-lático

Os dois planos estruturais distintos para moléculas de quatro vizinhos distintos num átomo de carbono levam efetivamente a mensuráveis diferenças de propriedades físicas e bioquímicas das imagens especulares. O nome é determinado pela capacidade de, numa solução, girar o plano vibratório de luz polarizada tanto no sentido do horário quanto no inverso. Por isso fala-se de levogiro e dextrogiro. Com uma lâmpada adequada e duas folhas polarizadoras pode-se facilmente determinar essa alteração. Esse tipo de experimentação é excelente para aulas de biologia e física.

Para admirar-se

Na natureza esse fenômeno da quiralidade é muito comum, isto é, substâncias orgânicas (os compostos de carbono) encontram-se muito em forma R- ou S- pura, enquanto enantiômeros quirais. Integram DNA, aminoácidos e proteínas ou carboidratos (por exemplo celulose, amido). Nesse item a evolução levou a ampla seletividade de uma ou outra especular. No plano macroscópico podemos vê-lo, por exemplo, nas conchas de caracóis, geralmente apresentando um giro destro. Frequentemente ocorre que substâncias de origem animal e vegetal são toleráveis e efetivas apenas numa das duas formas naturais. Por formados de modo seletivo de moléculas quirais, os próprios seres são enfim todos estruturas enantiômeras. Partículas substanciais especulares podem por isso até evocar identificação pelas células sensoriais. Belo exemplo é o óleo essencial do cominho. Sua forma S-dextra cheira a cominho e tem valor LD_{50} de 3,6 g/kg (em ratos). A forma levogira R- cheira a menta e tem um valor LD_{50} de 1,6 g/kg (em ratos), sendo portanto muito mais tóxica.

Essa "amarga" lição teve de ser estendida a substâncias artificiais originadas em laboratórios. No mais tardar quando ficou notório que a talidomida (Contergan®) levogira causa má-formações em fetos, já não a dextrogira. Por ter sido produzida sinteticamente, ambas as variantes eram geradas numa mistura 50:50 indiscriminada. É também conhecida por mistura racêmica. Uma separação posterior nos dois enantiômeros puros dessas substâncias produzidas em laboratórios costuma ser trabalhosa em termos temporais e materiais, além de dispendiosa. Por isso pesquisa-se mundial e intensamente em busca de sínteses estereoseletivas, ou seja, modos de fabricação de compostos puros de R- ou S-.

Os esforços necessários para separar misturas de 50:50 ainda hoje são temidos na produção de remédios sintéticos. O hoje popular "protetor estomacal" Pantoprazol, por exemplo, integrante do grupo dos inibidores de bombas de próton (IBP, como Pantoprazol, Omeprazol, Lansoprazol), é uma mistura de 50% de enantiômeros de ambas as formas de imagens especulares. Entrementes esses remédios já são vendidos livremente propagados para a terapia de inflamações estomacais e do esôfago. Não há separação (com exceção de Nexium®).

Por que menciono justamente esses remédios? É que, em termos químicos, os IBP igualmente pertencem ao grupo dos sulfóxidos, qual DMSO. Essa, contudo, é a única e irrelevante coincidência dessas duas classes de substâncias, pois os IBP são formados por moléculas muito maiores e mais complexas. Cabe advertir veementemente do uso imprudente desses inibidores de suco estomacal. Ainda que se tenha furtivamente introduzido o inofensivo nome de "protetor gástrico" (Quem será que foi ...?), trata-se de grave interferência na regulação digestiva do equilíbrio ácido-alcalino genericamente. Seria um tanto estúpido supor que o organismo tenha "bombas de prótons" exclusivamente na parede gástrica ... Em muitos tecidos e órgãos nosso corpo depende do controle de equilíbrio pelo transporte ativo de iones de hidrogênio (H^+) de carga positiva. Em consequência, ânions de bicarbonato (HCO_3^-) migram em contracorrente para o outro lado das membranas biológicas, e ânions de cloreto (Cl^-) difundem-se de modo passivo – interação extremamente importante e complexa de dependências de concentrações que não se deveria perturbar, e muito menos pôr em perigo a longo prazo!

A natureza é mais esperta! Sínteses biológicas e metabolismos são também controlados pelas enzimas, igualmente quirais, que são nossos biocatalisadores, e comumente processam-se de modo sumamente seletivo. Por isso o organismo humano tolera apenas a variante do ácido lático S-(+) natural, que também ocorre como produto metabólico. Nesse contexto é também denominada de eutômero.

A natureza como mestra

Com o ácido lático R-(-) (distômero), não fisiológico, nosso corpo tem por sua vez problemas. Sua decomposição é mais morosa, sua eliminação atrasa, ela pode se acumular no tecido. Tem efeito coagulante, por isso deteriora a fluidez sanguínea e linfática. Pela sua eliminação dificultada liga-se, por exemplo, a importantes minerais tais como cálcio, ferro ou selene, que assim são perdidos. As combinações com ácido úrico ou colesterol produzem complexos moleculares de difícil solubilidade, que acarretam transtornos reumáticos e ateroscleróticas devido a seus depósitos. Por esse motivo deve-se preferir a ingestão de produtos de ácidos S-láticos dextrogiros mais concentrados em suplementos alimentares, por exemplo.

Para a produção de ácido lático por meio de latobactérias infelizmente não vale a seletividade supra descrita. Dependendo da cepa de bactérias produzem-se concentrados forma S entre 50 e 90%, cuja depuração se impõe. As formas comerciais comuns para ácido lático dextrogiro são soluções aquosas de uns 20%, comercializados em farmácias e lojas de produtos dietéticos. Quando de uso suplementar, observe tratar-se de um ácido orgânico forte, que pode até danificar dentes. Recomenda-se, pois, sempre forte diluição em bebida (água, suco, chá). Na bibliografia encontramos bem distintas sugestões de dosagem. Razoáveis parecem soluções diárias iniciais de 3 vezes 1 ml de 20% (crianças entre um terço e metade).

Os possíveis efeitos terapêuticos são diversos. Dentre eles melhor eliminação do ácido lático levogiro, aumento da atividade da adrenalina, fomento do equilíbrio acidobásico, e melhor fluxo sanguíneo e linfático.

Efetivo inibidor de câncer   Devido a sua produção energética anaeróbica, particularmente células cancerígenas produzem maiores quantidades de ácido lático levogiro, que fragiliza o tecido à sua volta e com isso propicia um tumor maligno. Mas como o ácido S-lático fisiológico fomenta os processos metabólicos aeróbicos, possibilitando às células rebeldes assim uma atividade mitocondrial normal, a morte celular programada volta a ser ativada. Se isso se deve à influência direta do ácido S-lático reabsorvido continua questionável segundo pesquisas mais recentes. Também o prêmio Nobel Warburg havia previsto que o ácido S-lático absorvido pela alimentação provavelmente desenvolve seu efeito positivo antes pela melhora das condições do intestino grosso. Hoje supõe-se que as bactérias "boas", tais como Lactobacillus e Bifidus, formam o dito butirato – efetiva substância anticancerígena. Ademais, uma flora intestinal sã incrementa desintoxicação e desacidificação, o que diminui a pressão tóxica sobre nosso fígado, às vezes permanentemente sobrecarregado.

publicações científicas, em parte mal-interpretadas pela imprensa. Fato é que primatas, portanto também o ser humano, não conseguem produzir a vital vitamina C por conta, ao contrário da maioria dos demais seres. Até a absorção pela alimentação através da mucosa intestinal é limitada, de modo que por essa via maiores quantidades dela (> 200 mg) não alcançam a circulação sanguínea. Mesmo a taxa de reabsorção fisiológica nos tubos renais é antes baixa.

Situação incômoda para nós, portanto, se levarmos em conta ser fatal uma carência permanente. No metabolismo bacteriano, vegetal e de animais vertebrados, no entanto, o ácido ascórbico pode sempre ser transformado a partir dos onipresentes componentes moleculares glicose e galactose. Há mesmo pesquisas que demonstram que a produção de ácido ascórbico, ou seja a quantidade de vitamina C disponível no sangue (concentração de plasma), de diversos animais aumenta com o estresse. Indicação de que essa substância determinantemente influencia e favorece a capacidade de um organismo.

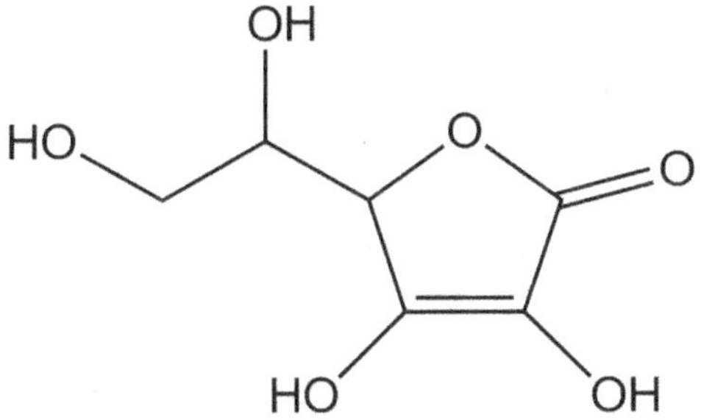

Imagem 41: Ácido ascórbico ou vitamina C, respectivamente.

Os hoje conhecidos resultados terapêuticos extraordinários da administração de alta dosagem de ácido ascórbico são, portanto, possibilidades possíveis apenas através de infusões, que eludem o trato gastrointestinal. Recorre-se a essas infusões no tratamento de sintomas da velhice, dores do aparelho locomotor, infecções, sobrecargas, burnout, inflamações, alergias, tumores, após cirurgias, e no esporte de alto rendimento. Geralmente, infelizmente, apenas pacientes privados com muitos recursos e desportistas populares podem beneficiar-se disso, porque os planos de saúde oficiais negam-se a assumir os custos do tratamento. Felizmente, contudo, as infusões de ácido ascórbico são relativamente baratas, de modo que estão ao alcance mesmo de pessoas de renda média.

Baseado na experiência múltipla de terapeutas especializados, essa lista de tratamentos benéficos pode ainda ser prolongada, o que faz transparecer tratar-se de substância modular universal para o corpo, como no caso do DMSO. Diferente de DMSO, existe até uma enfermidade originária do déficit de ácido ascórbico, a saber, o escorbuto, caracterizado pela debilidade do sistema imunológico e do tecido conectivo, que se traduz na perda de rendimento, dores em articulações, predisposições a infecções, cicatrização lenta e perda de flexibilidade dos vasos sanguíneos, acompanhados de anemia, no laboratório aparentando anemia ferropriva. No hemograma aparecem poucos glóbulos vermelhos, que ademais são muito pequenos e "pálidos" (anemia microcítica e hipocrômica). Em caso extremo, a fragilidade dos vasos sanguíneos acarreta lesões a suas paredes, dando lugar a hemorragias internas.

Assim podemos entender a razão pela qual a vitamina C é usada como terapia nas doenças antes citadas, e para a regeneração e elevação de rendimento. Esse conceito holístico de tratamento foi e é pesquisado e ensinado particularmente pela empresa Pascoe (em Giessen, Alemanha). Seu remédio Pascorbin® é a única solução de dose elevada de vitamina C autorizada na Alemanha para uma terapia de infusão disponível como remédio comercial adquirível sem receita médica. Contém 7,5 gramas de ácido ascórbico dissolvidos em solução de 50 ml.

Ação pró-oxidante — Quantidades terapêuticas personalizadas podem-se ainda adquirir em farmácias especializadas. Isso interessa porque permite controlar o espectro farmacológico do princípio ativo através do montante e da velocidade de infusão. Esse conhecimento é particularmente requerido no tratamento de doenças muito graves.

É nesse momento que entra em jogo a combinação de ácido ascórbico e DMSO. Inicialmente ambas as substâncias são classificadas como antioxidantes. Ao passo que DMSO todavia fomenta os importantes processos oxidantes imunológicos devido a sua permeabilidade em barreiras e suas características moduladoras, o ácido ascórbico pode até passar a fomentar a oxidação a partir de determinada quantidade. Esses dois protagonistas proporcionam-nos, portanto, grande quantidade de efeitos terapêuticos, porque, empregados em conjunto, são pró-oxidantes e simultaneamente regeneradores. Afinal, simbolicamente, devemos primeiro ganhar uma batalha (contra microrganismos, toxinas, células tumorosas, …), mas a seguir também importam os serviços de arrumação para nos aproximarmos ao máximo ao estágio natural original. Cicatrizes de quaisquer dimensões e formas não podem nem devem remanescer (numa visão holística) e representam algo como memória estrutural no âmbito físico.

A palavra cicatriz sempre me faz lembrar imagens de grandes baleias cuja superfície visível está coberta de inúmeras "marcas de batalhas". Narram de heroicas batalhas (pela sobrevivência) nas profundezas marinhas e parecem-me como que um currículo guardado; neste caso, não digitalizado senão de modo multidimensional e físico.

Retornemos à combinação de DMSO com ácido ascórbico. Ao passo que a administração de vitamina C com função específica somente convém pela infusão, como supra exposto, DMSO pode ser administrado pela pele, pela ingestão, e mesmo por infusão. Juntos propiciam processos de cura, desintoxicação e regeneração, reforçando-se re- *Sinergias* ciprocamente. A meu ver ainda não foram pesquisadas as possíveis interferências mútuas de absorção celular, metabolismo e razão de eliminação. Assim o uso simultâneo bem como as combinações anteriormente apresentadas ainda integram a medicina alternativa experimental. Dado, contudo, que temos em mãos amplos dados científicos para ambas as substâncias, potenciais interações possam talvez ser balizadas. Sabemos, por exemplo, que a forma oxidada do ácido ascórbico, o ácido desidroascórbico (DHA), costuma usar os mesmos sistemas de transporte da glicose. Nível elevado de glicose, por consequência, acarreta a absorção diminuída, o que obviamente reforça os problemas em caso de diabete (e genericamente na moderna superalimentação). Combinado com DMSO, facilita-se sua permeabilidade por membranas celulares. Nas membranas celulares o ser humano dispõe de proteínas de transporte específicas para o sal de sódio do ácido ascórbico, o ascorbato de sódio. Também a eliminação de ácido ascórbico, de ascorbato e outros produtos metabólicos tais como DHA e ácido oxálico pelos rins é facilitado pelos rins devido a melhor solubilidade.

Outro exemplo de efeitos complementares de DMSO e vitamina C é sua importância na síntese do colágeno, melhor, em seu controle. Já no capítulo 1.2.3 "Propriedades farmacológicas" foi explanado que DMSO modula a atividade da colagenase, de modo a interferir positivamente em eventuais reparações excessivas no tecido conjuntivo. O ácido ascórbico é, por sua vez, imprescindível para a composição estrutural seletiva do colágeno por possibilitar a transformação de um aminoácido (prolina) em sua forma oxidada. Apenas assim as macromoléculas de colágeno obtêm sua forma tridimensional determinada no espaço. Particularmente após ferimentos, cirurgias ou sintomas de envelhecimento, é benéfica a combinação das substâncias DMSO e ácido ascórbico.

Todas essas sugestões e exemplos de combinações deveriam incentivar experiências próprias com o princípio DMSO. Paulatinamente cada qual usará seu elemento terapêutico próprio, mas já não vai querer dele prescindir. Observados os repetidos alertas à segurança, pode-se dar lugar à experimentação, como muitos outros usuários e terapeutas já o fizeram. Há, por exemplo, aqueles que administram DMSO junto a princípios ativos homeopáticos e fitoterápicos. E há os que usam da solução procaína/DMSO (ou lidocaína, etc.) como opção sem agulhas para o tratamento neural e de acupuntura. Já outros combinam DMSO com fontes naturais de aminoácidos tais como algas e folhas de cereais, com que fornecem novas perspectivas também a crianças hiperativas ou retardadas. Conhecida também uma mistura com um preparo habitual de diclofenaco (Diclac®, Voltaren® como gel) para aplicação externa reforçada desse antirreumático (cf. esporão de calcâneo, capítulo 3). Vale a criatividade! Em prol próprio ou de seus pacientes!

3

Campos de aplicação e casos

Acidente / trauma cervical 155
Acne 157
Aftas 157
Alergias 158
Arteriosclerose 159
Artrite/Artrose 160
Asma 161
Borreliose 162
Calos / Bolhas por atrito 164
Câncer 164
Carcinoma (cf. Câncer) 164, 171
Catarata (cf. Doenças oculares)
    171, 182
Cervicobraquialgia (cf. também
    Dores, Lesões desportivas) 171
Ciática (cf. também Hérnias
    de disco) 173
Cicatrizes 173
Cirurgias 175
Cisto de Baker 176
Degeneração macular relacionada
    à idade (DMRI) 177
Doenças cutâneas 179
Doenças neurodegenerativas 180
Doenças oculares (cf. também
    Degeneração macular associada
    à idade) 182
Dores 183
Envelhecimento, Aging 185
Esclerose múltipla (cf. ainda Sín-
    drome de fadiga crônica) 187

Esporão de calcâneo 189
Estenose espinhal 190
Fadiga crônica / síndrome da
    fadiga 194
Frieiras 195
Gota 196
Hepatites 197
Hérnia de discos 197
Herpes zóster 199
Infartos 200
Infecções 201
Infecções das vias urinárias 203
Infecções respiratórias 204
Inflamações articulares 204
Inflamações intestinais crônicas
    205
Insolação 206
Lesões da medula espinhal 209
Lesões desportivas 212
Miastenia grave (cf. também Doen-
    ças neurodegenerativas) 213
Mordida canina 215
Neuralgias 215
Neurodermite (cf. também Asma,
    alergias) 217
Osteíte (inflamação do tecido
    ósseo) 217
Otites 218
Pancreatite 220
Pé de atleta 221
Picadas de insetos 221

Polineuroplatia 222
Problemas nos pés 224
Prostatite 225
Psoríase (cf. também Doenças
    de pele) 225
Púrpura trombocitopênica imune /
    Doença de Werlhof 226
Quimioterapia, efeitos colaterais
    (cf. também Fadiga crônica) 227
Reumatismo 228
Ruptura de ligamento (cf. também
    Lesões esportivas) 230
Síndrome complexa da dor
    regional (SCDR) 231
Síndrome das pernas inquietas (SPI)
    (cf. ainda Polineuropatia) 232
Síndrome de burnout / boreout
    (esgotamento profissional) 233

Síndrome de Down (cf. ainda
    Transtornos e atrasos no
    desenvolvimento infantil) 235
Síndrome do intestino irritável 236
Síndromes da abstinência 237
Sinusite 239
Tendinite de Aquiles 240
Tendinite 240
Tensão pré-menstrual – TPM 241
Transtornos circulatórios 242
Transtornos e atrasos no desenvol-
    vimento infantil 244
Tratamento com cortisona 246
Trombose 247
Unhas inflamadas (Paroníquia) 248
Varizes 249
Zumbido (acufênio) 249

Neste capítulo é exposta uma grande série de enfermidades e transtornos em que já há sucessos terapêuticos com DMSO. Dentre as propriedades mais surpreendentes de DMSO enquanto princípio terapêutico inespecífico constatamos que muitas dessas doenças inicialmente aparentam não ter denominador comum. Naturalmente a listagem é incompleta, e os efeitos de DMSO e suas propriedades farmacêuticas particulares sempre gerarão novos campos de aplicação. Quem tiver experiências próprias com DMSO, é convidado a participá-las, sempre estou disposto a inseri-las em novas edições do presente livro. Não esqueçamos que resultados terapêuticos positivos nem sempre podem ser generalizados para todos os pacientes. Assumamos a responsabilidade que adotamos perante nós mesmos e outros, e busquemos o amparo de experientes médicos e naturopatas para perceber graves enfermidades através de anamnese, exame e aconselhamento. E não olvidemos o obrigatório teste de tolerância antes da primeira aplicação de DMSO em si ou noutros.

Quando a seguir forem abordadas diversas modalidades de administração, a externa e oral, por exemplo, pode-se recorrer diretamente ao capítulo 2 para conferir um procedimento e sua dosagem inicial. Também esses casos são fruto de experiências que podem não se aplicar a todos. Com alguma experiência pode-se estabelecer seu próprio "estilo" e proceder de modo autônomo.

Acidente/trauma cervical

Mesmo sem lesões visíveis, acidentes tais como batidas de carro podem acarretar graves problemas de saúde. As sequelas de traumas cervicais afetam primeiramente cabeça, pescoço, ombros e tronco. O impulso gerado em acidentes automobilísticos causa movimentos físicos que ultrapassam o raio motor normal do sistema muscular e esquelético. Agregam-se contusões. Lesões articulares prolongadas representam apenas uma das possíveis complicações, particularmente na região cervical. Destacam-se dores por vários dias, em parte dependentes de movimentos, aos quais podem unir-se sintomas neuropatológicos tais como dores de cabeça, tonturas, andar inseguro ou transtornos da fala. O organismo trabalha a toda força no conserto e na regeneração de estruturas sobrecarregadas ou lesionadas. Os afetados sentem-se, em parte, febris e esgotados.

O número daqueles que desenvolvem moléstias crônicas varia muito na literatura científica. Alguns falam de mais de 60%. Outros alegam que os muitos dos casos (alegadamente) sem cura plena dever-se-iam em parte a "especuladores por indenizações ou de horas de trabalho perdidas".

Entrementes soube-se que o uso de uma gola cervical e a consequente postura cuidadosa ou imobilidade local aparentemente acarreta maiores problemas de longo prazo do que uma fisioterapia imediata. Os relaxantes, muito prescritos concomitantemente, compreendem elevado potencial de dependência (de tranquilizantes). Determinante para uma possível perpetuação do traumatismo cervical – isto é, por mais de seis meses – é ainda a não assimilação do acidente. Nesse ponto pode-se afirmar que a atenção afetuosa parece ser mais benéfica que a fervorosa prescrição dos corriqueiros comprimidos analgésicos.

DMSO proporciona-nos a possibilidade de tratar traumas cervicais e outras contusões oriundas de acidentes de modo eficaz e ao mesmo tempo holístico. Diminuição da dor, relaxamento muscular, regeneração, desintoxicação tecidual, estabilização celular, ... tudo isso recebemos desse líquido, e com plena tolerância. Aplicado precocemente, evita-se posturas antálgicas e inconvenientes, voltando a motricidade padrão. A gola cervical pode ser descartada. A aplicação ocorre preferencialmente no próprio local, topicamente, e simultaneamente por ingestão ou infusão.

Caso:[19] Marvin Combs, então de 66 anos e ainda muito ativo como construtor e empresário, sofreu um acidente automobilístico e grave trauma cervical. Sentia fortes dores na nuca e em ambos os braços, também fragilidade nas pernas. Isso agravava ainda outros problemas de saúde, a artrite, por exemplo. Os analgésicos inicialmente prescritos não tiveram o efeito desejado. Com DMSO Martin Combs obteve melhoras, tanto na nuca quanto nos demais problemas. Como o caso era tratado em juízo, teve que retornar ao tratamento original, e o DMSO foi descartado por não ser autorizado oficialmente. O paciente sentiu-se molestado pelos elevados custos (particulares) e a ineficácia dos tantos comprimidos prescritos. Logo após o término do processo judicial retornou ao uso de DMSO. Em seu diagnóstico pode-se posteriormente ler que já com cinco dias de infusão de DMSO estava livre de dores e dormia igual bebê. Antes ainda sofrera de maciços problemas oriundos do acidente. Após a semana de terapia pôde retomar sua rotina de trabalho.

Acidente Vascular Cerebral
cf. Infartos

Acne

Essas pústulas inflamadas, que podem aparecer mesmo fora da puberdade, podem facilmente ser "apaziguadas" pela aplicação de alguns toques de DMSO. A pele do rosto comumente reage com maior sensibilidade ao DMSO do que outras áreas. Por isso é recomendável iniciar com uma concentração de apenas 50%. Tolerados os formigamentos e comichões iniciais, a concentração pode ser elevada a 75%. Geralmente, contudo, bastam poucas aplicações para barrar as pústulas. Tivemos boas experiências com nossos filhos nós mesmos.

Opcionalmente pode-se complementar essa aplicação local de DMSO com soluções de água oxigenada e, internamente, à base de bactérias ácido-láticas e microrganismos eficientes (ME). Topicamente também gosto de aplicar suspensões de apropriadas linhagens bacterianas junto com partes fermentadas. Isso também acarreta melhoras surpreendentes no caso de acne e outras inflamações cutâneas. Nesse sentido é lamentável que hoje já não aconteça a produção caseira de chucrute. O líquido daí resultante, evidentemente esfriado, seria tal meio fermentado efetivo que contém tantas bactérias "boas" e ácido lático. Em criança, crescida na província, até ainda pertencia àquelas gerações do "pode" ajudar na produção anual de chucrute em grandes panelas de pedra. Então o entusiasmo foi pequeno. Hoje perdeu-se o know-how, o saber fazer.

Aftas

Trata-se de úlceras, geralmente menores que 1 cm, na mucosa bucal ou nas partes genitais. À beira, são avermelhadas pela inflamação ou têm uma cobertura branca membranosa. Muitas pessoas reclamam de fortes dores e às vezes de um inchaço dos gânglios linfáticos associados, e de real sensação de enfermidade. Discutem-se diversas causas, dentre: vírus (herpes simplex), carência de vitaminas, estresse, lesões, variações hormonais e processos crônicos tais como a doença celíaca e enfermidades inflamatórias intestinais.

Tratamento com DMSO: com um cotonete aplica-se repetidas vezes ao dia uma solução padrão de DMSO entre 65 e 80% sobre os locais afetados. A solução deveria de preferência ter tempo para penetrar antes de ser eliminada pela língua ou saliva. Em casos muito persistentes pode-se ainda recorrer a uma combinação com MMS ou água oxigenada. Para tanto prepara-se bochechos nas concentrações comuns (15 gotas de MMS ou uma solução de 1,5% de água oxigenada, por exemplo) e aplica-se-os logo antes do tratamento com DMSO. Opção é também a mistura de ambos num oveiro e aplicação imediata. Nesse caso é preciso sempre fazer uma mistura instantânea. Entrementes há muitas experiências positivas sobre sucessos terapêuticos de pacientes. Eles mostram que aftas ou outras inflamações bucais curam muito mais rápido com DMSO e doem menos.

Alergias

Dependendo de seus processos imunológicos, essas doenças são classificadas em 4 categorias (tipo I até IV) e seus respectivos processos imunológicos. Fala-se, por exemplo, do tipo "imediato", do tipo imunocomplexo, e do tipo tardio. Enumeram-se assim doenças tão distintas quanto transtornos atópicos, enfermidades da glândula tireoide/morbus Basedow, febre reumática, a PTI infra relatada, o "pulmão de granjeiro", e alergia a níquel. Em última instância, todas baseiam-se em (excessivas) reações inadequadas de componentes específicos de nosso amplo sistema imunológico, que geralmente sabe distinguir precisamente entre "próprio" e "estranho", dispondo de precisas estratégias defensivas adequadas e "dosadas", respectivamente. De igual importância são aqueles elementos que se encarregam de controlar as medidas defensivas e as retornam ao estado de vigilância. Particularmente essas funções apresentam funcionamento defeituoso em processos alérgicos. Sem aprofundarmo-nos em conhecimentos científicos, podemos retomar que DMSO tem efeito modulador também nesse caso, ou seja, equilibra e regula processos imunológicos. Observamos isso claramente no consultório, quando enfermidades alérgicas tais como neurodermite (confira lá) respondem bem à aplicação de DMSO. A influência positiva em reações imunológicas exageradas apresenta-se tanto em processos agudos (picadas de insetos) quanto em moléstias crônicas, que por exemplo integram a colagenose (reumatismo de partes moles, confira reumatismo). Em todo capítulo 3 estão enumeradas muitas enfermidades que, em última análise, são percebidas como processos alérgicos. A administração de DMSO sugerida encontra-se sempre nos respectivos itens.

Angina pectoris
cf. Arteriosclerose

Arteriosclerose

Na percepção atual trata-se de depósitos nos vasos sanguíneos de distintos tipos e composições. Dentre gorduras, células sanguíneas, sais de cálcio e tecido conjuntivo. Esses depósitos diminuem a luz livre dos vasos sanguíneos, o que pode causar pressão alta e desabastecimento de órgãos e tecidos. As consequências mais conhecidas são o infarto do miocárdio (estreitamento dos vasos coronários), o acidente vascular cerebral (estreitamento das artérias cerebrais), e a doença arterial periférica (DAP - estreitamento das artérias das pernas). Podem ainda ocorrer defeitos nas válvulas cardíacas quando de depósitos. Tentativas de terapias coerentes, que evidentemente incluem alimentação e estilo de vida, são daí geralmente buscadas apenas após a manifestação dessas doenças gravíssimas. DMSO tem efeito vasodilatador, solve gorduras e outras substâncias, relaxa o tecido conjuntivo e infiltra depósitos. Por isso serve tanto para a prevenção à arteriosclerose quanto para o tratamento das doenças dela derivadas. Do tratamento com DMSO tiram proveito também pacientes com complicações orgânico-cerebrais no contexto da arteriosclerose, AVC, senilidade, lesões na cabeça e doenças neurodegenerativas (vide lá). Orientações detalhadas encontram-se ainda sob a palavra-chave transtornos do desenvolvimento infantil.

A melhor aplicação de DMSO para o tratamento da arteriosclerose é a da infusão. Respectivas dosagens foram propostas no capítulo 2. Opcionalmente o DMSO pode também ser absorvido pela pele e pela ingestão. Vasos estreitados causam permanente insuficiência de oxigênio no organismo, perceptível nos órgãos particularmente consumidores como coração, cérebro e rins. Daí é recomendado aplicar concomitantemente substâncias oxidantes, que melhoram a oxigenação do tecido e a carga dos glóbulos vermelhos. Tal combinação de DMSO com princípios ativos oxidantes (SDC, H_2O_2) pode ser aplicada para o tratamento de todos os distúrbios circulatórios no contexto da arteriosclerose. Dentre angina pectoris, pressão alta, a doença arterial periférica e distúrbios cerebrais. DMSO e SDC ou H_2O_2, dependendo da concentração, não deveriam ser aplicados juntos numa mesma infusão. Mais fácil é realizar as aplicações em sequência. Outros componentes terapêuticos úteis podem ser o ácido lático dextrogiro, cloreto de magnésio e MSM. Pacientes com arteriosclerose, particularmente aqueles que desenvolvem sérias enfermidades derivadas do estreitamento vascular, devem ter consciência de que suas "tarefas de casa" são no mínimo tão importantes quanto as intervenções terapêuticas com os princípios ativos enumerados. Dentre essas estão uma mudança na dieta para alimentos não industrializados bem como resolutas mudanças no estilo de vida. Deveriam ser evitados todos os estimulantes, incluindo açúcar industrializado bem como carne (suína) e leite. Se você ou seus pacientes estiverem dispostos a isso, as orientações acima dadas podem efetivamente contribuir com a melhora de toda questão circulatória.

Artrite / Artrose

Até o momento é um dos principais campos de aplicação do DMSO. Sob o termo artrite confundem-se comumente diversos processos de enfermidades articulares. A língua alemã neles compreende apenas os processos inflamatórios (terminação "itis"). Dentre essas inflamações articulares, particularmente aquelas de origem microbial (em geral bactérias tais como os estafilococos e estreptococos) e as formas reumáticas (processo autoimunológico). Na terminologia internacional incluem-se ainda enfermidades articulares não inflamatórias, que podem dar-se pela degeneração (artrose). Lembrando as propriedades farmacológicas de DMSO (capítulo 1.2.3), fica imediatamente claro que é indicado para todas as enfermidades articulares mencionadas. Tem efeito anti-inflamatório, antimicrobiano, modula a imunidade e, enquanto princípio regenerador, impede processos degenerativos. Ademais melhora a nutrição dos tecidos cartilaginosos, comumente mal-abastecidos, porque DMSO assume uma função rebocadora no transporte de substâncias. Não importa de quais articulações. Até agora, em meu consultório tratamos principalmente articulações dos joelhos, ombros, tornozelo, dedos e das vértebras.

Tratamento com DMSO: na enfermidade de articulações isoladas pode-se inicialmente tentar uma aplicação tópica, de bom efeito. A articulação afetada, ou delas várias, e todo seu entorno devem ser generosamente umedecidas com uma solução de 60 a 80% de DMSO, com pinceladas ou nebulizador. Considere-se que a pele acima da cintura costuma ser mais sensível que a inferior. Para uma articulação do ombro, isso significa iniciar com uma solução mais diluída (60%, por exemplo), já no tornozelo pode-se em geral iniciar diretamente com uma solução de 75%. Uma aplicação diária costuma abrandar os sintomas em pouco tempo. Se necessário, pode-se elevar o número das aplicações a duas, três e mesmo mais ao dia. No caso de doenças graves e mais articulações afetadas, ingestão e infusão alcançam concentrações mais elevadas no sangue. Esses tratamentos iniciam-se, por exemplo, com 0,05 até 01 g de DMSO por kg corpóreo, elevando-se-os paulatinamente até 0,5 a 1 g por kg corpóreo, dependendo do curso.

Caso:[19] Ruth Lewis, então com 64 anos, há mais de 20 anos padecia de artrite reumática e já só conseguia locomover-se com apoio do andador. Ademais, de dor, não conseguia fechar a mão direita. Havia procurado muitos especialistas e clínicas de diagnoses e se submetido a muitos procedimentos – sem melhoras. Após uma lesão nas costas, seu médico lhe disse que teria de passar ao menos 6 meses rigorosamente acamada. Por temer que depois já não conseguiria caminhar, tendo de permanecer o resto de sua vida na cama, Ruth Lewis pediu a marido e filho levá-la a uma clínica para obter uma terapia com DMSO. Após apenas duas semanas e meia de infusões com DMSO ela deixou a clínica sem qualquer apoio em terceiros ou bengala. Disse: "Não encontro palavras para o que essa substância fez por mim. Recomendo-a insistentemente. Em minha estadia na clínica vi muitas pessoas vir e ir. Todas deixaram-na sãs."

Asma

Asma pode ser observada tanto como reação alérgica (variedade atópica) quanto como reação crônica, não alérgica, das mucosas bronquiais. Geralmente, contanto, trata-se de formas combinadas. Infelizmente a facção da medicina estritamente convencional continua defendendo que asma não teria cura. Por isso os pacientes, geralmente crianças, estão ameaçadas, por décadas, das cargas dos populares "inaladores". Trata-se primeiramente de corticoides e beta-miméticos, com seus efeitos colaterais de longo prazo. Em se tratando de filhos seus, você não deveria permiti-lo. Prioridade máxima na terapia tem o impedimento de substâncias/fatores desencadeantes. Dentre eles podem constar remédios (analgésicos com ácido acetilsalicílico – AAS = aspirina), ar frio (esportes no inverno deveriam sempre ser praticados com respiração estritamente nasal!), solventes orgânicos (manuseio de vernizes [unhas], colas, selantes, perfumes ambiente, produtos de limpeza), pó/fumaça e pelo animal, e outros alérgenos animais e vegetais. Do mesmo modo convém primeiramente o tratamento da enfermidade causadora, tais como infecções ou refluxo. Considere-se, ainda, que mesmo asma, qual as demais enfermidades atópicas de neurodermite e renite alérgica, compreende forte componente psicogênico. No caso de crianças, por exemplo, problemas escolares ou familiares podem ser desencadeadores. Para além de uma terapia com DMSO (antialérgico, anti-inflamatório), a meu ver também imunomodulação (saneamento intestinal, sais alcalinos, ácido lático, ...), alimentação e terapia respiratória integram componentes de um tratamento de asma.

Tratamento com DMSO: asma trata-se sistematicamente, qual seja, a aplicação de DMSO ocorre de modo oral, via infusão, ou através de pinceladas sobre grandes partes da pele. Após o obrigatório teste de tolerância pode-se, por exemplo, começar com a ingestão de 3,5 ml de DMSO (a metade para crianças) num copo de bebida (água, chá morno, "aquosos" sucos) uma vez ao dia. A seguir o volume pode ser elevado até 10 ml. Quantidades ainda maiores deveriam ser aplicadas ou por ingestões diárias repetidas ou por infusão. Devido ao acúmulo do princípio ativo caberia também intercalar "pausas", ou então limitar a ingestão até 15 dias, ao máximo. Dependendo do progresso terapêutico, isto é, da melhora dos sintomas, pode-se a esse respeito responder com flexibilidade.

Caso: L. S., 8 anos, tem uma "carreira pulmonar" típica. Infecções anuais sem pausa, combinados com processos alérgicos, levaram ao abastecimento com inaladores antiasmáticos. A aplicação revela-se difícil e ineficiente porque não domina a necessária técnica de respiração. Por sua vez, seus médicos "respondem" com a elevação da dosagem. O menino, por natureza muito ativo, apresenta os típicos efeitos colaterais: tremor e inquietude. Sua função pulmonar continua limitada e sensível a alérgenos. Seguindo meu conselho, há uma semana a mãe administra uma porção diária de DMSO na dosagem proposta. A primeira intenção foi poder assim diminuir ao máximo o remédio antiasmático. Com efeito, apresenta-se agora também uma estabilização da mucosa bronquial, claramente atribuível ao potencial antialérgico do próprio DMSO. Tosse, "escorrimento nasal" e respiração melhoraram sensivelmente.

Aumento da pressão intracraniana
cf. Lesões da medula

Borreliose
Entrementes há diversas terapias alternativas para essa infecção bacteriana crônica. Fato é que as borrelias são um tanto persistentes em muitos aspectos, e muitas vezes uma terapia antibiótica é muito morosa e pouco eficaz, e apresenta muitos efeitos colaterais. Por isso

considero útil uma combinação de um ou vários aniquiladores oxidantes de bactérias, que por natureza não permitem resistências (água oxigenada, ozônio, dióxido de cloro [MMS], Rizol ...) e DMSO como rebocador e abridor de canais. Desse modo mesmo tecidos alimentados são impregnados de oxidantes apenas parcamente ou por difusão (o dito tecido avascular], no qual gostam de se esconder os diversos estágios de desenvolvimento e formas variadas da borrelia. Ademais as borrelias integram as bactérias gram-negativas, cuja destruição libera as ditas endotoxinas, que podem provocar inflamações ou alergias, devendo por isso ser eliminadas do corpo do modo mais "ordenado" possível. O DMSO apoia também esse processo de desintoxicação, como sabido. Primeiramente sempre aconselho o uso paralelo de pós de ação tópica tais como zeólito, argila e algas. Assim as toxinas, que do fígado chegam ao intestino através do suco biliar, são interceptadas e não podem causar irritações na mucosa intestinal nem ser recicladas pela parede intestinal porosa.

Karin Heller, colega naturopata de Radolfzell, que, entre outros, explora intensamente a microscopia de campo escuro, recentemente pôde captar surpreendentes imagens que mostram como borrelias deixam as células de sangue após a absorção de DMSO! Com isso as bactérias patológicas ficam muito mais vulneráveis. DMSO deve portanto ser considerado abridor de canais em todos os sentidos, como facilitador de um intercâmbio de tecido e partículas entre células funcionais, tecido intercelular e líquidos. A própria Karin Heller pretende publicar esses resultados, e pressupomos que DMSO possibilita o efeito de "tirar o inimigo da toca" também noutros tecidos do organismo. Por isso não surpreende que uma combinação de DMSO e oxidantes é obviamente muito mais efetiva no que tange a infecções crônicas. Isso muito bem demonstra o seguinte **caso:**

O sr. B. H., Berchtesgaden, 58 anos, há 18 meses sofria de crescentes sintomas tais como fortes dores migratórias nas articulações, articulações que não obedeciam, forte perda de memória, perda de desempenho e cansaço. O diagnóstico da borreliose crônica foi feito em janeiro de 2011, e inicialmente a terapia com antibiótico, raiz de dipsacales, Rizol [ozonídeo, confira www.pronatu.com] e outros não surtiu efeito. Com o agravamento que até o impediu de trabalhar porque a infecção se transformou em neuroborreliose, por recomendação do conhecido pesquisador Dr. Steidl (Universidade de Erlangen) aplicou a seguinte combinação, preparada para ingestão: 350 ml d'água, 25 ml de DMSO, 8 gotas de água oxigenada de 3%, 15 gotas de Rizol "Zeta", e suco de dois limões orgânicos. Tudo diariamente e por 7 dias. Após 3 dias percebeu as primeiras melhoras, e ao 7º dia todos os sintomas haviam desaparecido.

Bronquite
cf. Infecções das vias respiratórias

Bursite
cf. Dores

Calos/Bolhas por atrito
Sobrecarga da ou na pele pode causar lesões amplas ou endurecimentos, particularmente em mãos e pés. Com relação a DMSO, devem ser considerados cicatrizes. Daí cabe uma administração tópica de soluções de DMSO de 60 a 75%. Amaciamento ou cura assim obtidos serão permanentes apenas se eliminadas as causas das pressões – sapatos apertados, por exemplo. Pela aplicação tópica já pude repetidas vezes tratar muito bem bolhas e calos originados por movimentos monótonos desportivos ou da jardinagem. O desagravo sempre foi muito rápido, opção que diminui o perigo de infecções ou inflamações oriundas de tentativas de cortar e perfurar as frescas bolhas cheias de líquido.

Câncer
Em páginas da internet tais como www.alternative-krebsberatung.de e tantas outras mais, qualquer um pode obter uma ideia de quão péssimas são ainda hoje efetivamente os percentuais estatísticos de cura de enfermidades cancerosas tratadas por quimioterapia, cirurgias e radioterapias. A saber: esses dados não são confeccionados por amadores ou críticos; fazem, muito mais, parte de levantamentos estatísticos científicos e médicos, documentados oficialmente. Há ao menos 25 anos narram-nos o conto de alegados progressos (buscados) em novas radioterapias ou moléculas químicas farmacêuticas variadas. Essas pretensões, devoradoras de incríveis montantes de recursos públicos e privados (isto é, dinheiro nosso), em demasia servem apenas à fama de algumas instituições de pesquisa e seus pesquisadores, que buscam reconhecimento internacional. Nos laboratórios precisam, para tanto, "servir" legiões de futuros pesquisadores, que geralmente já não percebem que seu trabalho, numa ótica distanciada, lembra as vãs batalhas de Dom Quixote. Há muito estão basicamente compreendidos o

conserto de um metabolismo celular descarrilhado e as consequentes funções de crescimento alteradas, de modo que poder-se-ia pesquisar as respectivas substâncias (naturais) com objetividade bem maior. Isso evidentemente não promete fartos lucros por intermédio de novas patentes de poderosos consórcios "direcionados" adentro do "mercado da saúde" através dos médicos (mais cabível aqui talvez o termo "mercado da doença"). Em prol de todos os enfermos possamos talvez continuar a sonhar de um mundo em que se aspire à "fonte aberta" nesse quesito. Ou simplesmente assumamos a questão por conta!

Os próprios pesquisadores médicos de atuação pública repetidamente comprovaram, através das ditas matanálises, que as ditas taxas de sobrevivência de cinco anos após tratamento meramente convencional ainda situam-se abaixo de 10%, em média! Não obstante, nossa inconsciente crença nas "batas brancas" continua produzindo mais outra realidade grotesca: após o diagnóstico de câncer, a maioria dos afetados continua vendo sua única chance naquilo que na clínica lhe apresentam como moderno e promissor. Bom negócio – sem dúvida ... Mas mesmo a bem-quista revista alemã Apotheken Umschau ["panorama farmacêutico"] recentemente criticou os graves efeitos de longo prazo das terapias de câncer convencionais, questionando o sentido dos procedimentos estabelecidos.

Células degeneradas, e isso afinal é câncer, nada mais fazem do que, pela genética, devem fazer. Nesse momento sequer quero tomar partido em favor dessa ou daquela teoria respeitante a tais modificações celulares. Vale contudo registrar que câncer "não cai do céu". Verdade é que toda hora falamos também de radioatividade natural ou cósmica (que "cai do céu"), que podem levar a mutações celulares. Mas a evolução evidentemente levou também essas condições em consideração e dotou-nos (a todos os seres) dos correspondentes antídotos. Tais mudanças celulares – ouvimos – ocorrem-nos individualmente a cada semana, em termos estatísticos. Nem assim cada qual padece de câncer – ou? Normalmente nossas próprias células, ou as respectivas células de defesa, percebem quando ocorreu dano celular ocasionado por irradiação. Aí nossas mitocôndrias desencadeiam um programa de autodestruição, ou então resolvem-no células fagócitas e assassinas. Muito mais responsáveis pelo surgimento de células cancerígenas do que essas causas físicas parecem-nos entretanto ser metabolismos inconvenientes ou infecções (de vírus). No caso primeiro, carcinomas deveriam portanto ser enquadrados como consequência de doenças civilizatórias (superalimentação, superacidez ...); no caso segundo como insuficiente desempenho imunológico. Uma vez que também um sistema imunológico depende primeiramente de alimentação, movimentação e insolação, etc. condizentes, pode-se muito bem presumir que câncer representa uma agravação cronificada de desequilíbrios teciduais. Definido de modo tão genérico, enquadra-se em muitas teorias alternativas quanto convencionais do surgimento de enfermidades malignas. Infelizmente já o termo "maligno" perpassa a impressão de que essas células proliferantes teriam inventado voluntariamente perturbar-nos. Muito pelo contrário, pode-se, conforme a notória hipótese de Warburg (Otto Warburg, médico, bioquímico, Nobel de 1931), partir do pressuposto de que singulares unidades biológicas (células) que adaptam seu metabolismo à geração energética anaeróbica apenas seguem seu instinto de sobrevivência. De certa forma pode-se afirmar que essa célula, por sua vez, „pensa" que não ela própria mas seu ambiente (matriz) seja "maligno" (hiperácido, por exemplo, ou carente de oxigênio).

Não vamos aqui aprofundar a problemática. Trata-se apenas de esboçar que câncer frequentemente (ou sempre) tem uma história originária fundada diretamente em nossa postura alimentar, nosso grau de intoxicação ou demais condições adversas da vida. Daí a consequência absolutamente lógica de que, na incidência de tal doença, convêm apenas medidas que contribuam para descarga e fortalecimento do sistema imunológico. Lembramos aqui de qualquer argumento em favor do emprego de terapias químicas ou radioterapêuticas de efeito tóxico e imunodepressor (que debilitam o sistema imunológico)?

Conforme observado, o drama consiste na vontade de muitos afetados de trilhar caminhos alternativos da terapia do câncer sem, no entanto, abrir mão definitiva das ofertas médicas convencionais. Uma razão para tanto é decerto o temor disseminado para consequentemente "dominar" os pacientes em sua situação desesperadora. Em meu consultório um paciente com câncer na bexiga citou o médico que o tratara incialmente com as palavras: "Se não fizer a cirurgia imediatamente e se submeter à radioterapia, vai danar-se que nem cachorro até o natal!" O paciente o contou, com satisfação e sorrindo, em fevereiro, após ter desistido desse médico ...

Enquanto, portanto, regam pesquisa "reconhecida" do câncer com montantes sempre mais elevados, sem que se manifestem seus sucessos, em inúmeros relatos críveis de pessoas curadas do câncer constatamos que usaram "medicamentos" muito simples, em geral extremamente baratos. Dentre esses relatos encontramos curas de câncer de mama, de intestino grosso, de pâncreas, estômago, pulmão, de osso, de linfas, pele e outros mais. Essas (auto)terapias sempre compreendem medidas diversas. Para além do emprego de substâncias altamente efetivas tais como DMSO, MMS, ácido lático, oxidantes, caroços de frutas, bases, vitaminas, etc., muitos relatam concomitantes mudanças de dieta, de estilo de vida, de profissão ou de cidade, e muitas outras decisões claras sobre rumos a tomar. Também nesses casos, portanto, perceptível a cura holística.

Para o tratamento de câncer, o DMSO pode tanto ser empregado sozinho como também facilmente em combinações. O efeito regenerador e protetor celular revela-se principalmente na pronta estabilização geral do estado de saúde e da melhora da síndrome da fadiga em pacientes cancerígenos. O sistema imunológico é fortalecido e a desintoxicação avança. Sai otimizada a infiltração de oxidantes seletivos (MMS ...), ou seja, de "reparadores" celulares (RMS, Procaína, ...) em junção com DMSO. As dosagens e aplicações podem ser variadas individualmente conforme propostas no capítulo 2, dependendo da situação individual e de seu andamento. Justamente o acompanhamento de pessoas com câncer sempre nos mostra quão fatídico é o processo à frente e quanto pesam as diversas influências sobre esses pacientes, o que dificulta suas decisões terapêuticas.

Para tanto o seguinte exemplo de um paciente: o moço (37 anos) procurou-me fins de novembro de 2011 acompanhado de seus pais. Alguns meses antes havia sido tratado contra um tumor no pâncreas pela medicina convencional. Havia se submetido a diversas quimioterapias e sofreu uma segunda intervenção cirúrgica, em que se constatou que o tumor não poderia ser retirado. Considerou minha consulta como seu último levante, pois fora-lhe dito que não haveria chance de cura. A cirurgia ocorrera há apenas três dias, razão pela qual seu estado estava instável e extremamente débil, mesmo porque já antes sofrera da síndrome da fadiga e apresentava forte quadro de anemia resultante do tumor. Como residia a mais de 300 km de meu consultório, acordamos que pernoitasse na região e que por uma semana se apresentasse duas vezes ao dia no consultório. Deveria iniciar rapidamente uma terapia combinada de DMSO e MMS. Duas primeiras doses dessas substâncias recebeu imediatamente como bebida. Ademais o estabilizamos pela acupuntura de pontos energéticos gerais, despachamos um exame de sangue ao laboratório, e limpei sua nova cicatriz do ventre com uma mistura de DMSO e Procaína. Já meia hora depois relatou que todo quadro sintomático das dores amenizara, e que finalmente já não passava frio. A tensão na parede abdominal sumira, e seu rosto já apresentava alguma coloração. Na manhã seguinte falou de péssimos leitos no hotel e dos primeiros efeitos da desintoxicação pelo MMS, que se apresentavam como diarreia. O sono não teria sido reparador, e a parede abdominal voltara a doer. Os valores sanguíneos conferiam com aqueles que me trouxera da clínica. Para além da ingestão de DMSO e MMS, agora mais elevada, passamos à infusão da substância oxidante. Entrementes o paciente aprendera a autoaplicar suas doses, e todo dia relatava resultados positivos. Aproveitei suas presenças no consultório para vastas conversas com o fim de estabilizá-lo emocionalmente. Já então transparecia frequentemente que, apesar das más experiências com quimioterapia, etc., não queria desistir dela completamente. Seu raciocínio não alcançou uma racionalidade clara, apesar dos fatos nítidos até então. Um processo ininteligível, característica dada a nós humanos desde os inícios de nosso desenvolvimento. Tipicamente também apresentava toda uma série de "bons argumentos" em favor de seu raciocínio: seu oncologista seria um bom conhecido da família em sua região. A clínica de câncer teria lhe acenado com sua participação em um estudo para a pesquisa de uma terapia "completamente nova, muito específica". Contudo, vincularam isso à continuação regular da quimioterapia em andamento. Se o fizesse, usufruiria de métodos diagnósticos específicos e muito mais completos do que até então. E assim por diante.

Expus-lhe minha visão objetivamente, e após uma semana retornou a casa com valores sanguíneos mais positivos, desenvolvimento físico e muita disposição. Passamos a manter contato telefônico semanal, e, por conta, continuou a terapia iniciada, já que percebia sua recuperação. Devido ao cheiro, infelizmente logo quis abrir mão do DMSO, com que não mais quis perturbar sua família. Ao mesmo tempo relatava de "progressos" relativos a sua inclusão no programa de estudos da clínica do câncer, pela qual sempre mais ansiava. Apesar de ele como seu pai me relatarem nitidamente que cada nova aplicação de coquetéis de químicos de seu oncologista resultavam em dias de efeitos devastadores, não resistia a essas promessas, e aceitou esses efetivos retrocessos. Conhecemos o provérbio: dois passos à frente e três para trás ... Ao então chegar a hora da série de testes na clínica, condição absoluta foi parar com a tomada de outros remédios. Também nosso contato telefônico minguava sempre mais. Minha interpretação então era de que a medicina alternativa havia-o perdido – ou o inverso! Entrementes narrou-me uma ou duas vezes dos procedimentos – para mim questionáveis – dos estudos da clínica. Uma semana após a aplicação da substância de nova categoria (ou placebos!? – afinal tratava-se de ensaio clínico de dupla ocultação) pediu uma consulta presencial. Seu relato sobre sua participação no ensaio foi um tanto desiludido, e já não vislumbrava vantagens em sua participação. Surgiam primeiras notícias de mortes de participantes durante a série de ensaios com pacientes com câncer de pâncreas. Novamente haviam-lhe dito que nada mais poderiam fazer por ele. As amplas medidas diagnósticas não teriam resultado em melhorias nas semanas de tratamento na clínica. O paciente, extremamente enfraquecido e psiquicamente desestabilizado, voltou a perguntar-me também naquele dia se deveria dar continuidade à quimioterapia ...! Poucas semanas depois telefonou-me, com voz muito enfraquecida, pediu desculpas por não ter me contatado há tanto tempo, e quis saber se poderia fazer nova tentativa de terapia comigo. Como já não o considerei em condições de viajar, prometi-lhe procurar um terapeuta nas suas proximidades que domine as respectivas metodologias. Quando dois dias depois quis passar-lhe um endereço, sua esposa me disse que havia falecido no dia anterior. Agradeceu com muita cordialidade pelos meses cheios de progressos e esperança, que seu marido havia obtido com minha terapia.

Muitas são as possibilidades combinatórias de DMSO com outras substâncias anticancerígenas apropriadas. Uma quero aqui destacar especificamente. Morton Walker[19] descreve-a detalhadamente no exemplo de um paciente: Joe Floyd, então 56 anos e gerente da empresa Exxon Oil, adoeceu em abril de 1974 de câncer retal com sangramento. Essa forma de adenocarcinoma é altamente maligna e letal, e de rápido crescimento. Ocorreram prisão de ventre, fortes dores, sangramentos, febres, suor noturno, debilidade, e rápida perda de peso. Quando do diagnóstico, Joe Floyd já havia desenvolvido metástases nos gânglios linfáticos próximos e no fígado. O médico do trabalho o enviou a um cirurgião de colo em Houston, que retirou 33 cm de seu intestino grosso, tal qual os gânglios linfáticos associados. Orientou Joe Floyd a iniciar a prevista quimioterapia, e revelou-lhe que sua esposa atualmente padecia exatamente da mesma doença.

Após a cirurgia submeter-se-ia ao mesmo programa terapêutico. O paciente contudo negou-se a esse tipo de terapia e retornou a casa por ter se lembrado de um documentário na televisão assistido há dois anos. Nele fora apresentada a terapia de câncer alternativa do Dr. Elliot Tucker, igualmente de Houston. Tucker empregava a mistura, por ele descoberta, de DMSO e hematoxilina (corante natural da madeira, cf. capítulo 2.5.3) como substância anticancerígena de extrema eficiência. Joy Floyd quis conhecer esse método. Após árduo trabalho de convencimento, Dr. Tucker consentiu em tratar o paciente sob responsabilidade deste. Seis semanas depois morria a esposa do cirurgião, que optara pela quimioterapia convencional. Já Joe Floyd retornara a seu posto de trabalho no prédio da Exxon e, a cada dois dias, continuou a receber uma infusão no consultório de Tucker. Não sofria de qualquer tipo de mal-estar ou dos costumeiros efeitos colaterais de quimioterapias. Após 18 meses Tucker lhe deu alta, por estar plenamente curado. Seu marcador tumoral CEA estava abaixo do valor comum. Em maio de 1989 Morton falou com Joe Floyd, de então 71 anos, que gozava da melhor saúde e, aposentado, abrira uma loja de produtos naturais, o que o deixava muito feliz.

Outras experiências terapêuticas obtidas por Dr. Tucker mostraram que a mistura entre DMSO e hematoxilina pode ser empregada particularmente em terapias de câncer linfático de células grandes, tanto em pessoas quanto em animais. Exemplos terapêuticos encontram-se no livro de Walker.

Esses históricos de pacientes demonstram que DMSO deveria ser muito valorizado na terapia alternativa de cânceres. Junto com outras substâncias (ácido lático dextrogiro, ácido dicloroacético [DCA], ácido lipóico, MMS, ...) e medidas que concernem a alimentação e estilo de vida, proporcionam-nos esperanças de curas muito maiores do que aquilo que nossos sistemas públicos de saúde têm genericamente a oferecer. Antes de tudo cabem decisões um tanto determinadas dos pacientes em prol de uma terapia que se oriente na natureza orgânica e reforcem forças autocurativas – em vez de debilitá-las. DMSO é idôneo para isso, o que podemos deduzir do cânone de suas propriedades farmacológicas. Dependendo do quadro clínico, pode ser administrado por absorção cutânea, por ingestão e infusão. As dosagens dependem de fatores individuais e do processo da enfermidade (cf. também o capítulo 2).

Carcinoma
cf. Câncer

Catarata
cf. Doenças oculares

Cervicobraquialgia (cf. também Dores, Lesões desportivas)

Nela resumem-se, na linguagem popular, numerosas síndromes dolorosas ao longo do eixo nuca, ombro e braço. Suas diversas causas são ainda mais numerosas do que suas expressões individuais, de modo que geralmente geram confusão diagnóstica e terapêutica. Pacientes transmigram as mais diversas instituições, o que muitas vezes vivenciam como que odisseia individual. Quando alguns deles vêm parar em meu consultório, escuto frases tais como "Infelizmente esperei demais após os primeiros sintomas."; ou: "Não entendo por que nada ajuda." Marton Walker muito bem indicou que justamente os ombros e estruturas a eles associadas respondem muito bem ao tratamento tópico com soluções de DMSO. Mesmo que imagens revelem os ditos depósitos, pode-se confiar no poder regenerador do DMSO. A terapia manual e do movimento deveriam sempre buscar a expansão da articulação do ombro. Suponhamos que as fortes dores sejam causadas também ou principalmente pelo encurtamento dos respectivos músculos e tendões. Frequentemente a articulação do ombro sequer está enferma. Causa são muito mais a transmissão das dores a partir da área cervical bem como posteriores endurecimentos musculares das restrições motoras no ombro. Do mesmo modo pode ser que a concatenação de funções esqueléticas, musculares e nervosas "transfira " danos da coluna vertebral cervical e dos ombros aos cotovelos ou à mão, e vice-versa. Ocasionalmente (ou mesmo frequentemente?) isso prematuramente leva até à indicação de uma "síndrome do túnel de carpo" e ao promissor emprego do bisturi.

"Primeiro a palavra, depois a planta. Por último a faca."
Esculápio

Caso: O sr. M. R., de 47 anos, passou mais de 6 meses com fortes dores nos ombros, desenvolvendo posteriormente fortes limitações motoras no braço esquerdo. Enfim já não pôde desempenhar sua profissão de caminhoneiro e entregar as respectivas mercadorias, apesar de consumir gramas de analgésicos. Finalmente obteve "atestado médico" e aparentemente ficou muito desesperado, apesar de não querer deixar transparecê-lo. Devido ao poder persuasivo de seus amigos (eram antes ameaças, como depois soube), foi parar em meu consultório, e nos empenhamos fortemente na generosa pincelagem da área do ombro com uma solução de DMSO de 75%. Adicionalmente obteve aplicações de infiltrações de uma mistura de um analgésico local e alguns "ingredientes" em áreas cutâneas relacionadas a importantes "pontos de dores". A terapia manual contra dores (método miofascial segundo Golgi) não revelou quaisquer importantes pontos de tendões. À aplicação no método *Tui na* o paciente reagiu sem emoção. Mostrei-lhe como teria de desempenhar seus exercícios de casa no marco de uma porta, imitando uma "trompa de elefante" (crianças pequenas adoram fazê-lo), bem como abrindo os braços em movimento articular contrário. Acordamos, ainda, que o sr. R., por alguns minutos, segure diariamente um balde cheio d'água, com ombros totalmente relaxados (indolores) com a mão esquerda, almejando um desagravo articular em "direção frontal". Já na segunda volta o sr. R. trouxe felizes novas. Tanto a motricidade quanto a intensidade da dor haviam diminuído sensivelmente – agora havia cessado de consumir comprimidos analgésicos. A problemática geral, contudo, depois de tanto tempo, era complexa, e, como presumido, ocorreu migração de dores. Nesse caso em direção à musculatura frontal do braço. Não nos impressionamos, e generosamente pincelamos DMSO sobre a área. Também administramos novamente as injeções intracutâneas em importantes pontos, e retomamos o tratamento *Tui na*. Para controle, o paciente mostrou-me novamente os exercícios, e, quando necessário, corrigi os movimentos. O exercício do balde d'água ele descreveu como muito benéfico. Uma terceira consulta ocorreu do mesmo modo. Nela falou sobre as dores restantes no uso do bíceps. Acordamos que continue por cinco dias com esses exercícios, e programamos uma infusão de DMSO para a próxima consulta. Já escolhemos uma boa veia. Mas esse plano B tornou-se obsoleto. O sr. R. logo mais relatou-me que pretendia retomar o trabalho porque todas as dores haviam sumido. De seus amigos soube, duas semanas depois, que os ajudava com toda força em trabalhos de construção particulares ... Entrementes transcorreram quatro meses, e o ombro perfeitamente tolera todos os movimentos e esforços físicos. Vez em quando o sr. R. comenta gracejando como conhecidos seus se submeteram a cirurgias em juntas.

Ciática (cf. também Hérnias de disco)

Nesse termo popular "ciática" confundem-se diversas queixas e causas. Normalmente uma verdadeira irritação ou danificação de um nervo ciático em sua raiz é acompanhada de ataques ou dores que afetam as pernas. Também lumbago, danos nas vértebras, osteoporose, tumores (ósseos) e mesmo um herpes zóster profundo acarretam fortes dores lombares, então caracterizadas como "ciática" pelos afetados. Por isso faz-se necessária uma análise muito precisa de dores na zona lombar e no osso sacro. Em coerência com o diagnóstico resultante, caberia tratar primeiramente as causas. Nesse caso DMSO pode muito bem contribuir para uma terapia básica. Ao aplicar-se local e generosamente uma solução de 60 a 75%, geralmente obtém-se rápido alívio. A administração interna como ingestão ou infusão pode reforçar o efeito. Injeções intramusculares de uma combinação de DMSO (20%) e um anestésico local devem ser reservados a naturopatas formados e médicos. Tais "injeções" nas respectivas musculaturas podem ser aplicadas numa terapia de 3 a 5 dias.

Cicatrizes

Cicatrizes – e muitos não o sabem – não são mero problema cosmético. Além do fato de secionarem vias de transmissão nervosas superficiais em razão de diversas alterações por intermédio de aderências, frequentemente resultam em diversas alterações em todo equilíbrio geral dos movimentos. Todo atento sapateiro ortopedista e todo fisioterapeuta pode-nos relatar que simples cicatrizes de cirurgias de apendicite e de cesáreas podem, a longo prazo, causar "fatores de desequilíbrio" estáticos, e com isso danos nas articulações de pés, joelhos e quadril. São resultados palpáveis a que habitualmente nos referimos com campo de interferência. Para tanto sequer é preciso acreditar na acupuntura, de tantos os efeitos negativos resultantes de cicatrizes cirúrgicas. Derivam-se ademais efeitos sistêmicos das lesões antigas, que em sua complexidade em muito superam os processos apenas físicos. Particularmente as cicatrizes no ventre interrompem importantes meridianos, podendo assim passar a ser campo de interferência crônico avulso. Hoje, por terem sido "curados" tais campos de interferência, sabemos que haviam causado graves sofrimentos, segundo inúmeros relatos de pacientes. Dentre eles reumatismo, transtornos metabólicos, fibromialgia e a síndrome do burnout. Sem mencionar tais moléstias "simples" como insônia, perda de desempenho e nervosismo.

Como podemos então melhorar cicatrizes? Para tanto são oferecidos distintos procedimentos, quais sejam: aplicações com laser, energia elétrica e injeções. As infiltrações subcutâneas, por exemplo, são feitas no sentido de um tratamento neural com um anestésico local como procaína ou lidocaína: injeta-se intra e subcutaneamente 1 a 2% da solução básica dos denominados princípios ativos. Resultam em pápulas conectadas. Por tratar-se de tecido cicatrizado, esse processo costuma ser indolor. Geralmente o procedimento tem rápidos efeitos positivos. Comumente os pacientes relatam imediatamente, ou no dia seguinte, alterações perceptíveis, particularmente em se tratando de cicatrizes "ativas" que tendiam a comichão, sensibilidade ao tempo e sensações desagradáveis. O método pode ainda ser otimizado pelo uso de DMSO. Seja em combinação ou pela subsequente aplicação tópica de solução de DMSO aquosa e posterior injeção. As razões foram amplamente expostas no capítulo 2.5.2.

Para além desse tratamento padrão das cicatrizes para a eliminação de suas perturbações, geralmente feitos apenas uma ou duas vezes, para efeito de longo prazo costuma ser muito efetiva a aplicação repetida de DMSO em tecidos cicatrizados. No capítulo "Propriedades farmacológicas" foram descritos os efeitos enzímicos do líquido no sentido de melhora tecidual. Transformar paulatinamente tecido cicatrizado de menor qualidade em melhor qualidade através de constante aplicação cutânea, é uma possibilidade surpreendente para a recuperação de função e aparência das áreas cutâneas afetadas. Para tanto nada mais é necessário do que cobrir as cicatrizes diariamente com uma solução de DMSO de 60 a 75%, por exemplo, e dar o tempo para a plena absorção. Se pequenas as áreas, usa-se algodão. Em áreas maiores pincel ou spray. Com algumas medidas avulsas pode-se até "fazer desaparecer" cicatrizes completamente.

Caso: S. H., feminina, 14 anos, nasceu sem uma das fíbulas. Esse defeito é conhecido como aplasia fibular e é comumente acompanhado de encurtamento da coxa ou do perônio. Consequência disso é que os afetados devem se submeter a diversas cirurgias na infância ou juventude se quiserem poder caminhar normalmente. Essas causam grandes cicatrizes. Devido a diversas interferências que cicatrizes cirúrgicas causam, já devido a luvas de vestígios de talco, o problema para os afetados é mesmo estético. Conhecemos a menina, sua irmã e sua mãe na Itália, e criou-se uma amizade que ao longo do ano resultava em visitas. Suas vastas cicatrizes cirúrgicas na perna direita estavam endurecidas e apareciam. Por ter desenvolvido profundo temor a "injeções", negou-se veemente a minha proposta de infiltrar as cicatrizes. Aceitou tratamento tópico de 75% de DMSO, e logo acostumou-se com o formigamento e a comichão inicial do DMSO. Entrementes anda aplicando a substância quase que regularmente. E relata constantes melhoras nas cicatrizes. Como tem mais uma cirurgia à frente, oxalá a última, pode assim preparar e depois tratar a pele naquela área.

Caso: o sr. H. F., 45 anos, acidentou-se de motocicleta, em 1982, e sofreu uma fratura aberta no fêmur. A estabilização da fratura com uma placa metálica e nove parafusos requereu uma cirurgia subsequente para a retirada do material, o que resultou numa cicatriz de 28 cm na parte externa da coxa esquerda, que havia criado diversas aderências. Após, agora, 30 anos, a aplicação tópica por apenas três vezes acarretou importantes melhoras teciduais, sensíveis quanto visíveis. Entusiasmado com a terapia, o sr. F. pretende mais tratamentos, eventualmente combinados com procaína ou lidocaína e água oxigenada.

Cirurgias

são exceções para nosso corpo. Para além dos posteriores esforços de recuperação em todos os patamares, o problema principal consiste na formação de cicatrizes internas e externas. Por isso convém ser muito criterioso quanto à necessidade de alguma cirurgia cogitada e, uma vez decidida, prepará-la com DMSO. Seja pelo preparo tópico das partes a serem feridas, seja por ingestão/infusão. Para preparo ou o pós-operatório de cirurgias, como na coluna vertebral (cf. capítulo 2.5.2), servem infusões de procaína e bases, além do DMSO. Apoiam posteriores processos regeneradores e abrandam a cicatrização e o perigo da adesão. Devido ao efeito anticoagulador do DMSO, este deveria ser evitado no dia da intervenção. Importante ainda se fosse possível que o cirurgião use luvas plenamente livres de talco, pois essas partículas podem causar transtornos longos se entrarem na cicatriz. Usado o quanto antes após a cirurgia, DMSO apoia a cura nitidamente, e diminui dores. Importante também o tratamento da cicatriz externa, para impedir que sequer se crie um campo de interferência. Possibilidade muito efetiva para isso é a cobertura da pele com uma solução básica de procaína após aplicação de 60 a 70% de DMSO na cicatriz e em seu entorno. A mistura de 1 a 2% de procaína numa solução de bicarbonato de sódio é injetada com uma agulha muito fina (tamanho 18 ou 20) na pele ao longo da cicatriz, de modo que as urticárias afloradas se unem.

Aliás, esse procedimento vale para cicatrizes de toda idade. Imediatamente, ou dias depois, quase todos os pacientes relatam reações muito benéficas a esses procedimentos. De sono ininterrompido, por exemplo, ou de um novo equllíbrio. Para mim, no entanto, é ainda mais importante que irritações crônicas e dores na área da cicatriz desapareçam e os afetados fiquem felizes com as melhoras cosméticas. Com diversas medidas avulsas, todas de fácil realização, pode-se melhorar em muito a aparência de cicatrizes antigas. Em parte mesmo até seu completo "desaparecimento".

Cisto de Baker

Genericamente, cistos são líquidos novos acumulados em espaços no tecido, cujas causas podem ser bem diversas. Muitas vezes as causas são inflamações, infecções ou infestações parasitárias. No caso do cisto de Baker, denominado também cisto poplíteo, trata-se de uma protuberância atrás do joelho. Causas costumam ser lesões anteriores nas articulações (no esporte, por exemplo) ou processos degenerativos e inflamatórios no contexto de artrose e reumatismo. O líquido sinovial abundante busca um caminho e apresenta tal "bolsa de água" flexível. Sua eliminação cirúrgica muitas vezes não acarreta cura porque os processos enfermos nas articulações não são curados, resultando em nova protuberância.

O tratamento de todo o joelho por meio de aplicação tópica de soluções de DMSO tem efeito dobrado. Primeiramente curam-se as doenças articulares causadoras do fluido elevado. Por segundo, são fomentados os processos difusores e osmótico no próprio cisto, o que contribui para sua involução.

Para tanto pode-se aplicar generosas pinceladas de uma solução aquosa de 75% de DMSO no joelho, qual descrito no capítulo 2. A aplicação deveria ser diária, até apresentar boa melhora.

Cobreiro
cf. Herpes zóster

Colite
cf. Doenças intestinais

Cotovelo de tenista
cf. Tendinite

Déficit de atenção
cf. Transtornos de desenvolvimento

Degeneração macular relacionada à idade (DMRI)

Essa doença ocular acarreta progressivo dano na retina a partir do epitélio pigmentado e da coroide na parte central da visão, também chamada mácula lútea (mancha amarela). Por isso comumente é afetado "apenas" o centro do campo visual, o que no entanto leva à perda da capacidade de ler. É moléstia grave, ainda que geralmente a capacidade de orientação em más condições de iluminação permaneça. Outros sintomas são diminuição da percepção cromática e da adaptação a contrastes de luz, bem como maior tendência ao deslumbramento. Os principais fatores de risco "reconhecidos" para essa doença são fumo e pressão alta, para além da idade (diagnóstico geralmente acima de 50 anos). Em consequência de longos anos de pesquisa, o prof. Emérito Siegfried Hünig (Universidade de Würzburg) no entanto chegou à conclusão de que também a sobrecarga de luz ultravioleta e os maiores percentuais de luz azul de modernas iluminações em escritórios têm importante contribuição para a DMRI.[67] Isso vale particularmente para pessoas de pele clara, porque olhos azuis e cinzentos têm carência de pigmentos, portanto pouca proteção contra raios ultravioletas. Os naturais pigmentos marrons de melanina comumente são um excelente filtro contra a luz ultravioleta. Trata-se de partes de ondas curtas na luz solar inferiores a 385 nm, infelizmente sequer considerada na legislação alemã e da maioria dos países europeus para a regulamentação de óculos solares. Por isso o Prof. Hünig e seu filho desenvolveram óculos solares próprios que seguem as normas suíças e podem ser produzidos a baixo custo. Outros fatores de risco decerto encontram-se na alimentação moderna. Por nos depararmos particularmente com um processo de envelhecimento, a incidência diagnóstica eleva-se rapidamente com a dinâmica da pirâmide de idade.

Limitado o transporte da e para a camada sensorial do olho, ocorre acúmulo de dejetos metabólicos e carência de substâncias nutritivas e de reparação. O tecido funcional responde, como de costume, com a regeneração de vasos, tecido substituto e/ou excrescência, o que finalmente acarreta a cegueira da região macular. Sugere-se, pois, o uso terapêutico do DMSO, de efeito antioxidante e regenerador. Sugerem-no também muitas observações de usuário do DMSO, que às vezes aleatoriamente comentam alguma melhora da visão.

Opções terapêuticas são tanto a absorção sistemática de DMSO pela ingestão, aplicação tópica na pele, quanto sua aplicação tópica na forma de gotas oftálmicas. Particularmente essas são muito apreciadas, e surpreendentemente há muitos relatos positivos de pessoas que me dão retorno. Uma delas: Katharina, nascida em maio de 1946, obteve, na primavera de 2013, o diagnóstico de pucker macular, chamada também membrana epirretiniana macular. Forma-se uma película enrugada na retina. Desconhece-se uma terapia, ameaça extremamente complicada cirurgia com a subtração de todo o globo ocular, ou cegueira. Religiosamente Katharina passou 8 meses aplicando diariamente as gotas oftalmológicas de 1% de DMSO em soro fisiológico sugeridas no presente livro. Em cada consulta oftalmológica apresentou-se uma desaceleração da formação da película, até que o processo finalmente parou e a região macular até voltou a apresentar-se de forma normal.

Ao telefone Katharina de disse que sua oftalmologista nesse dia a teria abraçado e chorado de alegria.

Degeneração muscular / atrofia muscular em crianças:
cf. Transtornos e atrasos no desenvolvimento infantil

Demência
cf. Enfermidades neurodegenerativas

Dependências
cf. Síndromes da abstinência

Dificuldades de aprendizado
cf. Transtornos e atrasos no desenvolvimento infantil

Dislexia / Discalculia / Legastenia e outros transtornos instrumentais
cf. Transtornos de desenvolvimento e atraso infantil

Distensões
cf. Lesões desportivas

Distrofia/Atrofia de Sudeck
cf. Síndrome dolorosa complexa regional

Doença de Alzheimer
cf. Doenças neurodegenerativas

Doença de Crohn
cf. Doenças intestinais

Doença de Parkinson
cf. Doenças neurodegenerativas

Doenças cutâneas
As ditas eflorescências, isto é, áreas da epiderme discriminadas comparadas a áreas saudáveis, podem aparecer por si mesmas como por consequência de enfermidades outras. Dentre elas neurodermite, psoríase, micoses, doenças infantis. Doenças cutâneas podem ser inflamatórias, dolorosas, pruriginosas, etc. Enquanto princípio ativo anti-inflamatório, antialérgico e anestésico, DMSO pode muito bem ser aplicado topicamente em solução adequada. O tratamento ocorre primeiramente através de toques ou spray. O número de repetições depende da evolução individual das moléstias. Em grande número de doenças cutâneas o DMSO reverte comichão, dores, inflamações e mesmo tensões em questão de horas. Isso diminui o perigo de infecções bacterianas ou micóticas secundárias.

Caso: dona C. O., 55 anos, dentro de pouco tempo, desenvolveu, em todo tronco do corpo e nos braços, muitas lesões inflamatórias, vermelhas, abertas, com fortes dores e comichão que lhe impediam o sono noturno. Inicialmente seu médico viu-se diante de um enigma. Após amplo diagnóstico, a paciente obteve a informação de que se tratava de uma manifestação no contexto de reumatismo de tecido mole (colagenose perfurante reativa). A essa maciça "reação excretora", que pode ser entendida como via de desintoxicação de um organismo carregado de toxinas, tendem pacientes padecedores de metabolismo diabético e elevada concentração de ácido úrico. Consultou-me por insatisfeita com o efeito de diversas pomadas prescritas. Imediatamente iniciamos a aplicar uma solução de 70% de DMSO via toques. Já no dia seguinte relatou-me que finalmente pôde dormir de noite. Há três meses passa DMSO vez em quando por ainda perceber avanços na regeneração dessas profundas lesões cutâneas, e porque assim evita uma cicatrização granulada. Ademais, a paciente passou a seguir gradualmente minhas propostas para uma modificação da dieta e realizou uma desintoxicação para, oxalá, evitar novo recrudescimento do gênero.

Caso: L. S., 8 anos, apresentava micoses, maiores que a extensão da mão, na perna. A mãe inicialmente aplicou pomadas contra micoses, mas não houve resultado duradouro. Ademais não quis aplicar os remédios diariamente e por longos tempos. Tentou com DMSO, pincelando uma solução de 70% nas pernas do menino. O avermelhamento inicial, enquanto reação imediata, suscitou-lhe dúvidas. Mas ela confiou em sua intuição e repetiu o tratamento mais duas vezes. A micose desapareceu por completo e sem rastro.

Doenças neurodegenerativas

Entre outras, enquadram-se nelas a doença de Parkinson, doença de Alzheimer/demência, esclerose lateral amiotrófica, doença de Creutzfeldt-Jakob e similares, doença de Huntington, atrofia muscular, e muitas outras mais. Como já diz o nome, geralmente essas doenças caracterizam-se pela perda de células nervosas. Correspondendo à função legítima das respectivas células afetadas, ou da respectiva área cerebral adoecida, decorrem daí crescentes limitações do desempenho cerebral, da capacidade motora e de percepção. Em lugar do tecido perdido podem acumular-se "substâncias de reposição" tais como as notórias plaquetas na doença de Alzheimer. Os sintomas resultantes e observados da neurodegeneração são extremamente diversos, e todo paciente apresenta quadro diferente. Razões para a degeneração celular e seus modos de desenvolvimento podem obviamente ser múltiplos e ainda não foram completamente esclarecidos. Porém, mesmo nas doenças neurodegenerativas, revela-se frequentemente uma relação estatística com as manifestações civilizatórias tais como pressão alta, diabete associada à idade, e elevado conteúdo de límpidos sanguíneos. Num olhar inverso pode-se sempre constatar que um estilo de vida saudável, orientado na natureza, genericamente diminui o risco de ser acometido por essas doenças. Obviamente um abastecimento de todo organismo com suficiente vitamina B, oxigênio e substâncias vegetais antioxidantes tem efeito protetor. Isso fundamenta a suposição de que transtornos metabólicos locais iniciam-se no tecido nervoso. Esses depois causam transtornos de difusão e abastecimento, criando-se assim um meio celular e uma matriz ácido-oxidantes.

Tudo palavras-chaves que imediatamente nos lembram DMSO, não é? Medicamentos da medicina convencional, ou seja, aqueles que a indústria farmacêutica oferece para a terapia de algumas dessas doenças, são pouco eficazes. Há muitos anos, por exemplo, são prometidos e testados "candidatos" alegadamente promissores para o tratamento da doença de Alzheimer, sem que esses conceitos até hoje pudessem convencer. Similar vale para a doença de Parkinson. Deste modo sobram geralmente apenas as medidas conservadoras tais como terapia do movimento, e o apoio da família nos cuidados dos afetados. Com isso ao menos podem ser amenizados os sintomas e desacelerados os processos enfermos.

Do sucesso terapêutico na polineuropatia (também no caso de meu pai) sabemos que DMSO tem efeito regenerador sobre as células nervosas e suas funções. Neurônios perdidos evidentemente não podem ser resgatados. Mas células e prolongamentos ainda saudáveis podem, todavia, adaptar-se a maiores demandas, como sabemos das ciências neurológicas, e compensar perdas parcialmente. Vale, portanto, lutar por toda unidade e tratar de modo holístico. DMSO é ótimo antioxidante e protege as células. Favorece a nutrição das células pela dilatação dos vasos sanguíneos, a atividade das membranas e maior difusão. A concentração de oxigênio é elevada e as funções celulares são estabilizadas. A acetilcolina, neurotransmissor extremamente importante para o cérebro, e eventualmente carente devido à destruição de tecido, pode ser aumentada pelo DMSO por inibir as enzimas destruidoras. Dependendo do estágio e da intensidade dessas doenças, pode-se optar pela administração tópica ou interna do DMSO. Encontram-se no capítulo 2 as orientações para a dosagem e concentração das soluções aquosas a serem administradas. A gosto pode-se ainda alternar entre absorção tópica e ingestão ou infusão. Para além desse princípio terapêutico, caberia incluir ou testar outras medidas. Dados científicos positivos existem aparentemente para extratos de gingko biloba, componentes dos chás preto e verde, e outros antioxidantes vegetais. Também o uso da galactose parece promissor. Trata-se da "irmã" bioquímica da famosa glicose, de importância essencialmente para o sistema nervoso central. Galactose, à parte da glicose, é componente da lactose e, por presente no leite materno, corresponsável pelo ágil desenvolvimento cerebral do lactante. Diferentemente da glicose, esse açúcar independe da insulina para alcançar os centros energéticos celulares; também gosto de empregá-lo no tratamento holístico da diabete em idosos. Inserido no programa terapêutico, apresenta efeitos surpreendentes. Infelizmente a galactose é cara (500 g custam entre 85 e 140 euros) e, pelo que sei, não está comercialmente disponível como solução para infusão, algo muito importante, porque na absorção pelo intestino certa parte é imediatamente transformada em glicose pelo fígado, razão pela qual novamente temos que recorrer a certos truques em sua administração. No que respeita ao tratamento de doenças neurodegenerativas, de qualquer modo a galactose serve para fornecer energias às células estressadas e subnutridas pelos transtornos metabólicos. Isso possibilita a desintoxicação e regeneração desempenhada pela própria célula. Dosagens comuns para ingestão ficam na faixa de até 2 vezes 6 gramas diários, sendo que uma colher de chá corresponde a uns 3 g.

Outras possibilidades terapêuticas são nutrição, movimento e particularmente atividade mental. Infelizmente ainda não se disseminou a descoberta cientificamente estudada de que TV e palavras cruzadas têm efeito negativo sobre o processo patológico. Como os pacientes optam por uma retração social permanente, justamente esses dois consumos representam o último foco da vida. Para a máxima prolongação do "bem-estar mental" aconselham-se procedimentos muito distintos. Por um lado há a genuína ginástica mental com base científica, de livros, cadernos e DVD. Por outro, ocupações tais como genuínas temáticas formativas e, antes de tudo, boas conversas com contemporâneos têm comprovado efeito positivo nessas doenças.

Doenças oculares (cf. também Degeneração macular associada à idade)

Oftalmologistas têm bons resultados no tratamento de diversas degenerações oculares com DMSO ou suas combinações, dentre degeneração da mácula, edemas de mácula, uveíte traumática (inflamação da membrana ocular intermediária), catarata, glaucoma e diversas outras patologias da retina. As cataratas podem ser tratadas pelo gotejo de uma solução de 1-3% de DMSO (use-se soro fisiológico! Dosagem infra). Ótimos resultados apresentou também a aplicação tópica de uma combinação específica de DMSO com a superóxido-dismutase (SOD) na terapia do glaucoma. A função da enzima SOD, um biocatalizador naturalmente presente no organismo de seres aeróbicos, já foi discutida no capítulo 2.5.1.

Com surpresa observou-se, ainda, que pessoas tratadas com DMSO devido a problemas no aparelho locomotor, por exemplo, relataram sensível melhora de suas respectivas doenças oculares. Depois que um paciente que padecia de adiantada retinite pigmentosa relatou sua espetacular reconquista da visão durante tratamento de DMSO por outras razões, partiu-se à pesquisa clínica da questão na Universidade de Oregon. Assim, no início da década de 1970, o Dr. Robert Hill tratou outros 50 pacientes enfermos da retina, e os resultados foram muito promissores: melhoraram ou estabilizaram-se clareza da visão, campo visual e visão noturna. Eu mesmo recentemente tratava uma paciente contra dores musculares na nuca com uma solução de DMSO, e dias depois narrou-me surpresa que na manhã seguinte de repente pôde ver com clareza sem seus óculos costumeiros. Neste caso provavelmente o efeito deve-se à propriedade relaxante muscular do DMSO, para além de seu efeito regenerador.

Para aplicação de uma solução diretamente no olho deve-se primeiramente observar acessórios muito esterilizados, em segundo lugar uma diluição muito forte. No capítulo sobre aplicações encontra-se uma fórmula segundo a qual se misturam 5 – 15 ml de DMSO puro com uma garrafa de soro fisiológico de 500 ml, ou de 500 ml de água do mar esterilizada e filtrada. Essa quantidade pode ser repartida em estéreis frascos pipetas marrons como gotas oftalmológicas.

Dor de garganta
cf. Infecções das vias respiratórias

Dor de tique
cf. Neuralgias

Dores
Dores de cabeça, de dente, musculares, articulares e nas costas, pós-operatórias e após lesões, menstruais ... Certamente qualquer um pode prolongar essa série. O consumo de analgésicos farmacêuticos, com ou sem prescrição, é enorme e continua sendo intensamente promovido pela publicidade, inobstante intensa e prolongada crítica dessa tendência. Toda hora e em todo lugar a mídia nos mostra que o uso de analgésicos químico-sintéticos gera pessoas felizes e bem-sucedidas. Muitos não conseguem imaginar uma vida sem eles, apesar de muitas dores serem reações banais. Mesmo assim ignora-se a longa lista de possíveis efeitos aleatórios e a opção de responder às dores com simples remédios caseiros ou alterando hábitos.

DMSO pode ser empregado tanto para o tratamento de dores agudas quanto crônicas. Afinal já na década de 1960 era considerado "exterminador" de dores. O efeito deve-se à inibição da transmissão de estímulos para as respectivas fibras nervosas. Deve-se contudo levar em conta que dores são um alarme natural. Como criticamos o uso das substâncias supra, assim temos de levar em conta que esses sinais podem ter importante função. Sabe-se, por exemplo, que a rápida melhora de dores por DMSO após lesão desportiva pode muito bem motivar o afetado a retomar seu desempenho de ponta precocemente, só agravando assim a lesão causadora.

Afinal parece ser muito mais sensato investir na descoberta das causas das dores e tratar suas razões. Sabemos que dores de cabeça, das quais há muitos tipos, podem dever-se a bloqueios de vértebras, intolerâncias medicamentosas e doenças de vasos (dentre muitas e muitas outras possibilidades). Conhecendo-se essas causas, cabe, portanto, também o combate destas ou evitá-las. Em tais casos, o mero analgésico não pode curar a longo prazo.

De qualquer modo, com sua ampla gama de efeitos, em muitas doenças e sintomas dolorosos o DMSO oferece-nos a possibilidade de um tratamento abrangente. Exemplos para tanto, no presente capítulo, são tendinites, hérnias, lesões desportivas, reumatismo, dentre outras muitas. Toda gama farmacológica de que DMSO dispõe leva, para além da diminuição da dor, também a um efeito causal, e assim muitas vezes à cura de fato. Para tanto aplica-se DMSO topicamente, em soluções aquosas adequadas, dependendo da região dolorosa do corpo, ou se o ingere ou aplica como infusão. Dores de ouvido ou sinusites podem ser tratadas pela aplicação local de gotas (25 a 50% de DMSO). Dores na cavidade bucal podem ser diminuídas por bochechos de uma solução potável. Outras medidas adequadas no tratamento de dores, para além do tratamento de doenças prévias, são ainda acupuntura, terapia manual, e terapias de frio/calor, e de movimento. No caso de muitas dores de cabeça que se manifestam na região da testa ou das têmporas pode-se alcançar bons resultados pela aplicação de essência de mentol legítimo (Euminz®). Decerto todos nós temos à mão certos remédios úteis para diversas modalidades de dores sem necessitarmos dos citados "comprimidos".

Assombroso caso de terapia "involuntária" de dores descreve Dr. Walker.[19] Trata-se da eliminação das ditas dores fantasmas que podem ocorrer após amputações. Em princípio são consideradas intratáveis por remédios diretamente.

Anna Goldeman, então de 65 anos, sofria de dolorosa bursite (sinovite) no ombro direito. Quatro anos antes submetera-se a uma cirurgia em que lhe fora amputada a perna esquerda na altura do quadril. Desde então sentia diversas sensações e palpitações dolorosas, como se o membro já inexistente estivesse causando problemas. Tais fenômenos são conhecidos sob o termo de "dor do membro fantasma" e explicados com modelos reacionais neurofisiológicos. Esses processos causam graves transtornos aos afetados. De qualquer modo, dona Goldeman foi então tratada com DMSO pela bursite, e de modo como desapareceram as dores nos ombros desapareceram também as dores fantasmas do outro lado do corpo. Nem reincidiram. Sobre o caso Morton Walker pôde falar dez anos depois com a médica responsável, e soube que Anna Goldeman continuava bem. Estava muito tranquilizada ao saber de DMSO ajudar-lhe-ia caso voltassem as temidas sensações. Novamente podemos muito bem observar que DMSO, aplicado localmente, apresenta efeito holístico ao inserir-se na circulação sanguínea.

Dores de cabeça/enxaqueca
cf. Dores

Dores musculares
cf. Dores

Drogas, dependência
cf. Sintomas de abstinência

Embolia
cf. Infartos

Enxaqueca
cf. Dores

Envelhecimento, Aging
O envelhecimento (precoce) acarreta várias moléstias. Da apresentação da pele (manchas de idade até rugas) e funções orgânicas (digestão e excreções deterioradas, impotência...) a funções nervosas limitadas, tais como falhas na memória, neuropatias, e perda de cabelo. Um programa antienvelhecimento que mereça seu nome deveria, a meu

ver, incluir terapias personalizadas dependentes da constituição específica de cada pessoa, para além dos itens nutrição, movimento e sono. Dentre elas desintoxicação/limpeza, combate a parasitas, cuidado intestinal, desacidificação, terapia de campos de interferência e, quando necessário, diminuição de peso. Enquanto agente amplamente regenerador, DMSO tem por isso também importante papel de agente anticnvclhecimento nessas terapias. Ingerido, diminui endurecimentos, enquanto diurético fomenta a eliminação de toxinas pelos rins e fortalece o efeito de outros itens programáticos. Quando, por determinado motivo, se decide mudar significativamente seu estilo de vida para renovar a vitalidade, pode-se usar do DMSO particularmente na fase inicial para desencadear processos físicos impactantes.

O imenso e saturado mercado "antiaging" e de "perda de peso" frequentemente leva a desorientação e perda de dinheiro. Tal qual, por razões comerciais, simplesmente difundem-se mentiras. Decerto são consabidas as velhas histórias das maravilhosas propriedades das bebidas "zero calorias" e "light", do "espinafre saudável", ou a mentira da "inquietante intolerância à lactose". Considerando-se a fisiologia natural do organismo humano, a maior parte disso é tão obsoleta quanto absurda.

As manifestações do envelhecimento e sobrepeso podem facilmente ser respondidas por medidas médicas naturalistas baratas e compreensíveis logicamente. Procure-se orientação holística e avalie-se medidas sugeridas também por sua simplicidade e proximidade ao que a evolução previu para nós hominídeos. Dentre elas certamente não se enquadram "o uso do escalpelo" nem injeções "neurotoxinas". Se recorrermos a um terapeuta que queira nos "vender" um programa antienvelhecimento, caberia observar se sua aparência permite concluir que domina medidas naturais de rejuvenescimento. Eu, ao menos, não pagaria alguém envelhecido precocemente ou com sobrepeso por boas orientações para rejuvenescimento ou perda de peso. O conhecimento básico dos processos físicos, tais como ritmos biológicos, efeitos hormonais (insulina!) e de células e órgãos levam quase que automaticamente a procedimentos sensatos que não explorem (= envelheçam) nosso organismo senão ofereçam apoio.

Quando uma superalimentação acarreta doença como diabetes mellitus, isso significa nada mais que envelhecimento precoce ou a exploração ou sobrecarga do pâncreas e das células de nosso corpo. Esses, logicamente, reagem com perda de função. Exatamente assim define-se envelhecimento: paulatina perda de funções de órgãos e tecidos.

Uma vez entendido o processo metabólico envolvido, imediatamente fica claro que a evolução programou o ser humano para carência e não para excesso. Primeiramente a alimentação em geral, e com isso o desempenho digestivo, deve sempre ser entendida como "carga aguda" que merece ser amenizada. Enquanto, portanto, identificarmos nosso bem-estar primeiramente com uma superoferta de alimentos industriais modificados, prejudicaremos nosso corpo a largo prazo. Por isso medidas contra o envelhecimento devem sempre compreender os elementos jejum e mudança na alimentação. Noutros termos: pessoa que se alimente de modo natural vai raramente em busca de algum programa de rejuvenescimento, vitalização ou perda de peso. Como a compreensão desse assunto simples conforma a simples base para uma vida boa, considero uma formação em medicina naturalista holística em forma presencial (mas não em massas) como a melhor edição de saúde. Particularmente quando não visa seu sustento nessa profissão. O ganho para seu desenvolvimento pessoal é enorme porque você pode absorver conhecimento médico neutro. Sem a influência do marketing da indústria alimentícia, farmacêutica e cosmética e sem as estruturas historicamente cimentadas da medicina acadêmica.

Envelhecimento cutâneo
cf. Envelhecimento

Epilepsia
cf. Transtornos do desenvolvimento infantil

Esclerodermia
cf. Reumatismo

Esclerose lateral amiotrófica (ELA)
cf. Doenças neurodegenerativas

Esclerose múltipla (cf. ainda Síndrome de fadiga crônica)
Diferentemente de outras doenças frequentes do sistema nervoso central, quais sejam demência, M Parkinson, etc., no diagnóstico da esclerose múltipla estão implicados processos inflamatórios nos neurônios. Daí também o nome encefalomielite disseminada, que indica haver numerosos focos inflamatórios dispersos em cérebro e medula. Esses processos, geralmente na forma de surtos, causam a destruição da bainha de

mielina dos axônios das células nervosas (matéria branca), que com isso perdem em maior ou menor medida sua capacidade de transmissão dos impulsos. Em consequência os sintomas podem ser múltiplos e individuais, desde leves disfunções até a incapacidade motora e locomotiva. Causas e desenvolvimento da esclerose múltipla continuam obscuras, apesar dos grandes esforços da pesquisa. As inflamações evidentemente têm razões imunológicas, isto é, células do próprio sistema imunológico atacam as bainhas dos axônios. Os fatos cientificamente elaborados indicam eventualmente relações com infecções virais ou bacterianas anteriores, eventualmente ainda da infância. Vilão principal talvez seja o vírus Epstein-Barr (sintomas da mononucleose), sendo que a infecção original pode ter sido assintomática, isto é, sem os sintomas típicos. Tanto mais difícil estabelecer uma relação. De qualquer modo supõe-se que tais infecções podem, genericamente, causar desvios de função nas células imunológicas. Também as gêneses de outras doenças explicam-se hoje sempre mais deste modo. Mas concorrem também teses muito distintas sobre o desenvolvimento da esclerose múltipla, por exemplo como reações a vacinas, deficiência de vitamina D, ou a poluição com tóxicos de meio-ambiente ou de estimulantes. Numa visão holística sugerem-se ainda relações com cargas psicológicas em muitos históricos de pacientes. Não é de admirar, afinal já conhecemos interações similares em muitos processos acompanhados de disfunções em nossos campos imunológicos.

Já aprendemos que DMSO tem efeito anti-inflamatório e imunomodulador. De fato há boas experiências com seu emprego na esclerose múltipla. O princípio regenerador holístico de DMSO, seu poder de cura, manifesta-se muito bem. Recorre-se à absorção interna de suficientes quantidades de DMSO através da vasta aplicação cutânea, ou por ingestão de solução aquosa ou infusão, respectivamente.

Os resultados do uso de DMSO para o tratamento de 34 pacientes de esclerose múltipla foi publicado em 1984 por médicos russos.[68] Os autores chegaram à conclusão de que DMSO é conveniente na terapia da EM devido a seu efeito positivo sobre o estado imunológico, e por ter efeito antialérgico e reparador sobre o tecido danificado. O tratamento mostrou-se particularmente eficaz entre pacientes que sofriam surtos de EM. Entre pacientes cujos sintomas de EM apresentavam um processo acelerado, os progressos eram irregulares. Não foram constatados efeitos colaterais. O efeito curativo de DMSO foi explicado pela remielinização (regeneração da bainha das fibras nervosas), o recuo de edemas e a melhora da transmissão neurodinâmica de impulsos.

Esporão de calcâneo

Genericamente entendemos por tal uma ossificação da inserção do tendão na planta do pé. Isso ainda nada diz sobre se essa alteração de tecido levará a uma inflamação (crônica) e posteriores moléstias ou dores. Infelizmente, porém, é o que ocorre a muitas pessoas, de modo que o esporão calcâneo conquistou destaque entre as mais frequentes doenças ortopédicas. Nalguns casos os sintomas desaparecem um dia, noutros se agravam, até a imobilidade locomotora. Descarta-se uma discussão das possíveis causas, tais como a constante locomoção do ser humano moderno sobre pisos duros ou o uso de sapatos (certamente não previsto pela evolução), afinal dificilmente poderemos alterar esse fato. Nesses casos e noutros problemas nos pés recomendo, não obstante, sempre caminhar pé descalço ao máximo possível. Após eventual agravamento nos primeiros dias de adaptação, essa medida tão simples e absolutamente gratuita rapidamente leva à amenização de dores locomotores e a uma sensação física e estática completamente nova.

Enquanto medicamento de ação analgésica e anti-inflamatória, DMSO é aplicado com bons resultados no esporão calcâneo doloroso. É uma das muitas doenças do aparelho locomotor que geralmente respondem muito rápido a esse tratamento, entusiasmando os pacientes. Isso envolve o perigo de que, após tanto tempo, a perda de dores no andar logo conduza a novos exageros. Considere-se que junto à célere amenização das dores é preciso dar tempo à regeneração do tecido. Para tanto substâncias inflamatórias e toxinas eventualmente há muito ali acumuladas devem ser decompostas e eliminadas. Também a assimilação de nutrientes em tendões e ossos, melhorada pelo DMSO, deve primeiro ser efetivada para possibilitar diversos processos de conserto. Em solução de 70 – 80% o DMSO é generosamente aplicado na zona traseira da planta do pé e em volta do tornozelo. Absorvido no primeiro tratamento, pode-se imediatamente repetir o processo uma segunda e terceira vez do mesmo modo. A terapia deve continuar, diariamente uma a duas vezes, ao longo de algumas semanas, para eliminar as moléstias em definitivo. Para casos particularmente persistentes pode-se ainda recorrer à extremamente eficaz mistura de diclofenaco (Gel Voltaren®, por exemplo) em DMSO. Diclofenaco deve porém ser usado com muita precaução. Contraindicações (por exemplo inflamações intestinais crônicas, asma, etc.), efeitos colaterais e a "problemática do ciclo da água", particular ao diclofenaco, deveriam pressupor uso muito responsável desse remédio. Leia-se a respeito na Wikipédia (https://de.wikipedia.org/wiki/Diclofenac):

"No caso de diclofenaco, o corpo humano expele 70% inalterados. Cerca de 90 toneladas desse remédio são consumidas anualmente na Alemanha, com que 63 toneladas de diclofenaco são inseridos ao ciclo d'água pela urina. Como as estações de tratamento não estão projetadas para isso, medicamentos e seus resíduos retornam quase que sem impedimento à água potável através das águas superficiais. O tratamento de bovinos com diclofenaco na década de 1990 levou, entre outros na Índia, inesperadamente à dramática redução das populações de abutres, impondo medidas de proteção. As aves absorviam o princípio ativo através de cadáveres de animais domésticos. Primeiro esses abutres apresentavam sintomas similares à gota, até então morrerem de insuficiência renal. Desde março de 2005 a administração é proibida na veterinária indiana."

Infelizmente o relaxamento da obrigação à prescrição de diclofenaco acelerou ainda mais o emprego já excessivo desse remédio pelos médicos (afinal a finalidade do relaxamento da obrigação à prescrição, do ponto de vista da indústria farmacêutica).

Retornemos ao persistente esporão de calcâneo: adquira-se portanto na farmácia um gel barato que contenha diclofenaco, misturando-se a quantidade num pequeno recipiente com DMSO, de modo que se obtenha uma mistura fluida de 1 por 1 das duas partes. Primeiramente administra-se-a na zona dolorosa do pé, permitindo-a de ser absorvida por muito tempo. Essa administração deve ser repetida a cada três ou quatro dias, no máximo. Aplicações mais seguidas poderiam causar sérios problemas cutâneos!

Caso: Dona E. S., de 51 anos, há 4 anos padecia de um esporão de calcâneo crônico que se agravava. Seu andar passou a ser extremamente desequilibrado, e evidentemente já havia passado por muitas consultas e tentativas de terapias. Aconselhei-lhe o tratamento supra descrito, para o que adquiriu um borrifador com 75% de DMSO em água. Já as primeiras duas administrações em que havia borrifado seu pé redondamente resultaram em forte recuo das dores e em raio de ação há muito perdido. Nas semanas seguintes aplicou diariamente um tratamento com DMSO. Por haver progressos contínuos, providenciou tempos para um tratamento autônomo e permaneceu motivada.

Estenose espinhal

refere-se ao afunilamento do canal espinhal, no qual situam-se a medula e seus prolongamentos. Quase um quarto dos idosos são afetados, segundo diversas estatísticas! Partindo de um aumento das ditas apófises articulares e/ou dos ligamentos flavos (amarelos), ocorre uma diminuição de até 1,5 cm no diâmetro do canal. Facilmente imaginável quando se imita um buraco, ao dobrar dedão e indicador e o diminuir gradativamente com o indicador. É lógico que isso não pode ser bom para fibras nervosas, nem para sua função nem para seu abastecimento através de vasos sanguíneos. Surgem dores nas costas e transtornos funcionais nas pernas por sobrecarga, uma vez que costuma ser afetada a coluna lombar.

A meu ver a medicina convencional é demasiado simplória em sua explicação. Alega o antiquíssimo e fácil argumento de que o homo sapiens, por seu caminhar ereto em conjunção com o desenvolvimento moderno de vida prolongada, quase que provocaria esse tipo de problemática degenerativa. Que tal questionarmos se os costumes cotidianos em nossa sociedade, que orgulhosos denominamos de civilizada e altamente desenvolvida, não contribuiria grande parcela a esses difundidos afunilamentos do canal espinhal. Posturas assimétricas em trabalho, direção de veículo, o sofá diante da TV, respiração artificial e mesmo a alimentação e qualidade que não mais permite a desintoxicação ou regeneração tecidual são apenas alguns exemplos.

Cedo ou tarde os afetados são submetidos a uma tomografia axial computorizada para obter-se uma imagem das condições espaciais no canal vertebral. Como opção de tratamento sugere-se frequentemente uma intervenção cirúrgica para a diminuição da pressão e/ou uma estabilização (fixação). O número dessas intervenções, muito minimizadas "de invasão mínima", multiplicou-se nas recentes décadas. Isso despertou uma "febre do ouro" entre neurocirurgiões e ortopedistas; centros cirúrgicos ambulantes proliferam como fungos. Outro belo exemplo de como "peritos" drenam do sistema de saúde pública volumosos recursos em grande estilo à custa de todos os contribuintes. Em vez de aspirar a um estilo de vida natural e explorar métodos de tratamento conservadores (caseiros), passou a ser moda submeter-se a uma cirurgia na coluna. Os efeitos de longo prazo bem como a importância econômica são graves. (Os cirurgiões que conheço gostam de ostentar seus chiques automóveis...)

Aliás, estenoses espinhais ocorrem também muito entre cavalos (de corrida), com tendência crescente. É uma consequência de mau estilo de montaria, sobrecarga e selas inconvenientes, etc.

Confesso: quando tive meus primeiros contatos terapêuticos com DMSO, não pude bem acreditar que veterinários e médicos humanos apreciam usá-lo em estenoses espinhais, sendo bem-sucedidos. Demasiada veneração tive perante essa enfermidade, e estive muito preso à insinuante visão de que apenas cirurgias ajudam!? Mas então consultou-nos a sra. Meier, em setembro de 2012 ...

Caso: A sra. Meier, de 83 anos, teve uma vida exigente e trabalhadora. Afinal seu marido havia perdido uma perna na guerra. Em 1944 foi recrutado aos 16 anos, como bucha de canhão, para vãos combates na frente Leste. Pude memorizá-lo porque meu pai, também aos 16 anos, sofreu o mesmo infortúnio no inverno seguinte, igualmente retornando gravemente ferido após meses acamado em hospital de campanha. Ainda naqueles derradeiros dias da insanidade proliferaram outorgas de medalhas de honra pela coragem dessas crianças traumatizadas – uma geração enganada! "Guerra sempre inicia com uma mentira" é um dito que assimilei. De todo modo, a sra. Meier havia feito e vivenciado muita coisa. Agora, porém foi o marido que, nervoso, procurou minha colega Karin Fietzner e lhe pediu socorro urgente. Há algum tempo a sra. Meier já dependia do andador e se desesperava com as dores. As costas doíam loucamente, e o joelho direito sempre cedia, causando constantes quedas. Também o próprio joelho irradiava dores insuportáveis. Revelou-se que consumia 100 mg de aspirina diariamente, de modo que não surpreendia que as quedas causavam enormes hematomas. Felizmente ainda não acontecera alguma fratura de osso. Soubemos, ainda, que diariamente tomava comprimidos de cortisona e que se constatou uma estenose espinhal bem como uma artrose no joelho. Após uma cirurgia no seio e retirada dos gânglios linfáticos estava marcada por maciças retenções ou edemas linfáticos em braços e pernas.

Após vasto tratamento manual perguntou-nos a respeito de outras possibilidades terapêuticas; apresentamo-lhe DMSO enquanto substância natural regeneradora. Imediatamente entusiasmou-se, de modo que já não havia retorno ... Resumindo: a sr.a Meier respondeu de modo surpreendentemente exemplar ao DMSO. Após a primeira infusão já levantou-se facilmente do leito – as dores haviam diminuído. Após a segunda infusão deixou seu andador comigo e sozinha dirigiu-se à escada. Imediatamente corri atrás para dar-lhe apoio, pois ela não havia percebido que sua musculatura ainda não podia dar conta de sua euforia. Após a quarta infusão relatou evidentes diminuições circunferenciais em braços e pernas. A "almofada" no dorso de sua mão havia diminuído, e seu relógio pendurava solto em seu antebraço. Agora estava disposta a falar conosco sobre o cancelamento da cortisona, também diminuiu a dosagem da aspirina. Isso foi importante, pois a cortisona já apresentava claros efeitos danosos a tecidos, e a agulha de infusão quase não fixava na "pele de papel". A elevada dosagem pretérita de aspirina sempre causava sangramentos após as infusões.

Após a sexta infusão o entusiasmo da sra. Meier (e nosso) cresceu ainda mais. Pois também as dores no joelho desapareceram, e toda sua situação vascular melhorou constantemente. Também os edemas diminuíam. Ao deixar o consultório, cruzou com um paciente de Hannover, para sua primeira consulta, que decerto nunca antes a havia visto. Interessado, mirou a sra. Meiar, e exclamou: "Ai, que sorriso – parece uma maçã nova!". Todos os presentes ficaram felizes, e a sra. Meier parecia crescer alguns centímetros por orgulho. Já caminha firme e rápido. O desespero inicial na primeira consulta há semanas deve estar esquecido. Percebe-se certo temor do momento em que lhe comunicaremos: "A senhora já não necessita de novas infusões." Mas o momento está muito próximo.

Em casos como este – como será a comparação entre os custos de DMSO, por um lado, e a terapia puramente sintomática com cortisona ou uma cirurgia na coluna, respectivamente? Sim, o preço das ofertas da medicina convencional certamente é muitas vezes maior do que o tratamento curador aqui encontrado para a sra. Meier. Mas a questão é simplesmente obsoleta! Quem não tem como apresentar um processo de certificação oficial* e não se situa no mainstream médico de raízes históricas não pode esperar cobertura de gastos da parte de nosso sistema público de saúde. Mundo invertido, ignorância, má gestão – há soluções, seja o que for que você pense de nossa estrutura cimentada e calcificada de seguridade sanitária burocratizada, médicos soberbos, vorazes indústrias farmacêuticas e tecnológicas medicinais, e estratégias políticas de saúde pública.

Opondo-nos ao andar aparentemente prescrito das coisas, passam a ser alcançáveis verdadeiros caminhos de cura. As possibilidades de aproveitar, com determinação e autonomia, a medicina natural e terapias alternativas, independem de tarifas adicionais de planos de saúde, vacinas sugeridas (não existe obrigação à vacina!) e ditos programas de exames preventivos. Enquanto paciente consciente e informado,

---

* Novidades: desde 01/11/2015 estão disponibilizadas ampolas de DMSO com certificação. (Cf. fontes de abastecimento)

pode optar com determinação pela mudança de seus hábitos de vida e de dispêndios com vistas à saúde e pagar individualmente por serviços diagnósticos, de tratamento e de formação. Com esse passo bem-pensado tornamo-nos paciente privado no verdadeiro sentido da palavra. Com individualidade e distante de todo acossamento governamental ou de planos de saúde.

Fadiga crônica/síndrome da fadiga

O exato sentido desses dois termos é, aliás, discutido permanentemente. Fadiga pode ocorrer tanto no contexto de uma enfermidade subjacente quanto isoladamente. Genericamente conhecidas são fadigas crônicas que, para além dos sintomas individualmente observados, apresentam-se também no quadro de uma anemia comprovada e ou de outras carências no contexto das seguintes doenças: câncer, esclerose múltipla, infecções crônicas, enfermidades crônicas de coração ou pulmões, reumatismo, AIDS, doença de Crohn, espondilite anquilosante, fibromialgia ... Mesmo sem tais doenças prévias pode ocorrer uma síndrome de fadiga crônica que, entre outros, apresenta-se com glândulas linfáticas sempre irritadas acompanhadas de dores de garganta, dores em articulações e músculo, falta de concentração e dores de cabeça, bem como desempenho diminuído e insônia. Ainda que em raros casos não possam ser confirmadas razões claras, a medicina alternativa parte do pressuposto de que em muitos casos trata-se de infecções constantes de vírus, bactérias ou parasitas. Contemple-se ainda uma flora intestinal permanentemente perturbada, ou toxinas, bem como outros metabolismos desequilibrados e campos de interferência.

De qualquer modo a fadiga crônica é processo grave que requer anamnese ou diagnóstico muito precisos. O DMSO pode apresentar contribuição muito útil à terapia, posto que seus diversos efeitos reciprocamente complementários podem ter ação regulatória em diversos planos do organismo. Devido ao padecimento comumente bem adiantado que traz os afetados ao terapeuta, DMSO é particularmente apropriado como medida de "primeiros socorros", particularmente enquanto infusão. Outros componentes poderiam, por exemplo, ser específicos métodos de limpeza e desintoxicação, ou uma desacidificação efetiva.

Uma paciente (38 anos), que prefere não ser identificada, passou longo tempo sob a impressão subjetiva de diminuição de desempenho, glândulas linfáticas inchadas, e insônia. Havia ainda muitas outras queixas que a limitavam, tais como graves problemas de digestão, sensação de frio e suor, dores musculares. Entrementes estava tão abatida que ela mesma presumiu uma razão psíquica para seu sofrimento. Finalmente amplo estudo clínico levou à suposição de uma infecção vírus Epstein-Barr (VEB) crônica reativada, nada estranha, pois quase 100% das pessoas acima de 40 anos estão infectadas por ele. Também essa partícula denominada vírus herpes humano de tipo 4 passa a vida toda no humano após um primeiro contato na infância ou juventude (doença do beijo). Em raros casos apenas ocorrem reativação e os respectivos sintomas. Isso pode, por exemplo acontecer em (transitórias) fases imunodepressoras. A Wikipédia (20.04.2012, palavra-chave Epstein-Barr-Vírus, em alemão) informa o que segue: "Ultimamente reforçou-se ainda suposição de que o VEB esteja num contexto de uma série de doenças autoimunes tais como esclerose múltipla, lúpus eritematoso e a artrite reumatoide ... Também a clássica síndrome da fadiga (particularmente em pesquisas na Charité) bem como a encefalite letárgica são relacionadas ao vírus." Seguindo meus aconselhamentos, a paciente tomou doses crescentes de DMSO e MMS, e já após poucos dias relatou-me de um ânimo renovado. Com outras pequenas medidas de apoio desapareceram os sintomas passo a passo, ou estavam muito diminutos. Voltou a disfrutar de sono reparador. Sentiu-se produtiva na profissão como em casa, e os inchaços das glândulas linfáticas retrocederam claramente. Quando a vi duas semanas depois, parecia-me claramente "rejuvenescida".

Fratura de osso
cf. Lesões desportivas

Frieiras
DMSO, assim originalmente descobriu Dr. Jacob, protege células do congelamento. No dia-a-dia (do inverno) isso não tem importância prática, pois decerto não consumiríamos DMSO constantemente como prevenção à frieira. Uma vez tendo o frio danificado tecido em tecidos expostos, tais como dedos, orelhas, queixo, bochechas, dedos dos pés, as áreas afetadas se apresentam roxas e inchadas, endurecidas, entre comichão e dores. Felizmente DMSO, enquanto substância regeneradora, consegue curar essa reação inflamatória rapidamente, mesmo posteriormente. Para tanto aplica-se-o generosamente nas frieiras, como solução aquosa. Dependente da região do corpo, usa-se soluções de 50 até 70% de DMSO. No rosto aplica-se dosagens menores

do que em dedos de mão ou de pé. No inverno passado pude assim "resolver" rapidamente importunas frieiras em bochechas e queixo de nossa filha, quando brincara com o trenó e nem sentia frio. Não obstante, o vento gelado da locomoção alcançara partes profundas descobertas do corpo. Quando se vai a lugares que perigam ter geada, como em atividades desportivas de inverno, talvez valha se lembrar do tratamento preventivo das partes do corpo comumente afetadas.

Gota

Agudos surtos de gota devem-se a elevados valores de ácido úrico no sangue. Os valores normais para mulheres perfazem cerca de 3 a 6 mg/dl, para homens cerca de 4 a 7 mg/dl. O próprio fato de haver tanto ácido úrico no sangue é particularidade dos hominídeos (humanos e antropoides). Em comparação com outros mamíferos, os valores nossos são até dez vezes maiores. Ácido úrico é expelido principalmente pelos rins, mas também por pele e intestino. Por ter-se comprovado efeito elevador da pressão sanguínea pelo ácido úrico, especula-se se a retenção parcial dessa substância (até os valores normais) permitiu o andar ereto aos mamíferos mais desenvolvidos, isto é, a nós e os chipanzés, gorilas e orangotangos. Pois, devido à gravidade, é preciso assegurar uma circulação suficiente no cérebro.

Aumento do ácido úrico no sangue para além de 7mg/dl, combinado a outros fatores (frio, falta de líquido, nicotina, álcool, etc.), pode causar que falhe em partes do corpo não bem providos, ou seja, se cristalize fora da solução (sangue). Haja quem lembre os experimentos infantis da criação de cristais. No corpo humano, essa ocorre preferencialmente nos dedos do pé, particularmente na articulação da base do dedo gordo direito, resultando daí em ataques de gota de fortes dores, vermelhidão e inchaço. Em resumo: enquanto "corpos estranhos", desencadeiam forte reação inflamatória.

Tratamento com DMSO: as capacidades anti-inflamatórias, analgésicas e regeneradoras de DMSO já em pequeno prazo acarretam alívio do dedão acometido por gota. Com pinceladas ou spray, aplica-se uma solução de 75 – 80% sobre a área afetada. A aplicação pode ser repetida a desejar. Para além dessa medida imediata, não se deveria olvidar tratar-se, no fundo, de uma doença metabólica! Padrões **alimentícios**, cardiovasculares e motores **devem** ser examinados, para deste modo evitar outros surtos de gota, e para baixar os valores de ácido úrico a longo prazo.

Hematomas
cf. Lesões no esporte

Hepatites
Com esse termo genérico referimo-nos primeiramente às frequentes inflamações do fígado (hepatite), fígado gorduroso bem como cirrose e hepatopatia congestiva. Em termos gerais, todas elas impedem que o fígado, como órgão multifuncional poderoso, possa dar plena conta de seus metabolismos, e destroem células hepáticas. No diagnóstico laboratorial isso se nos apresenta como "valores hepáticos" elevados, o que significa a presença de enzimas relativamente específicos que tomamos como critério para a avaliação do estado do fígado. Inflamações virais agudas do fígado são doenças infecciosas que devem ser obrigatoriamente declaradas às autoridades. Mas uma hepatite pode também dever-se à autoimunidade. As causas mais comuns para o fígado gorduroso são dependência crônica do álcool e hipernutrição. Igual à hepatopatia congestiva, geralmente causada por insuficiência cardíaca, podem ambos levar a uma cirrose hepática irreversível. Apesar de o tecido funcional do fígado apresentar extraordinária capacidade regeneradora, vale, portanto, evitar a tempo fatores desencadeadores (álcool, por exemplo) e tratar as doenças causadoras, respectivamente.

Como substância de ação regeneradora, DMSO pode assim ser incluído enquanto medicação básica. Em caso de hepatite, DMSO pode ser absorvido tanto pela pele quanto na forma de infusão. Assim contornamos o metabolismo de primeira passagem, que na ingestão elevaria a carga temporária de trabalho do fígado. Inicia-se o tratamento com, por exemplo, 0,1 g de DMSO por kg de peso corpóreo, e vai-se aumentando a dosagem lentamente conforme o estado de saúde.

Hérnia de discos
Os discos intervertebrais consistem num anel fibroso e o dito continente elástico. Este tem a função de um amortecedor. Após a conclusão do crescimento físico, por volta dos 20 anos, os discos intervertebrais já não são abastecidos diretamente por vasos sanguíneos, senão indiretamente por processos difusores passivos. Por isso a alteração entre os estados de sono e de desperto é muito importante para a nutrição e a eliminação de dejetos desses elementos da coluna vertebral. Ao dia, de pé e sentados, a gravidade proporciona pressão sobre o continente elástico, que assim libera água e substâncias nela contidas. Isso leva

ao conhecido efeito do "murchamento" entre 1 a 3 cm até a noite. À noite, na horizontal, o disco intervertebral pode encher-se de novo, isto é, regenerar-se. Em adultos, através desse câmbio da água, devem ser também transportados nutrientes e dejetos – processo sensível. Consabido que danos nos discos intervertebrais ocorrem dado a longas cargas inadequadas ou a sobrecargas; contudo ocorrem também espontaneamente, após uma "gripe" ou gravidez, por exemplo. Através de inchaços ou rupturas, causam protuberâncias. O que, por sua vez, irrita estruturas da medula espinal, que se manifestam nos conhecidos sintomas como dores, dormência ou incontinência. Entrementes, assim escuto de osteopatas, fisioterapeutas, e mesmo de médicos holísticos, confirmou-se a percepção de que hérnias de disco podem curar-se espontaneamente, com poucas exceções. Uma cirurgia, de qualquer tipo, torna-se assim completamente obsoleta. Para uma cura espontânea é importante que a carga dos discos intervertebrais seja aliviada por meio de medidas passivas, manuais e ginásticas para assegurar sua capacidade de regeneração. Como consabido, a regeneração ocorre através de processos de difusão com o meio aquoso. Eles inserem nutrientes dissolvidos e eletrólitos, e levam os supérfluos. Qual o princípio ativo que perfeitamente transporta através de membranas biológicas? Exato: DMSO é capaz de alcançar a estrutura altamente aquosa do continente elástico através do anel fibroso, modular a estrutura de clusteres e transportar partículas dissolvidas.

Se, precipitadamente ou não, tiver decidido por uma cirurgia, pode igualmente usar o DMSO como meio regenerador. O período de reabilitação pode ser diminuído e a cicatrização muito melhorada.

Tratamento com DMSO: as hérnias podem ser tratadas externa e internamente com DMSO. Para tanto aplica-se à parte envolvida generosa e diariamente uma solução de DMSO de 70%. Para inserir ainda mais DMSO no corpo, pode-se ingeri-lo ou aplicar infusões. Na veterinária é comum a infusão de DMSO em equinos com problemas da coluna. Recente terapia de um paciente pode ilustrar o tratamento.

Caso: o sr. M. F., de 31 anos, desenvolvera uma hérnia lombar após um "grande evento" em sua vida (na verdade um evento feliz!). Atribuiu-a a seu trabalho diário, que fazia sentado, e à falta de movimento. O problema agravou-se rapidamente e logo apresentou-se o quadro sintomático completo de uma compressão, acarretando os respectivos temores. Seu médico aconselhou-lhe uma cirurgia imediata. Esta foi feita dentro de uma semana e transcorreu bem. A fase de reabilitação sucedeu variável e lenta. Nessa situação sugeri-lhe aplicação tópica de DMSO e simultânea ingestão. Após umas duas semanas de ingestão diária de 5 a 10 ml de DMSO e aplicação tópica no local da cirurgia apresentaram-se progressos de cura muito positivos. Este jovem senhor descreveu os processos regeneradores com as seguintes palavras: "Surpreso constato que reencontrei minhas formas naturais de movimento e um caminhar sem temor. Mesmo a cicatriz amoleceu muito."

Herpes zóster

Herpes zóster ou cobreiro é, na verdade, a reativação do vírus varicela-zóster que, após uma primeira infecção (varicela), permanece vitalício nos gânglios da medula ou dos nervos cerebrais. Quase 100% da população é portadora, ainda que sua infecção primária tenha sido assintomática. Nova multiplicação pode dar-se em razão de fases de baixa imunidade, durante estresse, quimioterapia, dentre outros motivos. Um herpes zóster periga com o avanço da idade, porque é acompanhado de decrescente competência imunológica. Sintomas principais são fortes dores e formação de bolhinhas ao longo da zona cutânea provida pelos nervos afetados. Ainda que árduo o processo, o verdadeiro perigo nessa doença consiste em suas possíveis consequências. Até um quarto dos afetados desenvolvem tais sintomas, que muitas vezes persistem muito após cicatrizadas as manifestações cutâneas. O mais conhecido dentre eles é a dita neuralgia pós-herpética, que são fortes dores nervosas bem como paralisias.

Em seu livro,[19] Dr. Walker descreve o caso de uma mulher de 66 anos, que padecia de um Herpes zóster na boca. Isso pode acontecer quando nervos cerebrais são acometidos pela infecção. A paciente obteve a diagnose pelo dentista que havia procurado devido a fortes dores na boca. Não aceitou que não lhe ofereceram tratamento médico, e, por conta, partiu para uma terapia com DMSO. Sempre tinha DMSO consigo para primeiros socorros. Preparou uma solução de 50%, com que bochechou e gargarejou 3 vezes no primeiro dia. No dia seguinte repetiu os bochechos, desta vez misturado a aloe vera, devido a irritações na mucosa bucal. Após alguns dias as bolhinhas desapareceram e jamais voltaram.

Morton Walker ainda discute um ensaio clínico realizada em 1971 por Dr. Douglas com o tratamento tópico de 46 pacientes de Herpes zóster. As soluções de 50 a 90% eram aplicadas diretamente sobre a pele afetada. Evidenciou-se que a imediata administração de DMSO pode diminuir claramente a duração da doença e o risco de complicações.

Segundo Walker, também a mistura de DMSO com vitamina C, empregada por pesquisadores, foi bem-sucedida no tratamento de herpes Zóster, mas também de herpes simples.

Hiperatividade/hipercinesia
cf. Transtornos e atrasos de desenvolvimento infantil

Hipertonia/pressão sanguínea elevada
cf. Arteriosclerose

Infartos
representam sempre emergência por ameaçarem a destruição permanente de tecidos, ou sua ampliação. Motivo é a carência de oxigênio devido à carência de circulação sanguínea, desencadeada por coágulos (embolias), depósitos (plaquetas, cristais de ácido úrico, etc.), ou lesões. Daí são importantes medidas de medicina intensiva tais como administração de oxigênio, melhora das propriedades reológicas do sangue (capacidade de fluxo) e/ou a eliminação cirúrgica ou medicação dos trombos (trombectomia ou trombólise). Infartos mortais podem ser o infarto de miocárdio, cerebral (icto), de rim, mesentérico (órgãos do ventre), pulmonar (geralmente embolia), e hepático. Há numerosos casos de aplicação que demonstraram que tecido danificado por falta de oxigênio beneficiou-se muito de um tratamento com DMSO. Observou-se, por exemplo, acelerada reabilitação das capacidades cognitivas, após um AVC, por exemplo a capacidade de andar e da fala. Não é de admirar, posto que já sabemos que DMSO melhora a difusão de oxigênio bem como, genericamente, o transporte células adentro e afora. Algo que evidentemente propicia consertos em torno da área do infarto. Apesar de consabido que uma administração um tanto rápida de DMSO evidentemente apresenta os melhores resultados, as unidades de ictos recentes entrementes estabelecidas para um tratamento especializado de acidentes vasculares infelizmente ainda não estão equipadas com DMSO para infusão, segundo eu saiba.

Morton Walker[19] enumera as mais variadas razões para AVC. De maior incidência é o AVC agudo, comumente causado por arteriosclerose, pressão alta ou ambos. Outras causas podem ser: embolias por depósitos de gorduras, êmbolos gasosos (o temido efeito de descompressão no mergulho) e fragmentos de tromboses que podem surgir por danos no ventrículo (à esquerda), que por sua vez podem originar-se de plaquetas escleróticas, depósitos nas válvulas cardíacas, endocardites bacterianas, doenças reumáticas da parede do coração, infartos do miocárdio e de cirurgias cardíacas. Em todas essa situações o DMSO pode prevenir ou eliminar esse danoso desencadeamento originado pela carente circulação sanguínea que enfim leva à destruição das respectivas células nervosas. DMSO diminui a aglomeração de plaquetas sanguíneas (agregação de trombócitos), prevenindo assim a formação de trombose. DMSO fomenta a liberação da prostaglandina específica (hormônio tecidual), que amplia os vasos sanguíneos próximos, podendo assim estancar ou reverter a carência de oxigênio. Também DMSO tem efeito vasodilatador. Com seu efeito regenerador e protetor de células, DMSO apoia a produção de energia no âmbito afetado por sua falta. Com isso as células ganham tempo suficiente para alcançar um estado estável e evitar maiores danos. Incontáveis experimentos em animais e clínicos em humanos revelaram que a administração de DMSO quando de infartos deve sempre ser imediata e em dose elevada, para resultar boa cura.

Em todos casos de oclusão vascular recomenda-se a administração de DMSO como infusão. Terapeutas experientes aplicam o quanto antes até 1g de DMSO por kg de peso corpóreo na forma de solução com soro fisiológico. Para impedir soluções demasiado concentradas deve-se prever a respectiva quantidade de solução de infusão. Dependendo do peso corpóreo e da doença, cabem 500 a 1000 ml de infusão. Nessas doenças graves, tais como infartos, portanto não se aplica quantidades lentamente elevadas senão imediatamente quantidades elevadas. Quando de melhora passa-se a diminuir as dosagens diárias.

Infecção da bexiga
cf. Infecções das vias urinárias

Infecções
O sentido da palavra infecção é definido da seguinte maneira no dicionário Brockhaus: "A infecção, contaminação: invasão de um organismo por agentes patógenos (bactérias, vírus, fungos, parasitas)."

Ou seja: incialmente ocorre "apenas" colonização do corpo „físico" por microrganismos. Oficialmente esse processo ainda nada tem a ver com doença, porque não leva a quaisquer sintomas necessariamente perceptíveis ou detectáveis. Quando se dá imunidade vitalícia por tais processos infecciosos assintomáticos, falamos de imunidade adquirida.

Já uma verdadeira doença infecciosa e sua consequente reação ou resposta de nosso sistema imunológico a invasores estranhos revela-se por sintomas genéricos tais como febre, suores noturnos, desempenho diminuído, aumento de secreção e inflamações. Sabe-se hoje que além dos processos sintomáticos também os assintomáticos não precisam necessariamente ter desenvolvimento feliz. Na vizinhança imediata podem se assim desenvolver processos crônicos perceptíveis quanto ocultos resultantes da incompleta aniquilação de microrganismos. Algo que sucede, por exemplo, quando os "bichos" conseguem se camuflar ou esconder muito bem, ou quando perpassam diversos estágios de desenvolvimento, ou quando nosso sistema imunológico está debilitado por remédios ou doenças. Do mesmo modo é possível que ocorra destruição de todos os vírus, bactérias, etc., mas que as partículas de destroços inimigos "aglutinados" daí procedentes e de estruturas defensivas próprias (os ditos complexos anticorpo antígenos) não são (podem ser) plenamente evacuados. Todas essas reações imunológicas imperfeitas são hoje, simplificando, responsabilizadas por muitas doenças crônicas subsequentes, que também incluem casos difíceis e "incuráveis" (segundo a medicina convencional). Dentre alergias, doenças autoimunes e infecciosas recorrentes, e câncer. Por isso duas coisas são importantes para nós humanos e nossos animais domésticos:

Em primeiro lugar devemos constantemente valorizar o bem-estar de nosso sistema imunológico, de nossas células defensivas. Importância central para tanto tem uma flora intestinal saudável, que a longo prazo pode apenas ser conservada por uma alimentação prevista pela natureza para o respectivo organismo. Após centenas de milhares de décadas de desenvolvimento humano e mamífero, a natureza não pode ser distorcida após poucos anos de alimentação industrializada – certo!? Estamos falando de talvez sessenta anos desde que é comum encher a geladeira e despensa com alimentos prontos, industrializados e compostos de químicas.

O que acha? "Poderiam ser oitenta anos." Nada mudaria. Ainda que fossem cem ou duzentos anos, isso nada significa em relação aos índices de variações genéticas numa espécie. Nosso corpo, particularmente nosso sistema digestivo com suas glândulas, não estão equipados para desintoxicar nossos alimentos industrializados e para seu aproveitamento nutritivo e sanador. Confira-se a respeito também as orientações para uma vida sã no "Guia do MMS", da Dr.ª Antje Oswald. Certa vez escreveu que há mesmo conterrâneos deploráveis que sequer sabem que alface não cresce em embalagens plásticas, e qual o formato de uma cenoura ...

Por segundo: em caso de infecção deve ser apoiada a função do sistema imunológico. Apoiar significa imitar sua função natural, e/ou aliviar sua carga. Descarga ocorre através de amplos procedimentos tais como elevado abastecimento líquido pela ingestão de chás (desintoxicantes), muito sossego e dieta adaptada. A imitação da função defensiva das células ocorre, por exemplo, por meio de meios oxidantes, conforme discutido vastamente no capítulo "DMSO e MMS". E, gosto de repetir as coisas, não importa tratar-se de microrganismos intrusos ou de inimigos de origem interna na forma de células cancerígenas (alteradas). Antibióticos, citostáticos, quimioterapias, etc. não conseguem dar conta dessa imitação. Ademais, prejudicam, em intensidades distintas, as células próprias e a flora intestinal, levando assim à debilitação da defesa imunológica.

DMSO, anti-inflamatório e imunomodulador, não apenas inibe o crescimento de bactérias, vírus e fungos; sobretudo permite melhor introdução em tecidos a um antioxidante administrado concomitantemente, tais como MMS ou água oxigenada. Também os processos regenerativos postos após infecções podem evidentemente ser apoiados e abreviados por DMSO. Servem para isso tanto a administração alterada com MMS, conforme descrita no capítulo 2, quanto a administração primeira por pele ou infusão. Partindo de uma dosagem básica (0,05 g por kg de peso corpóreo) eleva-se a quantidade diária de DMSO conforme necessidade.

Infecções das vias urinárias

Nos EUA existe autorização oficial para DMSO puro apenas para a inflamação não bacteriana, a cistite intersticial. Experiências gerais mostram, no entanto, que mesmo muitas infecções „normais" das vias urinárias podem muito bem ser tratadas com DMSO. Devido à dinâmica excretora após administração interna de DMSO, o princípio ativo rapidamente alcança as vias urinárias através dos rins, podendo facilmente alcançar inflamações em ambos os ureteres, em bexiga e uretra. Nesse caso médicos e médicos naturalistas preferem o tratamento pela infusão.

Num dos muitos estudos realizados nos EUA sobre a terapia de doenças urinárias e de bexiga com DMSO, trataram-se 213 pacientes nos quais todas as terapias convencionais não haviam apresentado resultado. Em todos eles houve alívio na doença, os problemas de saúde desapareceram sem as cirurgias comumente necessárias.

Infecções respiratórias

Enquadram-se nelas particularmente doenças virais e bacteriológicas de nariz, garganta e brônquios. Em caso de resfriado microbiano, DMSO pode ser gotejado e distribuído por um conta-gotas em concentração de 30 a 40-% diretamente nas narinas. Eventual sensação de queimadura dissipar-se-á logo. A inflamação na mucosa nasal retrocede. Para inflamações de garganta pode-se gargarejar com as mesmas concentrações. Bronquite e pneumonia recebem tratamento sistêmico. Administra-se o DMSO em concentração adequada na pele, como bebida ou infusão (cf. asma). Para todas as infecções vale: convém um tratamento combinado com processos oxidantes tais como MMS, para combater rapidamente os micro-organismos causadores. Nos círculos familiares e de conhecidos meus e de terapeutas amigos tornou-se padrão tratar todos tipos de tosse, resfriado, inflamações das amígdalas, etc. com administração alterada de DMSO e MMS (ou água oxigenada).

Inflamações articulares

Podem ter causas diversas. Ocorrem, por exemplo, após intervenções cirúrgicas ou terapêuticas (injeções intra-articulares), bem como em função de sobrecargas, reumatismo e depósitos. Articulações inflamadas perfazem a ênfase da aplicação do DMSO. Particularmente nelas a singular capacidade dessa substância de penetrar pela membrana biológica é de máxima importância. Na cápsula articular não há vasos sanguíneos. Por essa razão o provimento nutricional e o descarte de resíduos, isto é, a excreção de produtos metabólicos ou toxinas inflamatórias, não é de longe tão efetiva quanto noutras regiões do corpo. Processos reparatórios são dificultados e precisam ser resolvidos por meio de (lentos) processos difusores. Esses, por sua vez, dependem muito de temperatura, concentração de substâncias e estímulos motrizes permanentes. Justamente na opção por posturas antálgicas fecha-se assim o círculo vicioso, porque a própria imobilidade espontânea restringe a difusão. Nesses transtornos DMSO pode praticamente empregar todos seus trunfos. O que significa que suas numerosas propriedades farmacológicas, descritas no capítulo 1.2.3, contribuem para o tratamento curativo de inflamações articulares, porque consegue facilmente atravessar pele, musculatura e a cápsula articular, até alcançar o local inflamado do processo.

Em seu livro,[19] Morton Walker descreve o caso de um paciente que, devido a uma inflamação óssea reumatoide em ambos os joelhos conseguia apenas alcançar o consultório de seu médico apoiado em duas muletas. Por mais de dez anos Lucas Sheinholtz, então 52 anos, sofreu dessa maciça artrite. Muitos tratamentos com cortisona injetada não acarretaram qualquer melhora. Um professor que trabalhava em sua clínica havia recebido uma "carga" de DMSO e decidiu usá-lo em prol do bem de alguns pacientes nos quais até então nada surtira efeito. Sugeriu ao médico em questão pincelar DMSO sobre os joelhos de Lucas Sheinholtz. O médico não tivera qualquer experiência na aplicação de DMSO e repetiu a administração da solução diversas vezes, tão logo a quantidade anterior havia sido absorvida. Dentro de 15 a 20 minutos o paciente já não sentia dores e pôde andar sem muletas. Ao retornar uma semana depois, relatou que o joelho esquerdo ficara completamente livre de dores. O joelho direito, na semana anterior ainda muito inchado e aquecido, ainda apresentava leves dores. O médico repetiu a administração de DMSO nesse joelho, e nunca mais viu o paciente.

Inflamações de gengivas
cf. Aftas

Inflamações intestinais crônicas
As duas enfermidades intestinais crônicas de detectada inflamação da parede intestinal são colite ulcerosa e doença Crohn. São distinguidas pelas características histológicas, diagnosticadas por meio de exames do intestino, e seus sintomas. Agora comprovados alguns defeitos genéticos que frequentemente acompanham essas doenças, infelizmente firmou-se a opinião de que constituam destino inevitável. Muito pelo contrário evidenciaram-se na anamnese de muitos pacientes relações com pressões psicológicas, alimentação, tomada de remédios ou infecções precedentes. Entre os pacientes prevalece a faixa etária entre 20 e 40 anos, pois é nesse período que comumente a pressão profissional e privada é a maior. Ademais, a incidência estatística dessas doenças coincide com o progresso daquilo que ordinariamente, talvez inconvenientemente, chamamos de civilização. Semelhantes mudanças epocais sempre estão acompanhadas de novas cargas aos humanos na forma de (aditivos de) alimentos, poluição ambiental, medidas de

higiene e assim por diante. Enfim trata-se também neste ponto de uma disfunção do controle imunitário, isto é, dos processos autoimunes ou hiperimunitários. A medicina convencional por isso aplica primeiramente terapias com princípios imunossupressores (cortisona) e anti-inflamatórios (derivados de ácido salicílico).

O tratamento de doenças inflamatórias intestinais crônicas com DMSO apoia-se em suas múltiplas propriedades farmacológicas. Antes de tudo as anti-inflamatórias, analgésicas e regenerativas. Sua imunomodulação eventualmente contribui para evitar novos surtos ou agravamentos. Uma análise holística por intermédio de uma anamnese profunda e terapias daí elaboradas podem eventualmente dar uma reviravolta nos pacientes.

Insolação

Vermelhidão e dores da pele danificada indicam tratar-se de processo inflamatório em que obviamente é necessário reparar amplas partes teciduais. DMSO tem efeito analgésico, anti-inflamatório e regenerador. Áreas cutâneas afetadas pela insolação devem ser amplamente borrifadas com uma solução de 30 a 60% de DMSO. Cabe repetição a cada 3 a 5 horas.

Atenção: aplicado anterior e infelizmente protetor solar sintético, esses devem antes ser demovidos o quanto possível por lavagem. Para tanto use-se preferencialmente apenas água e eventualmente um sabonete puro – nada de géis de banho, etc.

Até a cura completa pode-se elevar a concentração até 75%. Em caso agudo pode-se também combinar o tratamento com DMSO muito bem em soluções de MMS ou água oxigenada. Para tanto **não** se ativa o MMS. Borrifa-se-o diretamente e puro, lavando-se as áreas borrifadas completamente e com muita água após meio minuto. MMS não ativado tem valor pH básico nitidamente melhor, com que contribui para acalmar as áreas danificadas. Quanto à insolação, contudo, vale: precaução é melhor do que curar! E com isso não me refiro ao abuso de coquetéis químicos da indústria cosmética. Vestimenta protetora adequada e/ou sombra plena ou parcial continuam sendo as medidas mais adjuvantes contra insolações, ainda que fora de moda e não dispendiosa. Pele, sistema imunológico e órgãos de desintoxicação sempre sofrem sob a carga que muitas pessoas lhes impõem pelo uso de protetores solares industrializados, mas também por cosmética, desodorantes, sprays de cabelo, etc. Já na leitura dos componentes tem-se a sensação de que as misturas estão um tanto distantes daquilo que podemos considerar natural. Nós mesmos, contudo, enfim somos "produto natural", e por isso melhor compatíveis com substâncias naturais e não tratadas.

Lesões (cf. também Lesões desportivas)

significam ruptura da epiderme. Podem dar-se por lesões agudas, queimaduras e acidentes, ou formar-se ao longo do tempo, como no caso das úlceras produzidas por pressão (úlceras de decúbito) ou da úlcera das pernas (úlceras venosas). Primeiramente vale para todas as lesões, sejam mordidas de animais, queda de bicicleta, lesões por ferramentas, lascas de vidro, queimaduras ou congelamentos, etc., ou as ditas lesões: desinfecção! Mas não recorramos aos desinfetantes modernos, que contêm álcool. Melhor apostar na velha água oxigenada (1 a 3%), ou na solução de hipoclorito de cálcio (cerca de 1 colher de chá por meio litro d'água. Esses preparos borrifados protegem a pele ainda saudável, facilitando a posterior cura da lesão. Pode-se até pressupor que o tecido no entorno experimente ativação positiva por essas substâncias oxidantes, como revelam relatos de experiências positivas em foros da Internet. Ademais, esses relatos inserem-se diretamente nos extensos esclarecimentos contidos no capítulo 2.5 relativos à combinação com princípios oxidantes (MMS, H_2O_2) com DMSO. Diretamente após a desinfecção o DMSO, borrifado, pode desempenhar seu pleno efeito sanativo. Com isso todos os processos reparatórios beneficiam-se do perfil regenerador do DMSO. Surpreendente em que medida as aplicações de soluções de 50 a 75% de DMSO em qualquer estágio fomentam celeridade e qualidade da cura de feridas abertas. Ao mesmo tempo minimiza e mesmo impede endurecimentos e aderências. Com essa aplicação alcança-se simultaneamente danos de tecidos e inflamações mais profundos debaixo da cútis. Importante ainda deixar as lesões em permanente contato com o ar. O vício, às vezes visto, de tapar até mesmo pequenas escoriações com esparadrapos causa desnecessárias feridas úmidas e focos inflamáveis e infecciosos. Efetivamente desinfetada, é melhor a área secar bem. Ademais, a comichão e a vermelhidão provocada pela aplicação de DMSO são abrandados se a ferida ficar descoberta.

Caso: sobre o pé do sr. R. M., de 64 anos, diabético, há um ano tombara um palete. A ferida que se deu na lateral do dedão não curou desde então. Sofria de dores constantes. Após borrifar a área duas vezes com uma solução de 75% de DMSO cessaram as dores tão antigas. Após mais uma semana de aplicações de DMSO (2 x ao dia) formou-se uma crosta e a cicatrização levou-se a cabo.

Caso: o sr. M. G., de 45 anos, por longo tempo tivera uma úlcera de até 20 cm na perna. Provavelmente devida a alguma insuficiência venosa. Por orientação, banhou a perna uma vez com MMS, e depois tratou a área diariamente por um mês com 75% de DMSO. Sem complicações, isso proporcionou a cicatrização e recuperação de todas as funções musculares.

Caso: A. G., de 5 anos, havia prendido os dedos da mão esquerda na porta do carro ao descer. As unhas e pontas dos dedos estavam em mau estado, e a criança não parava de chorar de dor. Intuitivo, o pai borrifou na pequena mão uma solução de 80% de DMSO, que levava consigo para outro tratamento. Após poucos minutos desapareceram as dores. Os dedos feridos rapidamente regeneraram-se com o tratamento posterior, após poucos dias tudo estava superado.

Caso: há meio ano a sr.ª A. F., de 51 anos, havia se submetido a uma cirurgia do tornozelo em consequência de uma fratura cominutiva. O tratamento cirúrgico do tornozelo foi bem-sucedido, já a ferida do corte apresentou fortes distúrbios de cicatrização. Ocorreu necrose tecidual e infecção com estafilococos (agentes piógenos bacterianos). Após todo esse longo padecimento a sr.ª F. seguiu a orientação de, primeiramente, dar um banho de MMS, e depois aplicar diariamente uma solução de 75% de DMSO. A inflamação cessou, e após duas semanas a ferida cicatrizou.

Entre outros, Morton Walker[19] cita os resultados, nitidamente positivos, de uma terapia tópica com DMSO em 1.371 pacientes (!). Padeciam de úlceras na pele em pernas, pés e ancas, devido a diabete; de micoses e varizes; de feridas infectadas; de diversas enfermidades cutâneas e queimaduras de 2º e 3º grau. O tratamento ocorria três vezes por semana, e mesmo diariamente, com spray de DMSO após a limpeza das áreas cutâneas apenas com água esterilizada. Geralmente dores e moléstias desapareciam já após poucas aplicações. 95% dos pacientes puderam obter alta já após 20 dias, e retomar suas atividades normais, apesar de que alguns deles haviam padecido de suas úlceras por anos.[71] Saravam rapidamente até varizes cronicamente inflamadas, por anos tratados de modo tradicional. Queimaduras em braços saravam sem deixar rastros. O Dr. Tirado, chefe da equipe, é citado assim: "O spray de DMSO desempenha sua função." Único efeito colateral relatado é que, em feridas muito profundas, acarreta breves ardências mais ou menos intensas nas primeiras aplicações. Também nesses casos a terapia de DMSO, extremamente efetiva, foi continuada consequentemente a pedido dos pacientes.

Lesões da medula espinhal

não só soa perigoso senão efetivamente o são, pois muitas vezes as conseguintes paralisias são irreversíveis. Dependendo da extensão da lesão de suas fibras nervosas, as perdas neurológicas podem remitir quando o concomitante inchaço do tecido lesado não as pressionar por tempo demasiado. O canal medular espinhal tem diâmetro dado por natureza pelo seu "tubo protetor" formado pelos orifícios das vértebras. Os cordões nervosos não dispõem de margem para desvio. O efeito é familiar pela problemática das hérnias discais. É esse o motivo pelo qual a diminuição de pressão é prioridade absoluta em lesões traumáticas do sistema nervoso central! Quando, por exemplo, alguém bate a cabeça numa queda, ocasionando sangramento interno, diminui-se a pressão por meio da perfuração da abóbada craniana. Pela perfuração o sangue pode vasar, evitando-se assim aumento de pressão dentro da rígida cavidade cranial. No caso de um inchaço tecidual decorrente de lesão da medula isso evidentemente não é tão factível. Aqui DMSO tem muito a contribuir. Administrado em tempo, o inchaço remite rapidamente e apoia a regeneração das funções nervosas. Leia-se o caso de uma jovem paciente que Morton Walker incluiu em seu livro[19]:

Clara Fox ficou pasma ao, em 15 de setembro de 1979, saber que seu filho Bill sofrera acidente quase que mortal que causara a paralisia total. Já poucas horas depois foi felizmente internado numa clínica em cuja unidade de tratamento intensivo o então médico Dr. Greccos aplicou um tratamento holístico com infusões de DMSO durante os primeiros dez dias após as lesões arrasantes. Bill sofrera uma "fratura cervical" acima da quinta vértebra, e estava totalmente paralisado dali para baixo. Ali estava, careca e preso entre feias barra férreas introduzidas em seu crânio para estabilizar sua coluna espinhal. Nelas penduravam cordas com pesos que passavam por discos para fixar suas vértebras cervicais em determinada posição para sua eventual cura. Passou assim outros 45 dias após deixar a UTI, em que por 4 dias estava entre a vida e a morte. Ao final das contas passou mais de seis meses internado. Pela primeira vez Bill havia recebido o DMSO somente após transcorridas umas sete horas. Então considerava-se que DMSO deveria ser administrado preferencialmente dentro de 90 minutos quando de lesões do sistema nervoso central bem como de AVCs. Após alguns dias de tratamento recuperou nítida sensibilidade primeiramente nos ombros e braços, depois no busto superior. Sua família estava felicíssima. Até o final do tratamento com DMSO recuperou o controle de sua bexiga. Era fenomenal, e Dr. Greccos relembrou que ele mesmo, em conversa com os pais após o acidente, declarara que uma sobrevivência seria improvável diante das graves lesões evidenciadas pelas imagens radiológicas; e se sobrevivesse, ficaria permanentemente paralisado. O médico reconheceu que DMSO havia literalmente salvado a vida de Bill, pois a substância retirava líquido de sua medula e cabeça, e com isso a pressão. Ao mesmo tempo ocorreu a reconstituição de sua sensibilidade física. Sem DMSO Bill teria morrido. Cinco semanas após a suspensão do DMSO foi efetuada a cirurgia necessária pela lesão da cartilagem. Foram implantados dois pinos de aço inoxidável, ligados com substância óssea e tecido muscular da bacia. A intervenção foi bem-sucedida. Durante a reabilitação foi elaborado um programa de terapia motora. Mas dores pós-operatórias e falta de motivação fizeram com que Bill não o acatasse. Com o tempo seu estado voltou a piorar, e ele como sua mãe sentiam que seria necessário retomar as infusões de DMSO. Mas os respectivos terapeutas na clínica de reabilitação permitiam apenas a aplicação tópica, o que ao menos diminuía as dores nalgumas partes do corpo. Certa vez alguns membros da família perceberam movimentos fluidos e brancos nas pernas de Bill ao tratá-lo com DMSO tópico. Os cuidadores não levaram os relatos a sério, até que certo dia Dr. Greccos observou tal movimento ao conversar com Bill. Com veneração e admiração deixou o quarto e disse abertamente que agora estaria entendendo do que falavam os familiares. Há três meses a família havia batalhado para a retomada as infusões com DMSO. Agora, pouco após as férias de natal, foi-lhes concedida a permissão, se bem que sob condições. Bill deveria primeiramente submeter-se a uma série de exames neurológicos numa clínica especializada. Se os exames permitissem esperanças de melhoras, deveriam ser continuados duas vezes por semana durante a terapia com infusões de DMSO, para avaliar o andamento. EM não havendo alterações importantes, a terapia com DMSO deveria ser suspensa. A partir desse dia o estado de Bill melhorou rápida e continuamente. Já tolerava três a cinco horas de terapia física sem dores, e apresentava fadiga apenas pelos seus grandes esforços. A musculatura de seus braços recuperou-se completamente, e estava orgulhoso de seu bíceps. Em 13 de março de 1980 conferiram-se resultados com exames neurológicos anteriores. Os resultados foram realmente todos surpreendentes. Todos os dados medidos haviam melhorado dramaticamente. Ademais seu pé direito esboçava reações sensoriais. Retornou a casa e, por conta, comia, escovava os dentes, barbeava, penteava, vestia-se e tomava seu banho. Ainda seis meses antes sua família preparara-se para uma paralisia completa. Agora manejava sua cadeira de rodas com perfeita autonomia.

Proíbem-se conjecturas sobre o que teria sido se Samuel Koch, que sofrera grave acidente em 4 de dezembro de 2010 durante gravações para o programa *Aposta que...*, da TV alemã, tivesse obtido imediato tratamento com DMSO?

A mãe de Bill, posteriormente, escreveu numa carta a um deputado: "Nos últimos seis meses passei muitas horas na clínica de Dr. Jacob, e pude presenciar diretamente diante meus olhos como aconteciam milagres constantes. Vi pessoas sendo tratadas que, em parte, passaram vinte anos em paralisia e começaram a se mover. O assombro em seus olhos é mesmo inesquecível. Vivenciei a veneração nos olhos de um jovem casal cujo filho era tratado por portar a síndrome de Down, e ouvi com atenta tensão ao relatarem o quanto essa criança já havia deixado o abismo da morte para trás. Eu mesma indiquei o Dr. Jacob a pessoas de diversas doenças e dores, ou a ele as encaminhei, e vi quão felizes sorriam ao serem curadas após anos de sofrimentos. Aí me reclinava e, toda encantada, observava o Dr. Jacob após outra bem-sucedida consulta prestada. Quão orgulhoso e feliz estava em poder ajudar a nós humanos. Muito li e pesquisei sobre a história toda e verdadeira dessa substância extraordinária. Junto a milhões de outras pessoas posso apenas esperar que essa humilde pessoa possa ver realizado todo seu trabalho e seus sonhos com um sucesso definitivo, que DMSO seja readmitido para comercialização pela FDA.* Com base em todos esses esforços poder-se-ia então ajudar a todos os americanos, alguns seriam salvos. Apelo a todos que participam dessa decisão a examinar atentamente os fatos, ajudando, assim, que essas preces sejam ouvidas."

---

* Novidades: Desde 01/11/2015 estão disponíveis ampolas certificadas! (Cf. "Fontes de abastecimento")

Lesões desportivas

São uma das áreas de uso concentrado de soluções de DMSO, que conhecemos primeiramente como fomentador da regeneração. Por experiência própria, subsumo contusões e lesões de estiramento ou distensão. Evidentemente enquadram-se ainda moléstias crônicas devidas a reiteradas sobrecargas ou inflamações subsequentes. Enfim não esqueçamos as fraturas ósseas. Se bem que imperativamente requeiram intervenção médico-cirúrgica, um tratamento anterior e posterior pode ser muito útil. Em todos esses casos trata-se de, no estágio agudo, impedir ou amenizar inchaços, dores, hematomas e processos inflamatórios com ajuda do DMSO. Daí importa atendimento imediato com pinceladas ou borrifo com DMSO nas áreas afetadas.

A concentração conveniente depende da área lesada: abaixo da cintura pode-se comumente tratar de imediato com soluções aquosas de 70 até 90%; acima da cintura e particularmente na cabeça a dosagem deve ser mais cuidadosa. Pode-se iniciar com uma solução de 60%. Para tanto recorra-se novamente às ilustrações e propostas de uso tópico no capítulo 2.2. Importante é a plena absorção ou então a retirada do DMSO por lavagem antes de cobrir as áreas com roupas. Em casos graves pode-se aplicar uma mistura de DMSO e diclofenaco (Diclac®, Voltaren® como gel, por exemplo) para obter maior efeito anti-inflamatório e analgésico. Essa mistura deve no entanto ser aplicada apenas a cada 2 ou 3 dias, para evitar danos cutâneos.

Walker[19] também descreve que uma faixadura de DMSO intensifica o efeito. Para tanto impregna-se uma gaze com a solução de DMSO, e com ela enfaixa-se a parte em questão. Acima coloca-se uma densa atadura, de plástico, por exemplo, para que um máximo de DMSO infiltre o tecido por período prolongado.

Surpreendentes sucessos terapêuticos em lesões desportivas encontram-se aos montes no livro de Morton Walker. Também muitos usuários conhecidos meus praticamente fizeram experiências exclusivamente positivas ao tratarem traumas em juntas e tecidos moles. Na prática do consultório o tratamento de tais moléstias com DMSO, qual a aplicação de DMSO em artroses e doenças reumáticas, é sempre uma aposta segura. Já durante o tratamento pode-se ansiar pelo sucesso terapêutico. Mesmo assim um exemplo: há 25 anos minha esposa sofreu grave lesão de seu joelho nas obrigatórias excursões escolares de esquiar, que então, inícios da década de 1980 sequer obteve terapia ou diagnóstico aprofundado. Pode-se supor terem ocorrido danos do menisco e da cápsula. De qualquer modo padecia, desde então, de fortes e recorrentes moléstias e restrições motoras – até há pouco. Quando "finalmente" tivemos a ideia de tratar com DMSO esse antiquíssimo dano articular topicamente, o joelho quase não perturba após dois tratamentos, aguentando cargas normais.

Morton Walker[19] descreve um questionário sobre a aplicação de DMSO, efetuado na primavera de 1980 entre 39 médicos desportivos profissionais. Dado que responsáveis pelo acompanhamento médico de clubes profissionais já então preferiam manter guardadas as possibilidades terapêuticas de DMSO, apenas 7 médicos admitiram o uso de DMSO. Usam-no para o tratamento de articulações inflamadas, contusões, inchaços, tendinites e inflamações sinoviais, contusões musculares e gota. Como efeitos colaterais foram indicados apenas o hálito e a vermelhidão local passageira na aplicação tópica. Um caso narrado descreve o então "Running Back" dos Falcões de Atlanta, Haskel Stanback, que torceu o tornozelo na primeira partida após sua nominação como jogador titular em 1978. O raio-X revelou como diagnóstico: fissura óssea e ruptura de ligamento. Perdera sua grande chance. O técnico de seu time disse-lhe que levasse seus equipamentos consigo para casa.

Alguém, contudo, deu-lhe um frasco de DMSO e o orientou a aplicá-lo a cada hora a noite toda no pé. Na segunda-feira reapresentou-se sem inchaço no tornozelo. Os médicos diziam que deixariam a decisão para quarta-feira, porque nas terças o time não treinava. Assim Stanback continuou aplicando o DMSO na segunda e terça-feira. Na quarta participou do treinamento e pôde caminhar, correr, atacar e atirar sem moléstias, como tudo mais que se espera de um jogador profissional. No domingo seguinte voltou a jogar. Rendimento e disponibilidade seriam o mais importante para um desportista. DMSO melhoraria a cura e diminuiria o período entre lesão e retorno "ao serviço", assim o terapeuta responsável.

Miastenia grave (cf. também Doenças neurodegenerativas)

Trata-se de uma doença autoimune em que os receptores nervosos se bloqueiam e desintegram. Isso dificulta a transmissão de impulsos, ou seja, a transmissão de sinais entre células nervosas e musculatura (esquelética). Acorre rápida fadiga muscular que se recupera apenas após repousos suficientemente longos. Daí também o nome miastenia grave, traduzível como "grave fadiga muscular". Como a fadiga muscular produz-se por carga, as moléstias tipicamente aumentam ao decorrer do dia. Com seu avançar podem ocorrer verdadeiras paralisias, que na pior das hipóteses podem afetar respiração e deglutição. Inicialmente são tipicamente afetados os músculos das pálpebras bem como músculos orais e mímicos. As causas dessa doença são absolutamente desconhecidas. Ela afeta principalmente mulheres entre 20 e 40 anos. Nalguns casos pode-se constatar uma relação com infecções precedentes ou alterações do timo. Neste caso último, a terapia consiste inicialmente na extirpação cirúrgica do timo, com que alguns pacientes se curam. De resto busca-se, como noutras doenças autoimunes, suprimir a disfunção do sistema imunitário com cortisona e outros meios imunossupressores. Também a eliminação dos anticorpos pela troca do plasma sanguíneo ou a administração de imunoglobulina são processos padrão na miastenia grave. Tratamento específico com medicamentos pode ser feito pelo uso de inibidores sintéticos de enzimas (inibidor da colinesterase). Isso aumenta a quantidade local disponível do neurotransmissor responsável pela transmissão de sinais do controle nervoso para os músculos (acetilcolina). Esses remédios têm, contudo, muitos efeitos colaterais adversos, quais sejam problemas gastrointestinais que se manifestam como convulsões e vômitos, elevada salivação, baixa frequência cardíaca, estreitamento dos brônquios, transtornos da musculatura ocular. Durante a gravidez e lactação deveriam ser sempre evitados.

Como reiteradas vezes esclarecido quando de outros processos autoimunes, podemos supor que tais reações disfuncionais ou excessivas de nossas células imunológicas tenham um histórico holístico, quer dizer: multifatorial. Já o revela o agravamento de sintomas quando de influências negativas de nosso entorno, estresse/preocupações ou infecções. Em havendo, portanto, um caminho para o adoecimento, que necessitou de algum tempo, também o caminho da saída da doença pode demorar ao menos o mesmo tempo. Descarga e purificação deveriam contribuir para um novo equilíbrio de longo prazo, ou seja, para a cura verdadeira. Isso também toca o equilíbrio dos processos imunitários normais. DMSO, assim aprendemos nos capítulos anteriores, pode fornecer boa base para tanto. É imunomodulador e apoia a eliminação de toxinas. Do mesmo modo estabiliza as membranas celulares (também em células nervosas e musculares), e inibe a destruição dos neurotransmissores. Tudo com excelente tolerância, como sempre.

Para o tratamento de miastenia grave aplica-se DMSO interna como externamente. Membros ou grupos musculares afetados podem portanto ser pincelados tópica e localmente com uma solução aquosa de 60 – 75% de concentração de DMSO. Paralelamente pode também ser aplicada a ingestão ou a infusão, iniciando-se com cerca de 3,5 g diários de DMSO. Dependendo da resposta, pode então a dosagem ser adaptada individualmente e apoiada por demais medidas cabíveis. Se houver tratamento com cortisona, observe-se que DMSO reforça seu efeito claramente.

Mordida canina

A presente seção pode também ser aplicada a feridas similares de outros animais. Eu mesmo tive uma experiência muito impressionante especialmente no que toca a mordida de um cão. Ao brincar, nossa filha de 10 anos foi mordida no pulso por um cão desconhecido – que apenas pretendia conquistá-la ainda mais para si. Grandes foram a preocupação do dono do cão e o susto dela. Felizmente um frasco de DMSO com solução de 75% esteve à mão, porque o dono do canino é cliente meu. Havia-nos convidado para um almoço com sua família. Por isso pedira pelo DMSO e o aplicara sobre a mordida, já muito inchada e avermelhada. Além do efeito tranquilizante dos envolvidos, também os inchaços e as dores sumiram dentro de minutos, no dia seguinte as feridas já estavam curadas perfeitamente.

Nervosismo em crianças

cf. Transtornos e atrasos de desenvolvimento infantil

Neuralgias

são dores dos nervos. São causadas pela irritação ou lesão das fibras neurais periféricas. *Periférico* é denominado todo o âmbito externo ao sistema nervoso central, consistindo em cérebro e medula. Nervos periféricos, isto é, aqueles que podem acessar órgãos, músculos e pele, ou a eles são sensíveis, podem facilmente ser afetados por pressão mecânica por não estarem protegidos por ossos (síndrome do túnel do carpo, por exemplo). Também infecções (herpes zóster), inflamações (neurite), desabastecimento (polineuropatia) e radiação podem causar danos seguidos de fortes dores em nervos na periferia. Neuralgias ocorrem muito durante ou para o final de curas de doenças. Exemplo típico é a neuralgia do trigêmeo (tique doloroso), que se dá após inflamação do ouvido médio e causa dolorosos espasmos da musculatura facial. Neuralgias podem ser passageiras ou crônicas, e em muitos casos provocam grande sofrimento ao paciente. O desencadeamento dos surtos de dor e sua duração variam muito e provocam tormentosa insegurança e atitudes irracionais de esquivo nos pacientes.

Quando possível, trata-se a doença primária de modo sintomático ou curativo, respectivamente. De resto a medicina convencional conhece um esquema gradual do tratamento das dores, que prevê o uso de analgésicos sempre mais fortes. Dependendo do desenvolvimento ou das respostas da síndrome da dor, emprega-se princípios ativos da fórmula dos opiáceos ou então daqueles empregados em depressões e epilepsias. Se o controle assim não for alcançado, há a opção cirúrgica nalguns casos. Se o paciente a aceitar ... Muitos aceitam-na por não encontrarem outra saída do inferno das dores, que muitas vezes resulta em suicídio.

Na introdução aprendemos que DMSO já na década de 1960 era usado por milhares de norte-americanos – principalmente como analgésico. Foi esse também o emprego primeiro do DMSO pelo qual a indústria farmacêutica então solicitou certificação. DMSO é ótimo analgésico, de efeito rápido, que pode ser aplicado por qualquer um localmente. Como neuralgias comumente situam-se próximas à superfície, a aplicação tópica na forma de soluções aquosas é apropriada. A área afetada, uma face, um lado, costelas, pulso, por exemplo, são generosamente umedecidas com pinceladas ou através de spray (não nos olhos!). Segundo as orientações no capítulo 2, acima da cintura emprega-se soluções de concentrações de DMSO menores do que abaixo dela. Particularmente no rosto caberia iniciar com concentrações abaixo de 60%, por precaução. Já no pulso e nas pernas (irritação do músculo peroneal longo, por exemplo) pode-se empregar uma concentração de 75% e maior. Para além da rápida diminuição da dor assim obtida por DMSO, porque a substância inibe a transmissão de sinais para as típicas fibras nervosas, também os efeitos anti-inflamatório e regenerador podem ser úteis. Neuralgias são temidas principalmente pela sua erupção surpreendente. Seus desencadeadores podem ser sensibilidades outras, tais como alterações de temperatura ou toques. Isso muitas vezes leva os pacientes a se isolarem e evitarem sair de casa. Essa retração social reforça o sofrimento por sua vez. Justamente esse processo instável crônico eventualmente já resulte de processos inflamatórios teciduais ou de seu desabastecimento crônico. Pelo DMSO os fatores desencadeantes são assim curados simultaneamente. Por isso não convém satisfazer-se com a mera superação das dores após uma primeira aplicação. Vale a pena continuar o tratamento e curar o dano nervoso o quanto mais possível.

Neurodermite (cf. também Asma, alergias)

Áreas cutâneas podem rapidamente ser "apaziguadas" por uma solução de DMSO de 40 a 65%, o que dever-se-á primeiramente a seus efeitos antialérgicos e anti-inflamatórios. Para além das medidas de pronto-socorro, devem todas as doenças do campo atópico ser sempre analisadas de modo holístico em se pretendendo sua erradicação definitiva. Alimentação, higiene mental e princípios ativos vegetais são, portanto, importantes peças terapêuticas. Por existirem muitos procedimentos de grande eficiência com respeito a processos atópicos ou, mais genericamente, alérgicos, recomenda-se a elaboração de um tipo de guia individual do paciente, qual o faço para meus pacientes. Isso lhes passa a segurança do manuseio das medidas, para eles geralmente desconhecidas, quando antes apenas usavam pomadas de cortisona ou zinco.

Para além da aplicação tópica de soluções de DMSO nas áreas afetadas, aplicadas preferencialmente sem contato, ou seja, via spray, recomenda-se ainda a administração pela via oral ou por infusão. As dosagens iniciais costumeiras podem ser deduzidas dos respectivos trechos do capítulo 2. Lactantes e infantes perturbados pela neurodermite costumo, até agora, tratar até sem DMSO, e com bons resultados. As iniciais e passageiras irritações cutâneas observadas em adultos poderiam fazê-los coçar-se ainda mais. Para tratamento localizado recomendo, por isso, soluções que acarretem alívio imediato. Dentre elas as mais importantes essências vegetais do amor-perfeito (viola tricolor) e margarida (bellis perennis), e/ou os preparos fermentados de bactérias específicas. Poderiam ser as culturas probióticas (bactérias de ácido lático, por exemplo) ou as soluções processadas conhecidas como micro-organismos efetivos (ME). Do mesmo modo serve a aspersão com soluções de MMS. Esse procedimento caracteriza antes um cuidado demasiado. De fato nada fala contra a administração de soluções diluídas de DMSO já em crianças pequenas, após teste de tolerância.

Osteíte (inflamação do tecido ósseo)

Essa enfermidade refere-se a uma inflamação que pode afetar todas as partes ósseas. Dentre medula, o próprio tecido ósseo e mesmo o periósteo. Causa costumam ser infecções bacterianas, virosas e fúngicas após lesões ou cirurgias. Na medicina convencional prefere-se comumente uma cirurgia imediata, porque o alcance de um antibiótico ao foco infectante é improvável. Infelizmente também essas intervenções, apesar de em sua especialização sempre mais aprimoradas, não são tão efetivas quanto desejadas. Com isso abre-se prolongado processo de enfermidade. Opção é uma terapia (mesclada) com DMSO. Ou uma combinação de princípios ativos da medicina convencional e/ou cortisona com DMSO, ou a administração de DMSO juntamente com um comprovado oxidante como MMS. Esse procedimento recomenda-se também em caso de osteítes assépticas, isto é, quando não há microrganismos em jogo. DMSO consegue alcançar todas áreas dos tecidos e lá desenvolver suas propriedades anti-inflamatórias. Ademais reboca os demais princípios ativos. Também o efeito analgésico de DMSO e com isso a facilitação da movimentação ou diminuição da posição antálgica serão benvindos pelo paciente.

Dependendo da parte do corpo afetada, decide-se se a parte é mais facilmente alcançável por aplicações tópicas ou internas. Evidentemente pode-se sempre administrar em ambas as vias simultaneamente (ingestão/infusão). Como muitos ossos podem ser palpados pela superfície, muitas aplicações podem ser tópicas. Para tanto umedece-se a área generosamente com uma solução de DMSO por pinceladas ou spray. Nas extremidades (braços e pernas) pode-se aplicar concentrações mais fortes do que no tronco ou na cabeça. A combinação de DMSO com um antibiótico apropriado pode igualmente ser aplicada topicamente.

Se o antibiótico deve ser tomado por via oral, seu efeito e alcance será igualmente melhorado pela concomitante ingestão de DMSO. O mesmo vale para os alternativos exterminadores de bactérias como MMS. As ingestões subsequentes das duas substâncias (DMSO e MMS) devem suceder-se em lapso muito breve.

Osteomielite
cf. Osteíte (Inflamação óssea)

Otite média aguda
cf. Otites

Otites
Distinguem-se da otite externa as agudas ou crônicas otites do ouvido médio (otite média). O genericamente reconhecido procedimento em otites médias infantis transformou-se, nos últimos anos, em estratégia

antes expectativa quando está em jogo a aplicação de antibióticos sistêmicos. Primeiro busca-se tratar apenas com o analgésico Ibuprofeno, que também contém propriedades anti-inflamatórias. Por muito tempo usavam-se ainda antibióticos orais, que muito agridem especificamente o organismo infantil (destruição da flora intestinal). Os principais dois argumentos eram o perigo de graves complicações decorrentes da inflamação do ouvido médio bem como a impossibilidade da aplicação local do princípio ativo eliminador das bactérias por gotejo. Pois para tanto um remédio teria de ser capaz de permear o tímpano, que separa o ouvido interno do externo.

Desde que conhecemos o DMSO, a situação é outra. Evidentemente persistem graves complicações quando do processo inflamatório descontrolado do ouvido médio, razão que requer observação atenta. Mas para o problema do transporte de uma substância antibiótica através do tímpano há a ajuda do DMSO. A assim possibilitada aplicação local de uma dosagem muito menor de um princípio ativo desse grupo de remédios evita muitos efeitos colaterais. Isso significa que, com uma combinação de DMSO com gotas antibióticas, podemos tratar a otite média "a partir de fora". Consta que um remédio industrializado estaria em fase de teste. Quem o considerar demasiado convencional ou quem prefere não usar antibiótico, pode aplicar DMSO exclusivamente ou em conjunto com bactericidas alternativos tais como MMS e água oxigenada, na forma de gotas. Uma solução aquosa de aproximadamente 40% é conveniente para essa aplicação. Para tanto goteja-se 2 a 3 gotas no duto auditivo com a cabeça deitada para o lado. Antes ou a seguir pode-se gotejar algumas gotas de uma solução de MMS (2 gotas de MMS ativado em 10 ml de água) ou água oxigenada de 1 a 3%. Água oxigenada entre 1 e 3% também recomenda-se, por exemplo, como desinfetante para lesões do tímpano.

Caso: um de meus pacientes, que dispunha de DMSO para uso oral, "confessou-me" certo dia, que, por conta, o gotejara nos ouvidos de seu filho, que sofre de reiteradas otites médias, enquanto este dorme. Quis saber se estava errando nalgo. Meio assustado, perguntei se usava o DMSO puro, de 100%, do recipiente. Era o caso. Perguntei se o filho não estaria reagindo às possíveis fortes irritações cutâneas devidas à elevada concentração, o que negou. A tolerância era boa e dores como inflamações logo remitiram. Isso demonstra que efeitos podem ser muito individuais e que DMSO até perdoa "equívocos" em sua administração ...

Caso: A. G., agora de 6 anos, padecia de otites crônicas no duto auditivo, com eczemas na orelha. Os pais relatavam que em função disso o menino frequentemente não conseguia adormecer. Após uma única aplicação de algumas gotas de uma solução de 50% de DMSO o menino adormeceu bem, e todo problema desapareceu em poucos dias.

Caso: D. S., de 3 anos, há dias padecia de resfriado acompanhado de tosse e febre. Finalmente a situação alterou, os sintomas anteriores desapareceram, mas sofria de forte otite unilateral. Tal "migração" é relatada frequentemente, por isso a otite média é considerada complicação de infecções "banais". A mãe da criança buscou orientação minha, a pequena passou a receber algumas gotas de 35% de DMSO no ouvido "mau". Após poucos minutos as lágrimas das dores estavam substituídas por um sorriso em sua face. Claro que depois a menina elétrica reclamava vivamente da comichão, mas isso era antes sinal do retorno de suas energias ...

Pancreatite

Enquanto órgão secretor, o pâncreas cumpre logo duas funções extremamente importantes. Por um lado produz e libera os hormônios metabólicos determinantes (insulina, etc.) que desembocam na corrente sanguínea (função endócrina). Por outro, produz enzimas imprescindíveis para a digestão de alimentos, que transporta à parte superior do intestino delgado (função exócrina). Trata-se, entre outros, de substâncias necessárias para a dissociação de gorduras e proteínas. Particularmente este item é crucial para o perigo de uma inflamação nesse órgão. Em resumo, o problema básico de um processo inflamatório no tecido pancreático radica na subsequente permeabilidade dos dutos excretores das enzimas. Na sequência essas podem ser ativadas precocemente, agredindo então o próprio órgão no sentido de uma digestão a partir de dentro. Destruição das células da glândula bem como perfuração e "ataque" enzimático a órgãos vizinhos no ventre podem suceder. Essa pancreatite pode ser aguda ou crônica. As razões de uma inflamação no pâncreas são variadas. Dentre as mais comuns citemos cálculos da vesícula biliar (os dutos biliar e pancreático comumente desembocam juntos no mesmo lugar do duodeno), demasiado consumo de álcool ou infecções tais como caxumba e hepatite. Além de fortes dores no abdômen superior, os afetados geralmente padecem de náuseas, constipação intestinal e febre. Enquanto princípio ativo anti-inflamatório, DMSO pode muito bem ser aplicado nessa enfermidade. Os mecanismos que deste modo amenizam e/ou curam são provavelmente múltiplos e devem-se também à permeabilidade de DMSO. Mesmo o "desagravo" de enzimas parece bem provável.

Atenção: pancreatite é doença grave, que frequentemente acarreta sérias complicações! Vale absoluta carência alimentar, imediata e abundante infusão de líquidos, e emprego de analgésicos (DMSO também é). Dependendo da sintomática ou causa (infecção, por exemplo), cabe complementação por outras terapias, quais sejam MMS via infusão. Comparado aos antibióticos e inibidores do ácido gástrico corriqueiros, a vantagem é que o organismo é menos atacado nessa emergência. Devido a seu teor de acidez, não aplicaria a ingestão da solução de MMS costumeira no caso da pancreatite. Há a opção da ingestão da SDC fabricada ou da produção própria da infusão livre de pirogêneo, conforme descrito no capítulo 2.5.1. Em se optando por DMSO como princípio ativo anti-inflamatório e analgésico para o tratamento da pancreatite, não deve ser aplicado junto de MMS numa mesma infusão e sim em sequência. Cabe observar que a infusão de DMSO pode ser um tanto rápida, já a infusão de MMS, oxidante, bem lenta, para que os glóbulos vermelhos possam ser carregados equilibradamente com ClO_2.

Pé de atleta

Trata-se principalmente de uma infecção fúngica na sola do pé que se apresenta como grupo de pequenas bolhas. No prosseguimento agregam-se rugas, escamação e endurecimento da pele. A enfermidade provém do frequente uso de sapatos esportivos apertados. Muitas vezes o clássico tratamento com antimicóticos não é eficaz o suficiente. Efeito melhor têm banhos com MMS ou um tratamento combinado de DMSO com MMS. Assim o princípio antimicótico penetra melhor em camadas mais profundas da pele. Ademais, DMSO contribui com suas próprias propriedades. Para o procedimento prático há opções. Pode-se pincelar os pés com DMSO e aguardar alguns minutos até que a pele esteja mais seca. Aí se imerge os pés no banho de MMS prcviamente preparado (por exemplo 20 gotas de MMS duplamente ativado, isto é, 20 gotas de clorito de sódio mais 40 gotas do ativador). Pode-se também borrifar os pés fortemente e depois agregar o DMSO com pinceladas, conforme se prefira.

Picadas de insetos

Para além do fato de que muitas pessoas tendem a inflamações exageradas, no sentido de alergias, após picadas por vespas, abelhas ou mosquitos, a ocorrência acarreta ao menos dores ou comichões desagradáveis. Após picadas de insetos podem ainda ocorrer infecções bacteriológicas derivadas. Reações alérgicas foram tratadas nas respectivas palavras-chaves. Também as demais manifestações secundárias de ataques de insetos podem muito bem ser tratadas com DMSO. Para tanto basta borrifá-las em diluições adequadas. A concentração de DMSO depende da área do corpo. Na cabeça usa-se inicialmente uma concentração menor (30 a 50%), no tronco uma média (de 50 a 65%), e abaixo da cintura elevadas concentrações (60 a 80%).

Em que pode DMSO aqui contribuir? Seu efeito anti-inflamatório e analgésico rapidamente abafa comichão, inchaços e dores. Quanto antes aplicado após a picada, menos desenvolvem-se os típicos sintomas. DMSO elimina toxinas eventualmente introduzidas pelos insetos com rapidez muito maior. Podemos entender esse efeito ao menos de dois modos. Primeiro já conhecemos seu efeito transportador, que faz com que as moléculas tóxicas sejam "envolvidas", podendo assim superar mais facilmente as membranas biológicas, como por exemplo as paredes celulares e dos vasos. Por segundo a inundação do DMSO bipolar e antioxidante causa imediata diluição da concentração local das toxinas, eliminando seu efeito nocivo. Uma combinação com substâncias oxidantes degradantes tais como MMS/SDC e água oxigenada é conveniente e pode fazer desaparecer picadas de insetos rapidamente. Para tanto pode-se borrifar primeiro a solução MMS ou H_2O_2, e a seguir o DMSO diluído. (Cf. o capítulo 2.5.1)

Polineuropatia

Podemos traduzir esse termo por "adoecimento de muitos nervos". Trata-se portanto de complexos sintomáticos muito diversos e de múltiplas causas. Olhar genérico mostra que lesões celulares nervosas ou fibrosas causam sensações desagradáveis e salientes especialmente em tecidos distantes do tronco. Pés e pernas ou mãos passam então a "informar" formigamento, ardor, dores, torpor, sensações sensoriais equivocadas, por exemplo. Nem sempre consegue-se delimitar precisamente a distinção com a síndrome das pernas inquietas. Ademais podem ocorrer distúrbios em abastecimento e nutrição nessas áreas, que se apresentam como partes expostas, de difícil cura. Outras manifestações podem também acontecer no tronco, dentre elas transtornos digestivos e da bexiga, bem como reação limitada das pupilas.

Como indicado, são extremamente complexas as causas, e muitas vezes incerta sua gênese. Polineuropatias podem dar-se por diabete, alcoolismo, esclerose múltipla, doenças autoimunes, hipotireoidismo, por remédios (quimioterapia) e toxinas (chumbo), falta de vitaminas ou de ferro, infecções (borreliose de Lyme, doença de Pfeiffer, HIV, ...), cânceres, inflamações de vasos e mesmo sem causas comprováveis. O tratamento deve enfocar as doenças desencadeadoras quando conhecidas. Isto é, deve-se visar a abstinência alcoólica, vitaminas devem ser substituídas, diabete tratada, etc. Pelo DMSO pode-se ademais dar uma chance de regeneração às células nervosas prejudicadas por intermédio do melhorado desempenho em provisão e descarte. Também o efeito anti-inflamatório, analgésico e membranoso-estabilizante é benéfico em caso de polineuropatia. Restritos a pernas e mãos os sintomas, comprovou-se eficaz a aplicação tópica dessas áreas com soluções aquosas de DMSO.

Para tanto aplicam-se preparos de 60 a 80%, aplicados com pinceladas ou por spray. Concomitantemente, ou em casos mais graves, pode-se recorrer à ingestão ou infusão, conforme descrito no capítulo 2, iniciando-se com 0,05 g por kg de peso corpóreo e paulatina elevação da dosagem.

Caso: o sr. E. F., entrementes de 84 anos, há anos já percebera ardência e crescente torpor nos pés. As sensações intensificavam-se constantemente e levaram-no a abrir mão precoce do amado trabalho na horta, e trouxeram muita insegurança no manejo dos pedais automotivos. Seu médico encomendou um exame de sangue padrão, o neurologista mediu a velocidade da transmissão nervosa, e administrou-se ácido alfalipóico. O conjunto resultou na constatação da polineuropatia. Sem melhoras, tentou-se a aplicação de vitaminas B por injeção. Naquele momento, mais ou menos, chegamos a conversar a respeito, e o aconselhei a realizar um exame de sangue mais aprimorado. Enfermidades tais como falta de vitamina, transtornos tireoidianos, carência de ferro, alcoolismo, inflamações, etc. são assim detectados rapidamente. Esse sr. voltou a encomendar o diagnóstico a seu médico, e o resultado foi negativo. Apesar de se agregarem novos sintomas, tais como digestão difícil e constipação intestinal, e frequência cardíaca diminuída, não detectaram-se os "comuns suspeitos". Como separavam-nos 150 km, um atendimento mais amplo ou intensivo não era possível. Não obstante, o paciente testou mais algumas propostas terapêuticas, que incluíram algumas aplicações tópicas com DMSO.

Já na primeira aplicação a medida resultou em clara melhora dos sintomas, isto é, o paciente voltou a poder trabalhar mais na horta e a dirigir com maior segurança, apesar de que deu adoecimento ocorrera já há alguns anos. Os mal-estares retrocederam claramente com o tratamento. Por reaparecerem quando o tratamento é encerrado, pode-se supor que a causa ainda não foi detectada e tratada. Mas este sr. está satisfeito com os alívios proporcionados.

Caso: o sr. B. H., de 82 anos, na primavera de 2010 sofreu aguda pancreatite. Sobreviveu a essa grave doença para surpresa de todos após várias semanas na UTI. Mesmo assim seu pâncreas estava tão danificado que perdeu sua capacidade de produzir insulina. Isso, por sua vez, elevava em demasia seus valores de glicose – o paciente tornara-se diabético. Já na recuperação externou repetidas vezes as típicas "sensações fantasmas" nos pés, solicitando, por exemplo, que lhe tirassem suas meias, sendo que sequer as usava. Logo mais importunaram-no também comichão e ardor nas mãos. Não obstante, sentia-se bem-cuidado em termos médicos, e conviveu com os sintomas. Seguindo meu conselho, passava uma solução de DMSO em suas mãos e, olhe só, as sensações desagradáveis desapareceram em minutos. Também nesse caso não houve terapia holística, não no princípio nem posteriormente, que pudesse ter efeito radical. Em parte, os valores da glicose continuavam catastróficos, e o paciente não teve verdadeiro entendimento no que respeitava uma mudança alimentar. Grato satisfez-se com o "pequeno alívio" que DMSO lhe proporcionara.

Problemas nos pés

Morton Walker,[19] podólogo, enumera toda uma série de doenças dos pés que se beneficiam do DMSO, sozinho ou em combinação. Denomina-as genericamente de medicina dos cuidados do pé. Dentre elas joanete, dedo do pé em martelo, calos, verrugas, unhas encravadas, onicomicose, pé de atleta (cf.), chulé, pé de bailarina, metatarsalgia (dor nos ossos metatarsos), pés planos, esporão de calcâneo (cf. ali) e entorse de tornozelo. Em casos crônicos, algumas dessas moléstias eventualmente levam a tratamento cirúrgico. Dores agudas, inflamações, endurecimentos, etc., podem, no entanto, ser facilmente amenizados por DMSO. Para tanto aplica-se-o generosamente na parte afetada. A onicomicose pode ser tratada com uma combinação de DMSO e MMS (cf. pé de atleta), pois o DMSO melhora o transporte tecido adentro, potencializando, assim, seu efeito.

Prostatite

Entrementes subsomem-se nesse termo tanto a prostatite aguda e crônica quanto a síndrome dolorosa, inflamada ou não inflamada, crônica da bacia. A prostatite pode por sua vez ter origem bacteriológica ou não. Em não se detectando bactérias, há diversos modelos para o desenvolvimento dos sintomas. Fala-se de possíveis irritações nervosas, processos autoimunológicos e contraturas musculares. Quando da inflamação bacteriológica da próstata, a medicina convencional aplica um antibiótico adequado. Ainda que isso leve a uma redução inferior à detectável, muitas vezes os sintomas perceptíveis persistem ou reincidem. Também todos os demais medicamentos usados para as formas não bacterianas dessa doença, tais como alfa-bloqueadores, flavonoides e extratos de pólens, não apresentam efeitos curativos de longo prazo. Isso constata-se em diversas pesquisas clínicas. Mesmo entre mulheres há uma estrutura tecidual correspondente, originária do desenvolvimento embrionário. Também nesse caso inflamações causam moléstias muito complexas e persistentes, eventualmente até à dita cistite intersticial. Trata-se exatamente daquela doença pela qual DMSO foi autorizada nos EUA.

Por essas razões e outras, convém uma terapia tópica e interna com DMSO em doenças da próstata. Os efeitos analgésicos, anti-inflamatórios e regeneradores podem contribuir para a melhora sintomática quando originária. O tratamento local ocorre através de generosa cobertura na área do períneo. Internamente tem-se as opções: absorção pela pele, ingestão e infusão. Quando ocorrem infecções, pode-se tentar uma combinação com MMS. Na suspeita de bloqueios miofasciais, que resultam de tensões, cabem ainda procedimentos de relaxamento, alongamentos e terapias manuais contra dores.

Psicoses infantis

cf. Transtornos e atrasos no desenvolvimento infantil

Psicoses/medos infantis

cf. Transtornos de desenvolvimento e atrasos infantis

Psoríase (cf. também Doenças de pele)

Trata-se uma doença de pele inflamatória que no entanto acomete o corpo todo e, dependendo da sintomática, inclui unhas, articulações e órgãos. A tese geralmente aceita é que se trata de uma disfunção do sistema imunológico, com o que células próprias são atacadas, causando um clima propício à inflamação na área acometida. Obviamente a reação autoimune tem as mais diversas causas. Entram em jogo tanto fatores hereditários e doenças passadas quanto efeitos colaterais medicamentosos, alimentação e psique. DMSO, enquanto princípio ativo anti-inflamatório e imunomodulador, pode ser usado no combate à psoríase. Como áreas cutâneas afetadas podem reagir com bastante sensibilidade, é recomendável iniciar um tratamento tópico com soluções de DMSO muito diluídas (20% e água purificada, por exemplo). Sendo boa a tolerância, pode-se elevar as concentrações aos padrões "normais" de 50 a 75%. Convém borrifar DMSO duas vezes ao dia sobre as áreas cutâneas. Envolvidos juntas e órgãos, pode-se, acrescentadas ou exclusivas, optar pela ingestão ou infusão.

Púrpura trombocitopênica imune/Doença de Werlhof

A trombocitopenia imune (PTI), ou seja, diminuto número de plaquetas sanguíneas originado de reação autoimune, manifesta-se na forma aguda (geralmente crianças) e crônica (> 6 meses, geralmente adultos). Observa-se muito que essa maciça destruição de trombócitos é precedida de infecções virais (como a febre mononucleose infecciosa, citomegalovírus, quinta doença), e infecções bacteriológicas (Helicobacter pylori, "bactéria do estômago"). Observa-se também relação temporal entre infecções temporais (virais) e reações autoimunes (posteriores) em muitas dessas doenças "autodestrutivas", interpretadas como complicações durante a fase de cura da infecção. No caso da trombocitopenia imune, às vezes leva a números de trombócitos inferiores a 15.000 placas sanguíneas por microlitro de sangue. O valor padrão é de 150.000 a 450.000 por microlitro! Isso restringe a coagulação sanguínea gravemente. Ocorrem sangramentos cutâneos espontâneos (petéquias), em mucosas (nariz, boca, intestinos e estômago), articulações, e outras partes do corpo tais como rins e cérebro. A medicina convencional trata essa doença com elevada dose de cortisona, pela terapia de imunoglobulinas, eventualmente combinada com administração de anticorpos, ou, como saída última, pela extração do baço.

Em termos holísticos apresenta-se-nos primeiramente má-função do sistema imunológico, que na medicina alternativa, por exemplo, é corrigida pelo apoio a uma flora intestinal saudável, condição para um "treinamento" altamente afetivo das células imunocompetentes no organismo todo. Ademais entram em consideração todas as medidas imunomoduladoras. Recomenda-se o tratamento com DMSO, incialmente talvez combinado com a substância desintoxicante e eliminadora MMS, preferencialmente por ingestão, ou então infusão. O às vezes longo processo da PTI requer certa persistência dos afetados, particularmente em se tratando de prolongado consumo de DMSO.

Caso: o sr. J. M., 38 anos, adoeceu de PTI crônica na primavera de 2011. Como tão comum, a decaída das plaquetas passou despercebida por longo período. Afinal não se faz exames de sangue a toda hora. Em parte, as plaquetas caíram abaixo de 20.000 por microlitro. Terapia inicial de elevada dose de cortisona levou a uma estabilização temporária por volta de 70.000 plaquetas por microlitro. A seguir esses trombócitos voltaram a diminuir. Uma vez que entrementes "ameaçaram" o paciente de retirar seu baço, aceitou propostas de terapias alternativas. Aconselhei-lhe ingerir DMSO. Novamente houve rápido sucesso, dentro de uma semana o valor subiu a 87.000 plaquetas por microlitro. Por tratar-se de processo imunológico, aconselhei-o a concomitantemente usar MMS duas a três vezes ao dia, em dosagens crescentes, inicialmente de duas gotas. Seguiu a orientação religiosamente até uma dosagem de 3 x 6 gotas diárias ao longo de várias semanas. Mas cancelou a ingestão de DMSO porque o cheiro seria "problemático". Seguiu-se um tempo de valores muito oscilantes, controlados a cada uma ou duas semanas por médico. Finalmente apoiei-o na decisão de submeter-se a um tratamento de anticorpos, porque percebi que isso dava-lhe maior segurança. Mas o próprio paciente insistiu em paralelamente continuar o tratamento ininterrupto com MMS. Naquele momento não estava disposto a ingerir mais DMSO. O caso é particularmente pertinente porque a última informação obtida antes deste livro ir a prelo é que seu número de plaquetas elevou-se a 184.000 por microlitro. Ainda que nas aparências não se trate de sucesso atribuível exclusivamente ao DMSO, podemos nitidamente verificar que vale a pena explorar tratamentos alternativos em processos crônicos prolongados.

Queimaduras
cf. Lesões

Quimioterapia, efeitos colaterais
(cf. também Fadiga crônica)
Frequentemente terapias químicas têm efeitos citostáticos (inibem crescimento e divisão celular) e imunossupressores. Os danos citostáticos

ocorrem mais nitidamente em células de elevada taxa de divisão (natural) ou metabolismo. Para além das próprias células tumorosas, compreendem as células epiteliais gastrointestinais, por exemplo; mas mesmo as células da medula óssea, responsáveis pela geração de novos glóbulos vermelhos e brancos. Por isso pessoas sofrem de fortes sintomas gastrointestinais e anemia durante e após a quimioterapia. Essa, por conseguinte, acarreta cansaço crônico, abatimento e principalmente falta de oxigênio – com que se fecha o "círculo vicioso". Como ocorre também carência de glóbulos brancos, conhecidos como o grupo de células defensoras, está programada a concomitante deficiência imunológica. Ela pode causar repetidas infecções, por exemplo de fungos, etc. Todos esses e outros sintomas estão subsumidos no conceito da síndrome da fadiga. Aqui DMSO pode ser empregado com sucesso. Do mesmo modo com que apoia outras fases regeneradoras, ou encurta seus tempos, após cirurgias e infecções, por exemplo. Quem então decidiu submeter-se a uma terapia convencional de câncer na forma de remédios ou radiação pode estabilizar seu estado pela aplicação antecipada e posterior de DMSO. Para tanto absorve-se a quantidade sugerida no capítulo 2 na forma de solução aquosa tópica sobre a pele, ou como bebida e mesmo infusão. A administração mais oportuna depende da situação individual. Pode, por exemplo, ser razoável iniciar pela absorção cutânea ou via infusão em caso de graves problemas gastrointestinais, antes de passar à ingestão de dosagens crescentes.

Resfriados
cf. Infecções das vias respiratórias

Retardo mental
cf. Transtornos e atrasos no desenvolvimento infantil

Reumatismo
Processos reumáticos e quadros sintomáticos podem surgir em isolados locais do corpo (ossos, músculos) bem como em mãos, e mesmo de forma generalizada sobre o corpo todo (órgãos, tecidos conjuntivos). Por tratar-se de processos muito distintos e variados, fala-se de grupo reumático, que afeta milhões de pessoas. As respectivas doenças não têm definição comum, e denominações ou termos têm uso variado – temática um tanto confusa, portanto, que compreende até 450 doenças. Para além da notória poliartrite crônica da doença de Bechterew (inflamações de diversas articulações) enquadram-se no

grupo reumático a artrite psoriática, inflamações de vasos sanguíneos, esclerodermia, inflamações musculares (mialgia, miosite), dentre outros mais. Unanimidade rege, contudo, no que geralmente respeita suas causas, a saber: um desequilíbrio da defesa imunológica. Sim, também nesse caso trata-se dos tanto citados processos autoimunológicos que originam inflamações crônicas e deterioração tecidual. Em função disso médicos aplicam, nessas doenças, princípios ativos imunodepressivos, anti-inflamatórios, além dos remédios básicos analgésicos. Mas esses medicamentos, quais sejam cortisona, diclofenaco, metamizol e metotrexato, aplicados por longos períodos, têm todos graves efeitos colaterais.

Combate à degradação tecidual, conserto de tecido destruído, efeito analgésico, melhora da circulação, modulação imunológica e retração das reações inflamatórias são efeitos desejáveis no tratamento da artrite e de outras doenças reumáticas – é o que esperamos de remédios antirreumáticos sensatos. É o que DMSO sabe fornecer. E foi por isso mesmo que, em seu período eufórico de sua exploração científica, DMSO era empregado para tais doenças. Em seu livro,[19] Morto Walker forneceu-nos surpreendentes sucessos terapêuticos na forma de descrições de casos, aqui em parte citados. A rápida melhora por aplicações tópicas em doenças articulares reumáticas, mas também naquelas de músculos e tecidos brandos, é muito benvinda por terapeutas e usuários. Em sua variante aquosa, DMSO pode ser sistemicamente aplicado topicamente bem como na forma de solução potável ou infusão. Dosagens dependem de padecimento e resposta individual. Propostas encontram-se no capítulo 2.

Caso:[19] Roger Varga, 59 anos, há anos padecia de artrite reumatoide. Todo seu corpo estava afetado, a coluna inclusa. Nos passados 5 anos as dores nas articulações haviam aumentado tanto que foi incapaz de dar conta do seu cotidiano. Sua esposa divorciou-se porque, como o próprio sr. Varga disse, não dava para aguentá-lo. Em poucos dias uma terapia de infusão acarretou surpreendentes melhoras nas moléstias. Pôde retomar seu trabalho normal. O sr. Varga repetiu a terapia com DMSO duas vezes em 14 meses, sentindo-se sempre muito bem a seguir. Entre as infusões aplicava localmente uma pomada de 70% de DMSO.

Caso:[19] Calvin Vernon, 72 anos, sofria de uma combinação de artrite reumática e osteoartrite (inflamação degenerativa óssea). As moléstias situavam-se particularmente nas costas, nos ombros, quadris, e tornozelo esquerdo. O sr. Vernon submeteu-se a um tratamento de cinco dias, que incluiu tanto tratamento tópico quanto ingestão e infusão, o que acarretou-lhe grande diminuição das dores articulares. Pôde caminhar melhor, seu tornozelo já não inchava tanto, e a mobilidade em todas as articulações mostrou-se elevada. Seu médico avaliou seu estado como melhora marcante, e o sr. Vernon proveu-se de DMSO, que continuou a usar externa como internamente. Acredita que consegue continuar trabalhando.

Em seu capítulo sobre artrite, Morto Walker relata outros sete surpreendentes casos de pacientes que demonstram que DMSO tem atuação abrangente nessas doenças. Ao mesmo tempo sinaliza – e isso é notório – que a observação de rígida dieta para pacientes reumáticos é componente de importância no mínimo igual. Deve-se assegurar tanto o aporte vitamínico quanto evitar víveres que liberem grandes volumes de ácidos orgânicos através de digestão e metabolismo. A própria palavra víveres já sugere que dever-se-ia tratar-se preferencialmente de alimentos naturais. Chega a ser cômico, se triste não fosse, que muitas pessoas retrucam: "Mas o que me restaria comer então?" quando se lhes sugere evitar linguiças e queijos. Tão empobrecida está nossa sociedade, tanto domina-nos a indústria alimentícia, que já não sabemos o que a natureza nos oferta se apenas o quiséssemos. Ainda que as pessoas não se preocupem com um olhar crítico sobre seus alimentos, um mero "menos" já ajudaria. A evolução sempre treinou o corpo humano para a carência – nunca para a abundância! Comprovam-no o circuito de digestão, metabolismo e excreção, profundamente estudados há um século. Justamente ao início da terapia reumática alternativa deveria, portanto, acontecer intensiva orientação nutricional, para além de uso de DMSO, desintoxicação e desacidificação. Se a pessoa estiver de mente aberta.

Ruptura de ligamento (cf. também Lesões esportivas)
Dr. Walker[19] descreve o seguinte caso: a professora aposentada Gertie Brown, então de 62 anos, havia machucado seu joelho em 1980. Às vezes sofria de terríveis dores. Estava parcialmente paralisada. O ortopedista constatou ruptura de ligamento e disse-lhe que teria de se submeter a uma cirurgia. Ela declinou. Seis meses depois soube de excelentes efeitos curativos do DMSO e iniciou uma terapia na clínica do Dr. Douglas. Aplicou o DMSO topicamente sobre o joelho e ainda obteve 8 infusões de dosagem relativamente baixa. Gertie Brown passou a tratar com DMSO ainda outras articulações que ao longo dos anos

haviam apresentado alterações dolorosas. Todas as dores sumiram. O joelho ainda parecia fraco, de força ainda não totalmente recuperada, algo a esperar após ruptura de ligamento. Desde então, à noite, antes de deitar-se, aplica pequena dose de DMSO, o que lhe permite dar conta das tarefas do dia seguinte. Com isso está muito satisfeita, e feliz por não ter que se submeter a uma cirurgia.

Síndrome complexa da dor regional (SCDR)

Essa doença de nome tão insólito é mais frequente do que se pensa. Subsumem-se à sigla ainda nomes mais comuns como distrofia simpática reflexa, atrofia de Sudeck. Sendo muito útil o termo distrofia, afinal designa equivocada nutrição ou crescimento de estruturas teciduais. A doença desencadeia-se com interferências externas tais como queda (fratura de osso), cirurgia (túnel de carpo, tornozelo) e infecções (inflamações bacterianas devidas a ferimentos abertos). Ocorrem dores, retenções de liquido, alterações cutâneas e transtornos, bem como carência circulatória em braços e pernas. Estatisticamente a síndrome complexa de dor regional ocorre principalmente após a fratura do grande osso do antebraço, após uma queda de bicicleta, por exemplo. Após boa recuperação inicial de tais ferimentos, nalgumas pessoas aparecem os descritos sintomas – inicia-se uma longa jornada de padecimentos, comumente sem cura. Geralmente ouve-se dos pacientes afirmações tais como "Ninguém consegue me dizer o que é isso." Ou: "Além de analgésicos nada fazem, e as coisas pioram." Ou: "Quisera nunca ter consentido com essa cirurgia.", etc. De fato ainda não estão bem compreendidas as exatas razões ou relações patológicas nas causas dessas graves complicações. Não obstante, os métodos alternativos tais como terapia neural, acupuntura ou então o uso de DMSO apresentam efeitos muito melhores do que um tratamento meramente sintomático com analgésicos tradicionais ou cortisona. DMSO exerce função ampla no sentido de melhora do abastecimento e da desintoxicação da área prejudicada. Eliminação da reação inflamatória, diminuição da dor bem como circulação sanguínea melhorada têm forte participação nisso.

Na síndrome complexa de dor regional aplica-se DMSO primeiramente topicamente e localizado. O que significa que a parte afetada é amplamente regada com uma solução aquosa da substância. Por tratar-se de (ante) braços ou pernas, e as dores serem geralmente muito fortes, cabe socorrer-se de concentrações mais elevadas. A solução de 65 a 80% aplica-se preferencialmente com um pincel em volta do membro afetado. Melhoras dos sintomas podem ser esperadas após poucas aplicações. Não obstante cabe um tratamento de longo prazo. Após esse tratamento com DMSO provavelmente convenha um tratamento com preparos de aloe vera (babosa) puros ao máximo para acalmar e tratar as áreas cutâneas afinal já prejudicadas. Em casos graves pode-se considerar concomitante aplicação oral ou de infusão de DMSO, particularmente ao início da terapia. Como sempre, a dosagem depende do peso corpóreo, tal como descrita no capítulo 2.

Síndrome das pernas inquietas (SPI)
(cf. ainda Polineuropatia)

A síndrome das pernas inquietas não é "doença da moda", como talvez possa sugerir o nome. Seu quadro diagnóstico foi descrito há mais de trezentos anos. Trata-se de uma das doenças neurológicas mais frequentes de nossa sociedade. Seus sintomas são múltiplos. Destacam-se impulsos de movimentação em fases de descanso e os respectivos distúrbios do sono. A longo prazo isso leva a grave perda de desempenho, falta de iniciativa, perda de memória, dores, doenças articulares e depressão. Um tanto difícil às vezes a distinção de outras doenças, que podem até ser causas da SPI. Constatam-se sobreposições ou doenças prévias como hipotireoidismo, polineuropatia, carência de ferro ou de vitamina B12, doença de Parkinson, insuficiência renal, infecções crônicas (borreliose de Lyme), efeitos colaterais de medicamentos (antidepressivos), e assim por diante. Isso leva a que muitos dos afetados perpassem longo e pesado caminho errôneo por anos. Recorrentes muitas consultas a especialistas médicos e diversas faltas ao trabalho. Em parte o sofrimento é tão grande que desemboca em retração social, aposentadoria precoce e mesmo suicídio. A medicina convencional trata os sintomas com remédios contra Parkinson (levodopa, antidopaminérgicos). Algumas dessas substâncias farmacêuticas "conquistaram" apenas recentemente sua autorização (definitiva) para esse quadro patológico, fato que é muito criticado e, em parte, visto como "contaminação" entre indústria farmacêutica e o corpo médico.[60,70] Entenda-se bem. Claro que entre naturopatas há igualmente os tantos que namoram com empresas ao apresentarem seus produtos em congressos ou venderem-nos mais em seus consultórios, obtendo vantagens financeiras. Estou convicto de que é das mais severas tentações humanas não ceder a promessas de dinheiro barato.

Em graves casos da síndrome das pernas inquietas resta a opção medicativa dos opiáceos. Pratica-se ainda elevada absorção de ferro, magnésio e o emprego de agentes antiepilépticos. Muitos afetados apresentam sintomas apenas leves e, por intuição, amenizam-nos por meio de medidas simples. Dentre mudanças na dieta, alteração do ritmo de sono, café, ginástica, alternadas duchas frias e quentes ou, muito simplesmente, redução de peso.

Parece sensato concentrar-se primeiramente na detecção de causas. Para tanto realizam-se exames de sangue e pesquisa-se o histórico do paciente. Em havendo suspeita de que a causa da doença possa ser uma infecção de borreliose, recorre-se a medidas holísticas distintas daquelas de uma detecção de insuficiência renal. DMSO pode ser uma peça terapêutica fundamental que tanto ameniza sintomas quanto elimina causas. Como afetadas são as pernas, cabe administração cutânea de DMSO. Uma administração interna pode deste modo ser combinada com um efeito local (analgésico, relaxante). Dosagens adequadas são 60 a 80% de DMSO aquosas aplicadas amplamente com pinceladas ou por spray.

Síndrome de burnout/boreout (esgotamento profissional)

Sequer necessário discutir, como atualmente ocorre entre especialistas, se os dois sintomas representam patologias distintas ou se são "invenção" da moda. Como em qualquer desequilíbrio humano que tenha óbvia e forte componente psicógena, a meu ver não dever-se-ia precipitadamente julgar causas primárias. Pois justamente nessa situação deve ser permitida a pergunta se primeiro existiu "o ovo ou a galinha". Noutros termos: se as causas seriam mesmo processos psíquicos/neurológicos; ou seriam outras questões tais como problemas metabólicos, deficiências nutricionais ou imunológicas, etc. Ao ler-se um livro didático normal sobre doenças de sistemas orgânicos, ou seja, sobre patologias, admiramo-nos como processos meramente físicos suscitam sintomas absolutamente psíquicos. Consabido que pacientes que por razões desconhecidas desenvolvem hipotireoidismo apresentam quadro depressivo. Uma vez que cada pessoa reage diferente, pode até ser que, devido à carência hormonal, sintomas esperados mal se manifestem. Tal pessoa é então erroneamente tratada com danosos antidepressivos, apesar de que se poderia ajudar de modo simples e impactante ao tratar-se seu hipotireoidismo. O mesmo acontece com pacientes que sofrem de anemia de vitamina B12, isto é, padecem da falta de glóbulos brancos devido à persistente carência de hematopoese (produção de glóbulos vermelhos). Também eles apresentam fortes sintomas depressivos. Quantos idosos em lares não serão maltratados, nesse sentido, em termos neurológicos?

Há, evidentemente toda uma série de desequilíbrios físicos menos espetaculares, que muitas vezes sequer seriam descobertos em exame de sangue ou na anamnese regular. Não obstante, tais processos passam a criar sintomas crônicos e doenças que então reconhecemos como síndrome do burnout, por exemplo. Na percepção do paciente trata-se simplesmente de uma caída do desempenho. Quando se busca por causas, rapidamente se "culpam" situações profissionais ou familiares. Permitam-me: O que acontece se seguirmos uma pista totalmente equivocada? O que é se, com ajuda de extensa anamnese, detectamos que muito antes de suas queixas o paciente submetera-se a uma pequena cirurgia rotineira no ventre e a cicatriz continua reagindo "ao clima" ou corta importante meridiano (fibra nervosa). O que é se ele de repente se lembra de que muito antes dos sintomas psíquicos passou 7 dias tomando antibióticos contra uma infecção, sem depois proceder o saneamento do intestino? O que é se constatarmos em seu local de trabalho telefones móveis que causam forte poluição elétrica ou novos móveis exalam fortes emissões sintético-químicas? O que é se a dieta por longo tempo oferecida aos profissionais na cantina conteve deficiências nutricionais? O que é se meio ano antes da fadiga fora extraído um amálgama que conteve mercúrio? Esse questionário pode obviamente ser interminável. Determinante é que todas essas causas das posteriores síndromes de lástimas conhecidas particularmente no campo psíquico dão-se no campo físico; e exatamente lá podem ser tratadas. Geralmente até com medidas simples. Afinal é lógico que um organismo cronicamente acidificado ou que sofra de falta de vitaminas, ou que não digira bem, etc. e tal, nalgum momento já não consegue apresentar o desempenho (anteriormente) comum. No contexto holístico, nalgum momento disfunções evidentemente envolvem cérebro e espírito – e o burnout começa sua caminhada. Claro que existe também o caminho inverso, aquilo que denominamos psicossomática e transtornos somatoformes. De qualquer modo deve-se tomar cuidado para não levianamente enquadrar pacientes, particularmente os de "burnout" e os "subaproveitados" ... , na categoria psíquica.

Como pode DMSO contribuir? Conhecemos a substância como regeneradora. Regeneração significa que funções físicas voltam a ter seu desempenho natural original. Isso ocorre de vários modos e compreende, por exemplo, desintoxicações, regulação e modulação de enzimas, dentre outros efeitos mais. Por isso, particularmente ao início de terapias de fadiga, pode DMSO dar importantes ímpetos que então dão suporte a outras medidas e as potencializam. Tais medidas advêm de anamneses e diagnósticos um tanto precisos, e compreendem os âmbitos alimentação, aparelho locomotor e sono.

Tratamento com DMSO: pode-se iniciar a terapia com doses iniciais de 0.05 até 0,1 g diários de DMSO por kg de peso corpóreo. O DMSO pode ser absorvido pela pele por soluções de 75% de concentração (preferencialmente nas pernas) ou ser ingerido em grande copo de líquido. E ainda via infusão. Dependendo da tolerância, pode-se elevar a quantidade diária até 0,3 a 0,5 g por kg de peso corpóreo. Convém intercalar alguns dias de pausa e limitar o período de consumo sempre a duas semanas.

Síndrome de Down (cf. ainda Transtornos e atrasos no desenvolvimento infantil)

Denominada também de *trissomia 21*, a alteração de genoma ocorre numa média de aproximadamente 1:600 dentre os nascidos vivos. Nos primeiros anos de vida o ritmo de desenvolvimento para movimento (motor) e capacidades cognitivas (linguagem, processamento de estímulos, etc.) corresponde à metade do habitual. Características externas salientes são, por exemplo, olhos amendoados, primeiro e segundo dedo dos pés excessivamente separados, e língua saliente. Dado que, genericamente observado, essas crianças sofrem com seu retardo, podemos esperar que DMSO surta efeito muito benéfico tanto sobre as "deficiências" físicas (debilidade muscular) quanto sobre as intelectuais. Por isso as constatações aqui expostas, tal qual aquelas constantes na entrada "Transtornos e atrasos no desenvolvimento infantil", podem muito bem ser aplicadas a outras limitações de desempenho no desenvolvimento infantil. Dentre elas igualmente a miastenia (distrofias musculares, hipotonia), deficiências mentais, hipercinesia/hiperatividade, transtornos de déficit de atenção, dislexia e discalculia, psicoses e temores infantis. Em muitos desses casos cabe a administração de DMSO junto a essências de aminoácidos. Igualmente lactose, componente do açúcar lácteo materno, que proporciona particular desenvolvimento acelerado do cérebro do lactante. Muito convém empregar essas combinações para o apoio ao desenvolvimento mental e físico das crianças em questão. Leia-se o próximo caso, relatado pelo Dr. Walker:[19]

O casal Clark obteve o diagnóstico final sobre sua filha Melody quando esta tinha seis meses – síndrome de Down. Disseram-lhe que Melody provavelmente nunca ultrapassaria as capacidades mentais de uma criança de 6 anos. Aos 11 meses, iniciou uma terapia com DMSO sob orientação do Dr. Jacob. Então ainda não conseguia girar das costas para a barriga, e suas pernas ainda eram moles como de boneca de pano. Também seus olhos ainda não focavam. Quase não via. A partir daí Melody sempre recebia sua dose de DMSO, e, aos 8 anos, antes uma criança gravemente deficiente, desenvolvera-se muito surpreendentemente. Corria, dava cambalhotas e pulava no trampolim. Na escola estava no segundo ano e brilhava em matemática. Melody entendia problemas matemáticos perfeitamente, e foi ótima leitora e oradora. Frequentava a escola dominical junto com as crianças normais, e no verão de 1980 com elas participou de um retiro. Importante também que era muito bem-quista por seus colegas. Dispunha de muitas capacidades sociais. Não só as alterações mentais foram marcantes, senão também as físicas. Seus traços faciais mudaram. Seu dentista de tantos anos, Dr. Priebe, confirmou que seu céu da boca, o tamanho da língua e a dentadura estavam no espectro normal. Ademais observou que Melody conseguia suportar o estresse do tratamento dentário tanto quanto crianças sem trissomia 21. A menina era apreciada por seus pares por suas conquistas pessoais, e os professores eram unânimes que Melody havia conquistado notórios passos em todos os ambientes do desenvolvimento acadêmico, social e físico. A mãe de Melody quer uma disponibilidade de DMSO para todas as pessoas afetadas, o que daria muita esperança a pais como eles. Os pesquisadores afinal ainda não entenderam como DMSO traz benefícios em Melody e outras crianças com síndrome de Down. Inconteste é que funciona. Dr. Jacob tratou centenas de crianças com síndrome de Down. Outra pesquisa de médicos espanhóis, de 1982, confirma que crianças com síndrome de Down apresentam belas mudanças sociais quando tratadas com DMSO.

Síndrome do intestino irritável

É um diagnóstico por exclusão. Isso significa que primeiramente cabe examinar se é possível detectar outras razões (graves) para os sintomas típicos, tais como dores no ventre, mal-estar e fadiga. No final das contas a síndrome do intestino irritável significa que imagens e outros exames não revelaram alterações patológicas. A boa notícia consiste, portanto, em que esses sintomas não prenunciam graves doenças gastrointestinais. A má notícia é que ninguém sabe donde provêm e como poderiam ser tratados. Pois os demais sintomas são muito individuais. Os indivíduos podem, por exemplo, tender a diarreias ou a constipações. Observaram-se também coincidências com patologias em parte psicogênicas tais como fibromialgia quanto intolerâncias alimentares, alergias, flora intestinal deteriorada, ou distúrbios hormonais (cf., por exemplo, síndrome pré-menstrual). Descartadas devem ser doenças tais como doença de Crohn, colite ulcerativa, pólipos intestinais e carcinomas, porque o início dos sintomas coincide tipicamente com a alteração brusca da excreção intestinal. Dependendo do quadro, a medicina convencional costuma recorrer a laxantes, antidepressivos e relaxantes musculares (Buscopan®) com ou sem analgésicos (Paracetamol, Metamizol, etc.).

Devido a seu espectro farmacológico, DMSO é indicado para a terapia da síndrome do intestino irritado e suas moléstias associadas. Destacam-se diminuição de dores, musculatura relaxada e incentivo à excreção de toxinas. A aplicação de DMSO nesse quadro sintomático muito bem demonstra que tem efeito modulador suave e equilibrador holístico. Em parte, pacientes comentam que lhes "falta algo" quando param de tomar DMSO, sem encontrarem termos mais precisos a respeito de efeitos observados. Os conhecidos reguladores intestinais tais como (casca de) plantago ovata, inulina, ácido lático dextrogiro, entre muitos outros, podem e devem evidentemente ser aplicados concomitantemente para limpar o intestino e restabelecer a flora intestinal. Também tive boas experiências com alongamentos meditativos em todo tronco. Dependendo da constituição (diagnóstico pela íris) pode-se empregar remédios homeopáticos ou complexos homeopáticos. DMSO pode ser absorvido pela pele, por ingestão e infusão. Quando os pacientes têm graves problemas intestinais ou digestivos, pode antes convir não iniciar o tratamento pela ingestão. Dependendo do andamento da sintomática, a dosagem inicia com 0,05 g por kg de peso corporal, sendo elevada gradativamente.

Síndromes da abstinência

manifestam-se em função da redução ou abstinência radical após dependência de drogas. Dependências desenvolvem-se particularmente pelo consumo de álcool, nicotina, tranquilizantes (Valium® [Diazepam], por exemplo) e de opiáceos (heroína, morfina, por exemplo). O termo "droga" tem emprego distinto. No âmbito das ciências naturais e da farmacêutica, indica meramente princípios ativos (vegetais). Em termos históricos, portanto, esse termo carece de conotação negativa. Passou a integrar a linguagem coloquial apenas porque originalmente as substâncias entorpecentes eram de fato exclusivamente vegetais (papoula, por exemplo). Neste espaço não cabe a discussão do enquadramento muito diverso (político, jurídico) dos supracitados "entorpecentes". Fato é, contudo, que álcool e nicotina, legais, têm efeitos muito piores sobre a saúde pública que outros. Pessoalmente considero que o rol das substâncias entorpecentes, portanto nocivas, bem deveria ser muito ampliado. O que dizer, por exemplo, quanto aos intensificadores de sabor e muitos outros aditivos alimentares permitidos já na maioria de nossos alimentos (preparados)? O que é com a cofeína? Será que a evolução programou que hominídeos toda manhã tivessem de se estimular com ela? Sintomas desagradáveis e por vezes insuportáveis dão-se também a partir do "consumo" diário de drogas imateriais. TV, jogos digitais, apostas e informações podem aí se incluir, tal qual esporte e um relacionamento. Em quase todos os costumes que causam dependência ocorre que, por longo tempo, as respectivas pessoas não demonstram qualquer juízo. Decerto todos conhecem o comentário do fumante: "Consigo parar a qualquer hora!" Esse equívoco, que caracteriza dependência, contribui para que uma meia-volta geralmente ocorra um tanto tardiamente, se efetivamente ocorrer.

Tomada a decisão de abrir mão de involuntárias atitudes ou consumos diários, as respectivas pessoas deparam-se com síndromes de abstinência mais ou menos prolongadas. Os decorrentes sintomas concomitantes ou sequenciais variam muito. Podem compreender oscilações cardíacas-circulatórias, transtornos vegetativos (suor, tremor), desvios hormonais ou metabólicos, dores, bem como os mais temidos sintomas subjetivos: temor, nervosismo, agressividade, perda de concentração e insônia. Todos indicam que entorpecentes interferem maciçamente na economia dos neurotransmissores do sistema nervoso central e no ciclo circadiano. Dependendo da situação inicial, fases de privação e desabituação devem ter acompanhamento profissional, tal qual a eventual ressocialização posterior. Para a fase da redução ou do descarte de entorpecentes, DMSO representa útil medida básica devida a sua ação sedante, desintoxicante e regeneradora. Tanto ingestão quanto infusão servem. Também ampla aplicação sobre a pele para absorção de DMSO pode às vezes convir. Formigamento ou comichão desviarão a atenção do paciente para essas medidas, que simultaneamente podem contribuir como efeito de obtenção de atenção emocional. Talvez isso abafe um pouco os sintomas de abstinência. A concentração volta-se ao restabelecimento.

Para todos os três tipos de aplicação deveria a dosagem aplicada manter-se na faixa inferior dos limites propostos no capítulo 2. Ainda que a excreção de entorpecentes e seus metabolitos bem como de suas toxinas seja acelerada por DMSO, seus efeitos (restantes) podem reforçar-se. Também no caso de dependências não materiais deve ao corpo ser dada a oportunidade de corrigir paulatinamente desequilíbrios das concentrações de neurotransmissores, hormônios ou produtos metabólicos. Todo "processo de liberação" requer acompanhamento holístico. Isso inclui medidas de estabilização da economia entre ácidos e bases tal qual redução de estresse; e conversas. Vale a pena! Para além do abandono da então doença crônica, a pessoa em questão obtém grande porção de liberdade pessoal, como se vencida sua guerra civil bem pessoal.

Sinusite

aparentemente virou doença popular. Trata-se de processos inflamatórios agudos ou crônicos dos seios maxilares, frontais, esfenoidais ou etmoidais. Geralmente trata-se de focos virais, bacteriológicos ou alérgicos que inflamam a mucosa dos seios faciais. A obstruída saída da secreção nessas cavidades pode assim contribuir para novos focos de pus. DMSO pode combater tanto causas quanto sintomas ao mesmo tempo. Tem efeito antibacteriano e antialérgico. Desinflama a mucosa e fomenta a regeneração do tecido inflamado. Para tanto é gotejado em solução aquosa de 25 a 40% diretamente nas narinas (2 a 3 gotas em cada narina). No primeiro momento o efeito vasodilatador pode ser forte, sendo percebido por segundos até minutos como forte comichão ou ardor. Isso às vezes ocorre porque as gotas alcançaram a garganta. Neste caso um gole d'água alivia a sensação imediatamente. Dentro de poucos minutos registra-se a bela sensação da abertura dos seios da face e o retrocesso das dores. A frequência das aplicações depende do desenvolvimento do estado. Entrementes recorro religiosamente às gotas DMSO em nariz e ouvido quando de inflamações nessas áreas. Sempre volta a impressionar a instantânea melhora.

Caso: em junho de 2012 eu mesmo peguei uma sinusite. O nariz entupido, a dificuldade de engolir, as dores faciais, a testa quente, os calafrios e a fraqueza apareceram de um momento para o outro, como se diz, sugerindo infecção viral. O tempo não estava nada bom. Apliquei-me uma forte infusão de ácido ascórbico e bebi um coquetel "alquimista-espontâneo" de ácido lático dextrogiro, farinha de cevada, sais básicos e outros mais. A infusão retribuiu-me calor e rendimento. Mas as dores faciais e na mandíbula bem como a dificuldade de engolir impediam-me o sono. Finalmente lembrei-me das tão recomendadas gotas de DMSO, e apliquei uma solução de 40% nas narinas. Apertando as narinas entre dedão e indicador, e elevação de pressão, distribuí o líquido nas cavidades. Imediatamente senti brando ardor por poucos minutos. A seguir abriu-se o nariz, e as dores diminuíram rapidamente. Na manhã seguinte repeti a aplicação, o que rendeu um dia de trabalho normal.

Por que não aplicara MMS nessa situação? Havia escutado que ácido ascórbico em dose elevada teria igual efeito pró-oxidante. Foi o que quis testar. Os custos terapêuticos das duas substâncias, contudo, diferem muito. Algumas gotas de MMS são questão de centavos. Já os custos de soluções de ácido ascórbico de 15 g e mais têm um preço de uns 28 euros só para a substância. Não obstante, este tem uma série de efeitos regeneradores, e quis dar-me a esse luxo ...

Tendinite de Aquiles

Via de regra creditam-se esses processos crônicos e geralmente muito dolorosos a sobrecargas e cargas inadequadas. Às vezes a tendinite aparece até espontaneamente.

Tratamento com DMSO: a parte afetada é amplamente coberta por uma solução de DMSO de 75%. Em casos graves, essa administração pode ser aplicada entre duas e três vezes ao dia. A solução deve penetrar completamente antes de se botar meias e calçar sapatos.

Em seu livro,[19] Morton Walker descreve o caso do atleta Morgan Growth, dos melhores corredores mundiais de 800 metros, que dentro de pouquíssimo tempo superou sua tenossinovite pela aplicação de DMSO, após longo período de moléstia tratada.

Tendinite

Uma condição de perfeita adesão de nossos músculos esqueléticos é pressuposto para movimentos naturais e estática harmônica da estrutura óssea simétrica. Ao conversar-se com jovens estudantes da medicina sobre suas primeiras experiências com a dissecação de cadáveres, gostam de relatar com admiração o notório significado já meramente ótico das bainhas (fáscias) que envolvem os músculos e os tendões daí emergentes. Essas estruturas de sustento, muitas vezes desprezadas como passivas, estão pratica e harmonicamente distribuídas em todo nosso corpo e comunicam-se entre si enquanto estamos de pé, sentados, andando e correndo ... Por isso podem enfermidades em sustentos musculares singelos desembocar em cargas e posturas inconvenientes e, por consequência, causar danos esqueléticos. Quando, por exemplo, nos deparamos com alguém que lamenta seu cotovelo de tenista (geralmente sem ser tenista), tendemos a acreditar em exagero. Mas o sofrimento é enorme devido ao desencadeamento de reações à inflamação local. Os acometidos desenvolvem posturas antálgicas, medo de trabalho físico e insônia. Mas o DMSO consegue ajudar rapidamente! Sem cortisona, cirurgia ou consumo permanente de analgésicos.

O tópico tendinite coincide parcialmente com o capítulo sobre lesões desportivas, pois sobrecargas e cargas traumáticas sobre o aparelho motor tendem justamente a tais processos inflamatórios. As causas verdadeiras para tais tendinites (crônicas) podem também consistir em movimentos equivocados ou monótonos, calçados ruins, pressão, e muitas outras. Na medida do possível cabe eliminá-las ao pretender-se chegar a um tratamento a fundo e cura verdadeira. Repetidas vezes já tive a satisfação de experimentar que uma medida tão simples quanto "andar descalço em casa" rapidamente melhorava tendinites crônicas. Novo belo indicativo de que todo nosso comportamento deveria orientar-se no que evolução e natureza previram para o hominídeo humano.

O tratamento com DMSO é principalmente tópico, diretamente sobre as estruturas afetadas. As áreas, geralmente próximas a juntas, são generosamente pinceladas ou borrifadas. A seguir cabe dar tempo suficiente ao DMSO para que permeie a pele em direção ao local da inflamação. Entre 15 e 20 minutos até que se possa tapar a área com roupas.

Tensão pré-menstrual – TPM

Trata-se de transtornos extremamente variáveis e complexos que acometem muitas mulheres em seu ritmo hormonal sexual na idade fértil. Aumento e declínio das "doses" desses neurotransmissores na circulação sanguínea causam moléstias recorrentes que afetam antes de tudo o desempenho e a psique. Podem ademais aparecer dores, alterações em pele, e peso, moléstias digestivas, e recrudescimento de infecções e inflamações, entre outros. Justamente no caso dessas síndromes avulsas pode DMSO ajudar devido a seu cânone de efeitos moduladores e estabilizadores. Atendendo ao panorama individual de moléstias, podem ser acrescidas outras medidas em busca da harmonia. A fitoterapia, quer dizer o aproveitamento de plantas ou substâncias naturais, tem aqui um espaço tradicional assegurado.

Dependendo da constituição pode-se proceder a métodos preventivos eliminatórios, fortalecedores, e outros.

DMSO pode ser usado tanto esporádica quanto regularmente na busca por maior bem-estar. Para sua administração aconselham-se todos os três meios de absorção descritos no cap. 2: cutâneo, ingerível e por infusão. A dosagem inicial é de 0,05 g por kg de peso corporal. O que corresponde a 3 ml ou 1 colher de chá diários para cada 70 kg.

Transtornos circulatórios

têm efeitos vastos e contribuem para o desenvolvimento de muitos processos crônicos. Todas as doenças específicas que aí se enquadram derivam de insuficiência de oxigênio e nutricional bem como de acúmulo de "resíduos" (produtos metabólicos) nas respectivas partes do corpo. Assim falamos de angina do peito quando os vasos coronários não deixam passar sangue suficiente para o abastecimento e a evacuação do músculo cardíaco. Ou falamos da doença arterial periférica quando as artérias das pernas não permitem o fluxo necessário para sua musculatura. Isso força os afetados a pausar após breve caminhada, para que os músculos possam se recuperar e as dores diminuam. Somente quando portanto observamos os respectivos transtornos ficamos atentos ao abastecimento preferencialmente ilimitado de todos tecidos no organismo com sangue arterial abundante em oxigênio. Esses processos podem evidentemente ser extremamente insidiosos, não tendo impacto tão grande quanto fortes dores no peito ou a limitação natural do aparelho locomotor. Em inúmeros livros, numerosos médicos holísticos e naturopatas insistiram que muitas das doenças crônicas, incluindo câncer, em última instância têm suas origens na carência de oxigênio e/ou nutrientes, bem como no acúmulo de dejetos, isto é, toxinas que em prazos prolongados não são descartadas. Causa primeira são e continuam sendo transtornos circulatórios. Com particular sensibilidade ao deficiente aporte e descarte respondem tais tecidos físicos que necessitam muito dessa "atenção" da circulação sanguínea. Dentre rins, sistema nervoso central (cérebro e medula), fígado, coração e pulmões.

O mesmo vale para partes que já por natureza são pouco alimentadas ou dependem de processos difusores. Dentre articulações com suas camadas de cartilagem. Podem daí dar-se transtornos, certamente conhecidos, tais como insuficiência renal, perda de memória/vertigem, insuficiência hepática acompanhada de problemas digestivos, dores de peito, dispneia e artrose. A maior importância para esses processos enfermos tem a situação no dito leito capilar, ou seja, no âmbito dos menores vasos sanguíneos (capilares), pois é nele que ocorre todo intercâmbio substancial, e esses processos dependem da permeabilidade dos vasos capilares em "ambas as direções". Refiro-me com isso ao fluxo livre no sentido do fluxo e da difusão "lateral" pelas paredes desses capilares. Só assim podem nutrientes ser transportados tecido adentro e dejetos afora. Do mesmo modo, passivamente, controla-se aqui o fluxo linfático, importante na desintoxicação.

Quais são então as causas de transtornos circulatórios? Para tanto devemos contemplar os dois órgãos envolvidos, quais sejam o próprio "duto", isto é, os vasos sanguíneos, bem como o "órgão liquido" nele constante, a saber nosso sangue. Os vasos sanguíneos impõem menor fluxo quando seu diâmetro diminui. Isso pode dar-se em razão do maior tono (tensão) muscular da parede dos vasos sanguíneos ou por depósitos ("calcificação vascular"). Diagnoses constatam pressão arterial elevada em ambos os casos, porque um estreitamento de vasos causa pressão elevada. Conhecemo-lo do aperto da boca da mangueira de jardim. No tocante ao meio fluido na mangueira é lógico que elevada viscosidade acarreta menor fluxo. Sangue consiste em solução líquida (água com eletrólitos, proteínas, dextrose, gases, etc.) e elementos sólidos. Estes consistem primeiramente de células sanguíneas (glóbulos vermelhos e brancos). Quando diminui a parcela da solução aquosa, o que simultaneamente eleva a influência das células sanguíneas sobre as características de fluxo, desacelera-se o fluxo – ele cai. Uma razão pode ser a carência de água. Para essas alterações de viscosidade podem ainda contribuir transtornos na formação do sangue (partindo da medula óssea) ou na coagulação.

Ao remirarmos todas explicações dos transtornos circulatórios e as relacionarmos com as propriedades farmacológicas de DMSO, fica claro que essa substância contribui amplamente para a melhoria da circulação. DMSO inibe coagulação, amplia vasos, baixa tensão muscular, inibe ou diminui sedimentação e elimina do tecido o acúmulo de líquidos concentrados, que limitam processos de intercâmbio no leito capilar. Maravilhoso – ou? Em geral alcança-se tudo isso já com a diária absorção regular e intercalada de 0,05 até 0,2 g de DMSO por kg de peso corpóreo. Para tanto absorve-se essa quantidade na pele, ou, muito diluída, por ingestão ou infusão. Os três procedimentos estão vastamente descritos no capítulo 2.

Transtornos e atrasos no desenvolvimento infantil

DMSO pode ser empregado com bom efeito praticamente em todos os problemas do desenvolvimento infantil. Há indícios de que essas experiências possam também ser aplicadas em adultos. Morton Walker[19] extrapolou essa temática, por exemplo, em resumo no capítulo "Terapia de DMSO na deficiência mental", mas reitera várias vezes que ela também engloba carências no campo da competência motora, das dificuldades no aprendizado e das anomalias psíquicas (infantis). Ressalta aqui o "efeito equilibrador" de DMSO, que ocasiona perceptível normalização de muitos processos fisiológicos no organismo. Ela se revela mesmo no tratamento de limitações quase que inalteráveis, tais como a trissomia 21 (cf. Síndrome de Down). Pequenos (e "grandes") pacientes com transtornos de aprendizado, deficiência intelectual, TDAH, transtorno de ansiedade, epilepsia, nervosismo, discalculia, legastenia, fadiga ou déficit de concentração obviamente tiram proveito, além do DMSO, também da administração de diversos aminoácidos que reforçam a função dos neurotransmissores no cérebro. É o que sugerem pesquisas na América do Sul, que até levaram à produção de remédios para essas indicações. A melhor opção é a combinação de DMSO com aminoácidos essenciais. A administração simultânea desses componentes proteicos e DMSO possibilita o desdobramento e a ativação de funções cerebrais, porque são transportados para dentro do sistema nervoso central.

Projeto de pesquisa sob orientação do Dr. Carlos Nassar compreendia o tratamento de 44 escolares com problemas em aprendizado e desenvolvimento que apresentavam parcas capacidades mentais. Nos currículos das crianças constavam muitas indicações de retardos no aprendizado do andar, falar, da capacidade psicomotora e outras. Apresentavam agressões sem motivo, eram rebeldes e irritáveis ou padeciam de doenças epiléticas. Seus coeficientes intelectuais eram examinados ao início da administração de DMSO bem como três, seis e dez meses após. Os progressos na capacidade intelectual detectados pelo Dr. Nassar foram excepcionais. Apesar de outros métodos terapêuticos terem mostrado apenas parcos sucessos – se tanto – em mais de 70% dos escolares foram constatadas reações positivas, sendo alcançados melhores resultados de aprendizagem em tempo relativamente breve. Aumentaram coeficientes intelectuais, obtiveram progressos maiores evidentes em capacidades básicas, um intelecto melhor no geral, óbvios progressos em leitura, escrita e cálculos, melhor coordenação motora e destreza manual, bem como menos problemas comportamentais.

Também outros médicos pesquisadores confirmaram esses surpreendentes sucessos terapêuticos; por exemplo em estudo com 50 crianças entre 5 e 15 anos, que todas sofriam de transtornos da fala e de aprendizado. Após terapia de seis meses com combinações entre DMSO e aminoácidos, constataram-se notáveis desenvolvimentos em todos os alunos. O neurologista Dr. Azael Paz atribui-o ao estímulo do metabolismo energético oxidante no cérebro. Os pesquisadores assim resumiram os resultados:
- contínuo desenvolvimento da capacidade de elevada consciência;
- mudanças e progressos na postura moral;
- desenvolvimento da personalidade;
- primeira aparência da autocrítica;
- satisfação na criação de uma identidade própria.

Com relação aos sintomas anteriores das crianças, avaliaram as melhoras como:
- desaparecimento da letargia mental;
- surgimento de reações sensoriais;
- desaparecimento de movimentos involuntários (convulsões, tiques);
- desaparecimento de letargia, passividade e pessimismo;
- crescente interesse e iniciativas para tarefas e atividades;
- melhora em gestos e mímica, bem como na fala;
- claro procedimento e contato grupal sem agressividade infundada;
- perda de timidez e desenvolvimento da autoestima;
- aprendizado bem-sucedido em tarefas e compras;
- aprendizado em leitura e escrita, bem como na confecção das tarefas de casa.

Os mencionados remédios, uma combinação de DMSO e aminoácidos, não são adquiríveis na Europa. Pode-se contudo recorrer a DMSO com alimentos e complementos ricos em aminoácidos, tais como folhas de cereais, também em pó. Benéfica comprovou-se particularmente a administração de uma mistura em pó dos aminoácidos essenciais. Pode-se consumi-la diretamente com a solução de DMSO ingerível, ou aplicar o DMSO externamente e misturar a mistura de aminoácidos às refeições. A experiência comprova que um acréscimo de galactose muito contribui à terapia.

Galactose é um carboidrato presente no leite materno que naturalmente apoia em especial o célere crescimento do cérebro nos primeiros meses.

Transtornos no desempenho cerebral
cf. Arteriosclerose, infartos

Transtornos por déficit de atenção
cf. Transtornos e atrasos no desenvolvimento infantil

Tratamento com cortisona
Nesse caso obviamente não se trata de uma doença em si senão de terapia frequentemente aplicada em muitas doenças (crônicas). Cortisonas são administradas particularmente topicamente (pomadas, cremes, ...) e através de comprimidos. Também a aplicação de sprays e nebulizadores para enfermidades das vias respiratórias pode de certa maneira ser entendida como tópica ("superfície interna"). Como exposto, DMSO em muito potencializa o efeito de uma série de outros remédios. Particularmente a cortisona, combinada com DMSO, pode potencializar seu efeito em 10 a 1.000 vezes, devido ao aperfeiçoado transporte pelas membranas biológicas.

Na medicina veterinária o princípio é muito comum. O remédio Dexametasona em DMSO® da CP-Pharma é por isso muito popular entre os veterinários, sendo por isso usado topicamente em enfermidades articulares, lesões, tendinites, etc. A verdadeira vantagem de uma combinação de cortisona com DMSO é contudo a possibilidade de reduzir a quantidade da cortisona necessitada, pois seu efeito será potencializado. Isso é de grande importância. Certamente é consabido que os efeitos colaterais de cortisona são temidos – e não apenas na aplicação constante. A partir de uma dose de cerca de 20 mg de equivalente de cortisol por mais de 7 dias eleva-se em muito o risco da supressão dos hormônios próprios das glândulas suprarrenais (a dita síndrome de Cushing).

Em muitos casos o uso concomitante de DMSO permite baixar a dosagem de cortisona, o que ocasiona grande alívio ao usuário. Um alerta: cortisona aplicada sistemicamente não deve ser cortada de vez! Ajustes de determinações de dosagem requerem experiência e tato. Para alterações na dosagem de cortisona ingerida devido à combinação com DMSO deve-se procurar orientação de especialistas.

Genericamente vale desencorajar o uso de todas as cortisonas farmacêuticas. Independentemente do que digam sobre cremes, sprays, ou tinturas de aplicação localizada, alegadamente sem efeitos colaterais. De comprimidos nem se fale. Pela experiência, e isso sempre confirmarão naturopatas realmente reconhecidos, mesmo uma única aplicação de cortisona pode causar danos estruturais e vegetativos de longo prazo, difíceis de controlar.

Trombose

A tendência à excessiva coagulação sanguínea pode ser genética ou adquirida. Particularmente o uso de anticonceptivos e o fumo nitidamente elevam o risco individual de trombose. Também elevada pressão sanguínea, enfermidades metabólicas, insuficiência renal e doenças cardiovasculares podem suscitar desequilíbrio com tendência à agregação no sistema coagulador. Há perigo de padecer de embolia. Por conseguinte, muitos desses pacientes de risco são hoje tratados "genericamente" com os notórios inibidores anticoagulantes que a indústria farmacêutica para tanto promove e os médicos prescrevem submissamente. Apenas paulatinamente levantam-se sempre mais vozes críticas que apontam para os graves problemas de longo prazo entrementes perceptíveis, oriundos do uso crônico dessas substâncias.

A meu ver deparamo-nos aqui com um típico caso de mera ocultação das verdadeiras causas de um processo patológico (exceto o genético), no caso a tendência à trombose. Em vez de esclarecer os pacientes de sua prolongada conduta equívoca referente a alimentação e estilo de vida, e passar-lhes "deveres de casa", impõem-se-lhes uma medicação de efeito antes superficial porém geralmente vitalícia. Aos nossos olhos estão assim executando uma gestão de "caixa" otimizada – infelizmente pouco contestada. Sequer pelas instituições financiadoras. O famoso risco empresarial cai a zero porque encontrou-se um modo de criar clientes dependentes. Tais produtos em massa para os muitos clientes recrutados e infelizmente pouco esclarecidos são internamente caracterizados como fluxo de caixa. Poderíamos traduzi-lo como "galinha dos ovos de ouro", ou produto que se vende por si só.

Primeiramente dever-se-ia ter clareza de que mudanças de hábitos podem diminuir em muito o risco de trombose. Renúncia a pílulas hormonais e abstinência da nicotina seriam elementos principais para tal. Ao passo que cada qual deve buscar suas próprias informações sobre métodos anticonceptivos alternativos, apoio na questão da dependência química é possível. Outras medidas seriam todas aquelas que contribuem para evitar doenças vasculares, dentre elas coisas tão simples como consumo de muita água, movimento, restrição do consumo de açúcar, "más" gorduras, leite, carne, dentre muitas outras.

Obstar-se-á: "Tudo bem, mas de que adianta se já se está com arteriosclerose, ou uma cardiopatia vascular, ou uma disfunção renal, e tal…? Essas doenças não resultam exclusivamente de maus hábitos de vida, podem também surgir de infecções ou de um acidente!" Evidentemente isso é correto. No caso individual cabe por isso analisar até que ponto o processo ainda comporta tratamento causal. Com DMSO, temos ao menos a possibilidade de um tratamento diretamente anticoagulante, bem como a de buscar recuperar uma regeneração das funções envolvidas. Para tanto é necessário introduzir uma quantidade mínima de DMSO na circulação sanguínea para sua eficácia. Temos à disposição as três conhecidas variantes de aplicação: absorção cutânea, ingestão e infusão. Propostas para a concentração de soluções aquosas de DMSO e do volume total a ser ministrado encontram-se vastamente descritas no capítulo 2. O tempo de tratamento depende da evolução.

Úlceras cutâneas
cf. Feridas

Unhas inflamadas (Paroníquia)
costumam ser muito doloridas, e frequentemente causam processos purulentos. Causas podem ser unhas encravadas e lesões causadas por instrumentos de limpeza das unhas, e mesmo sapatos pequenos. Soluções de DMSO tópico rapidamente causam "desagravo" do inchaço e das dores. Às vezes já no dia seguinte a inflamação desaparece após aplicações reiteradas na concentração de 75%, que pode-se aplicar com cotonetes muito umedecidos. Não obstante cabe futuramente evitar a área com tesouras de unhas e nela causar outros danos.

Varizes

Esse processo, também denominado varicosa, causa ampliados segmentos nodulosos nas veias superficiais devido à gravidade exercida pelo sangue sobre paredes de veias muito fracas, estando-se de pé ou sentado. Mais comumente esse processo prolongado está condicionado ao progressivo processo da debilidade tecidual, ou seja, individual, de condição genética. Mas há ainda outras razões para varizes, tais como tromboses prévias, tumores, e lesões (acidentais) com cicatrizações. Dilatam-se as veias das pernas; suas válvulas interiores, comumente funcionando como válvulas anti-retorno, já não conseguem vedar completamente. DMSO é obviamente capaz de melhorar o tono do tecido e com isso a função da parede do vaso. Talvez deva-se originalmente à melhora do abastecimento das capas das grandes veias. Tanto dilatação capilar quanto melhora da difusão poderiam estar contribuindo. Para além da aplicação cutânea regional ou mesmo de toda a perna com soluções aquosas de DMSO poderia contribuir particularmente a infusão, porque assim o sistema capilar e venoso é inundado pelo princípio ativo altamente concentrado. Após testes de tolerância pode-se também nesses casos iniciar com doses de 0,1 g de DMSO por kg numa infusão de 250 a 500 ml.

Caso: Um homem, de 71 anos, apresentava grave varicosa abaixo dos joelhos, e dores por pressão. Por mera curiosidade pincelava as áreas constantemente com uma solução de 70% de DMSO. Após algumas semanas observou que as varizes haviam se retraído um bocado. Igualmente sumiram as dores e ainda a sensação do peso nas pernas.

Caso: Uma mulher, de 47 anos, sofre de agravada varicosa, já acompanhada de tromboses venais. Principalmente abaixo dos joelhos formavam-se lesões superficiais nas veias devido a crônicas estases de sangue de difícil cura. Seguindo meu conselho, até agora aplicou duas infusões em dosagem primária, e logo mais relatou nítidas melhoras dos sintomas de estase. De qualquer modo pretende continuar com esse tipo de terapia.

Zumbido (acufênio)

Entre a população esses transtornos auditivos (tinido) são uma das moléstias mais habituais entre a população, podendo em parte causar grandes sofrimentos aos afetados. Os mecanismos exatos de sua origem bem como terapias "padronizadas" daí decorrentes continuam não concretizadas. Tanto para as abordagens da medicina convencional quanto para terapias alternativas do zumbido, até agora aparentemente não há comprovações no sentido de estudos clínicos robustos com números estatísticos sensatos de pacientes. Isso naturalmente deve-se também ao fato de que as causas são muito complexas. Dentre elas tampões de cerume, infecções e inflamações do ouvido externo ou médio, otosclerose (doença dos ossículos mais internos do ouvido médio), doença de Lyme, exposição aguda ou crônica a ruídos estridentes e perda repentina da audição, surdez, doença de Mèniére, tumor nos nervos auditivos, e processos autoimunitários, entre muitos outros.

Em muitos casos supõe-se que tanto algum distúrbio circulatório ou de abastecimento das estruturas da audição quanto distúrbios relativos à composição das linfas do ouvido interno estejam envolvidos conjuntamente. Daí impõe-se o emprego terapêutico de DMSO enquanto tratamento básico do zumbido auditivo. DMSO dilata capilares sanguíneos e, como rebocador, pode melhorar processos difusores em ambos os sentidos circulatórios. Dependendo da causa diagnosticada, outros elementos terapêuticos mais podem fazer sentido. Dentre procedimentos oxidantes (MMS, H_2O_2) quando de inflamações, infecções e processos autoimunes, ou elevada pressão de oxigênio quando de sua carência primária (fumantes, pneumonias, insuficiência cardíaca ...). Na ótica holística, ruídos auditivos internos devem basicamente ser interpretados como um tipo de sobrecarga ou distúrbio do meio. Por isso o sintoma em si dever ser levado muito a sério. Em primeiro lugar situam-se daí as duas medidas principais: tranquilidade e água, água e mais água.

Para o tratamento do zunido pode DMSO ser usado topicamente como internamente. Melhor ambos ao mesmo tempo. Para a aplicação tópica convêm soluções entre 15 e 30%. Para tanto goteja-se 2 a 3 gotas laterais no duto auditivo, aguardando-se assim 20 minutos. Se necessário, vira-se para o outro lado. Para a aplicação interna valem as três variantes descritas no capítulo 2: generosa aplicação de uma solução de 70% sobre a pele; ingestão de uma solução muito diluída (inicialmente 3,5 ml de DMSO em bebida de 300 ml), e infusões com inicialmente 0,1 g por kg de peso corpóreo.

4

Aplicação de DMSO em animais

Todas as instruções sobre dosagem, âmbitos e tipos de aplicação de DMSO até aqui dados aplicam-se, em princípio, igualmente a todos os demais mamíferos. Diferenças decorrem, por exemplo, da estrutura física, incompreensão e motricidade animal.

Primeiramente as soluções de DMSO a serem administradas em animais podem ser mais generosas. Pois, em não se tratando de infusões, podem-se aqui considerar algumas "perdas". Ocorrem porque, por exemplo, um animal não bebe toda solução lhe preparada, ou quando retira parte de uma solução tópica. Justamente em cães, gatos etc. sempre dá-se o problema do pelo. Quando a área visada é muito peluda e não pudermos – ou quisermos – raspá-la, pode-se, por via das dúvidas, elevar a dose. Importante é que o DMSO alcance o couro do animal. Serve um pincel de pelo mais duro, com que se possa aplicar a solução como que por massagem. Pode-se ainda preparar uma mistura de DMSO de melhor aderência ao substituir-se água pelo gel fresco da aloe vera natural. As concentrações correspondem às da solução aquática: 70 ml de DMSO mais 30 ml de gel da aloe vera, por exemplo.

A aplicação externa em animais convém particularmente em enfermidades do aparelho locomotor, especialmente nos membros. Articulações inflamadas, feridas, inchaços, sobrecargas e muitas outras moléstias entre animais domésticos, de esporte ou de trabalho, podem muito bem ser tratadas em casa com DMSO. Também para animais valem as concentrações propostas para aplicações tópicas no capítulo 2. Para membros pode-se portanto preparar soluções de 60 a 75%. Tratamento externo inclui gotas para otites, gotas nasais e oftálmicas (soluções estéreis!).

Outras aplicações possíveis para soluções aquosas de DMSO mais concentradas são a lavagem de feridas, úlceras, abscessos e fístulas. Para isso usa-se frascos conta-gotas ou seringas de plástico com que se insere as misturas de 50 a 80% diretamente nas respectivas aberturas.

Para todas as enfermidades veterinárias topicamente tratáveis existem diversos remédios oficialmente autorizados que contêm DMSO e podem ser prescritos por veterinários (cf. o capítulo 2.1). Sempre, contudo, trata-se de misturas com outros princípios ativos, quais sejam cortisona e antibióticos. São vendidos como pomadas, géis ou gotas. Em geral as fórmulas contêm apenas baixo teor de DMSO puro.

Também a ingestão de DMSO é uma opção quando de enfermidades em músculos, articulações e ossos. Além disso podem assim ser evidentemente tratadas todas as demais doenças em animais listadas no capítulo 3 para humanos. Como não podemos contar com a compreensão do animal para a ingestão de uma bebida de gosto tão "estranho", muito menos regularmente ao longo do dia e em quantidades impostas, vale a criatividade. Um exemplo: um coelho de raça (Viena) precisava ser tratado com DMSO por apresentar vasto eczema cutâneo. Inicialmente não procurou seu bebedouro dosificador com a solução. Por isso passou a receber ração apenas seca em lugar vegetais frescos, como habitual na época do ano. A sede consequente à alimentação fez com que, por falta de opção, o "coelhinho" decidiu mesmo beber do bebedouro. No caso de animais "aquartelados" pode-se portanto muito bem manipular a absorção de soluções de DMSO.

Diferente o caso de animais soltos. Cães, equinos e principalmente gatos, que podem sair (o que se espera), não gostam de aceitar ordens. Nesse caso deve-se buscar aproveitar sua estadia no estábulo ou em casa para a solução potável, ou então tentar a sorte com diversas variantes de sabor do líquido. Talvez ajude um pouco de paciência, até que o animal tenha se acostumado com o novo sabor/odor da bebida. Alguns deles, dizem-me, bebem-na sem problemas. Talvez tenham uma sensibilidade para seu efeito benéfico. No caso de diversos outros animais pequenos é decerto possível administrar soluções de DMSO diretamente por pipeta.

As dosagens para administrações internas também correspondem aproximadamente ao peso dos animais, podendo-se ser mais generoso, conforme dito. Exemplo: um cão de 15 kg deve absorver DMSO numa dosagem de 0,5 g por kg de peso corpóreo. Pelo cálculo seriam 7,5 g, ou seja, quase 7 ml. Por ser ofertado em bebedouro, do qual parte talvez seja esparramada ou não consumida completamente, podemos muito bem programar 10 ml de DMSO, o que corresponde a umas três colheres de chá.

Já infusões em animais são opção segura para a administração da quantidade de DMSO pretendida, porém de difícil aplicação em casa. No hipismo essa forma de administração é muito comum. Todos os possíveis problemas articulares são preferencialmente tratados via infusão de DMSO. Infusões de DMSO são ainda usados como meio regenerador pós-operatório ou em feridas no hipismo. Em reportagem de TV, esse tratamento foi também "indicado" pelo famoso veterinário quiroprático da Frísia alemã para o cavalo desportivo por ele tratado.

Doses comuns situam-se entre 300 gramas (!) numa infusão de 2,5 litros. Quem portanto considerar benéfico DMSO para seu animal de estimação, pode consultar um profissional veterinário. Muitos deles têm certo receio porque o DMSO puro não tem admissão oficial* enquanto medicamento veterinário, razão pela qual, por questões burocráticas, sequer podem administrá-lo em animais domésticos (vacas leiterias, porcos ...) Todos os animais produtores de carne, leite, e outros produtos estão sujeitos a rigorosa vigilância. Os veterinários responsáveis e os donos devem administrar exclusivamente os produtos previstos e registrar tudo – isso é "economia dirigida". Outra é a situação de meros mamíferos "pet" e de fins desportivos. Nesses casos decidem os donos sobre como e com que tratar.

Sortudo quem nessa situação conheça a médica naturalista Karin Fietzner, ou ao menos more em suas imediações e possa procurá-la. Maneja suas agulhas de injeção e infusão com a mesma destreza em humanos quanto em animais, com rotina e profissionalismo, e tem vasta experiência nesse campo. Em sua própria propriedade tem certa capacidade de hospedar pequenos e grandes animais maltratados ou mal tratados, ou "descartados" por alguma razão. Atualmente está tratando sua égua Riccina, enferma dos cascos, com infusões de DMSO, CDS e água oxigenada, em sequência conveniente, conforme minhas "fórmulas" (lembrete: CDS, sigla inglesa, significa Solução de Dióxido de Cloro).

---

* Novidade: desde 01/11/2015 disponível em ampolas de DMSO (Cf. "Onde adquirir")

As imagens seguintes demonstram como Riccina é tratada com uma infusão de DMSO. Facilmente percebe-se (imagem 42) que normalmente o animal doente trata de aliviar as doloridas patas dianteiras locomovendo seu peso. Após minutos de infusão já está mais relaxada e distribui seu peso igualmente (imagem 43.) Sugeri ainda complementares banhos de MMS e/ou H_2O_2 nos "pés".

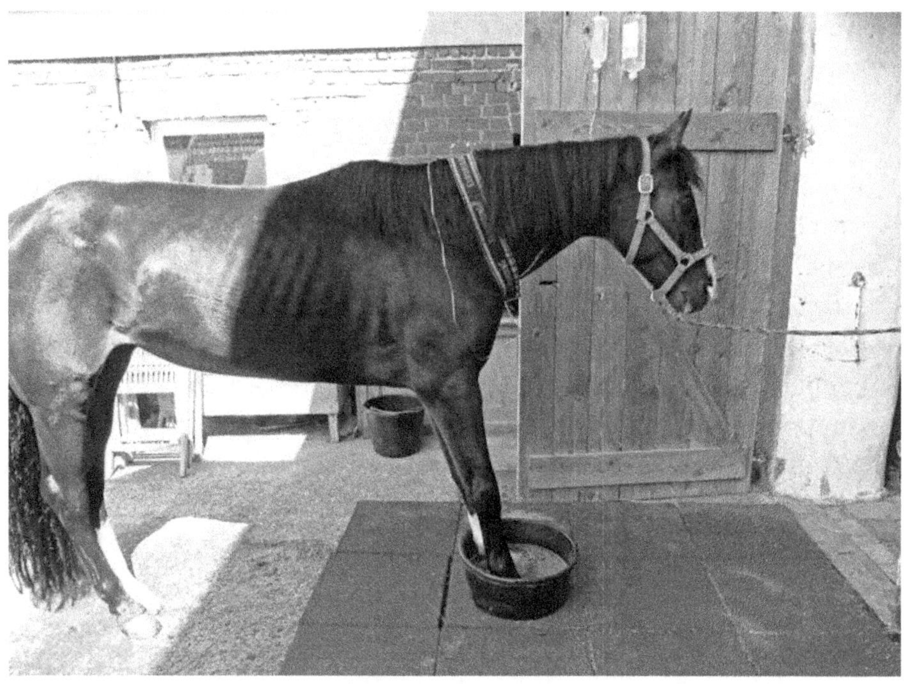

Imagem 42: A égua Riccina com infusão de DMSO e banho de pés com H_2O_2

Tudo que nos capítulos anteriores foi exposto sobre possíveis combinações de DMSO com outros princípios ativos (alternativos) vale também para a terapia de animais. No bebedouro pode-se, por exemplo, sempre complementar alternadamente DMSO com oxidantes anti-infectantes MMS ou água oxigenada. Também a terapia de câncer segundo Dr. Tucker, em que se aplica uma mistura de DMSO e a hematoxilina natural, apresentou excelente eficácia em cães.[16] Animais aos quais se exige muito rendimento, por estarem em liberdade ou trabalharem, podem a meu ver ser até tratados preventivamente com DMSO. Diminui a suscetibilidade a doenças e aumenta seu desempenho, porque DMSO, em conjunto com seu principal metabolito MSM, providencia magnífico abastecimento do tecido do organismo com enxofre orgânico. Ao mesmo tempo o sistema articular e muscular obtém estabilidade e flexibilidade.

Até aqui falamos apenas de mamíferos. A seu respeito podemos pressupor que muitos processos fisiológicos de seu organismo, aqui primeiramente o metabolismo com respeito a DMSO, igualem-se mais ou menos aos humanos. Em termos científicos isso é grande simplificação, porém plenamente suficiente no nosso contexto. Processos excretores e reações teciduais, como inflamações, em parte diferem nos animais. Exemplo é a possibilidade de aperfeiçoados consertos "internos" de feridas através da alantoína, que mamíferos sabem formar pelo metabolismo do ácido úrico. Infelizmente todos os hominídeos dela carecem devido à inexistência da respectiva enzima, "desperdiçando" o ácido úrico, que pode até causar gota quando muito concentrado no sangue. Mas o homem dispõe da alantoína pelo consumo de alimentos que a contêm (scorzonera, vagens, couve-flor, ...) bem como em complementos cosméticos para tratamento tópico. Retornemos à aplicação de DMSO em animais: para aves, peixes e insetos há, por ora, apenas experiências isoladas de contemporâneos curiosos que nalgum momento tiveram a ideia de administrar seu DMSO também em seus animais exóticos de estimação para o bem de sua saúde. Seria ótimo se leitores enviassem seus "casos de pacientes" para que melhorem o banco de dados para o emprego de DMSO nesses animais. Pode-se, por exemplo, acrescentar DMSO à água nos aquários ou terrários, eventualmente alternando com MMS. Também o acréscimo no bebedouro de aves parece razoável.

Imaginável é ainda um "tratamento" de uma colmeia de abelhas por meio de um recipiente raso no fundo da caixa. Contra os remédios sintéticos oficialmente admitidos para o combate dos ácaros (Varroa destructor) esses parasitas já criaram resistência há muito. Os princípios ativos naturais contra varroa, os ácidos fórmico, oxálico e lático muitas vezes já não são o suficiente seguros e eficientes. O tratamento de colmeias, combinando-se DMSO e MMS, pode assim ser uma alternativa nova e de simples aplicação. Nesse sentido estão ocorrendo primeiros testes e sucessos.

5

Onde adquirir?

nfelizmente não podemos aqui identificar os fornecedores reco-
mendáveis, que nos proveem com toda segurança matérias primas e
assessórios com qualidade e a bons preços. Indicações de fornecedores
adequados podem ser obtidas junto à editora Daniel-Peter-Verlag ou
ao Praxisinstitut Naturmedizin (www.pranatu.de). Opção é, ainda,
assistir a uma palestra ou oficina.

Ácido ascórbico

Essa dita vitamina C obtém-se livremente em três categorias no comércio. Primeiramente na forma em pó puro e incolor para consumo
humano, em embalagens de 50, 100 ou mais gramas. As doses podem ser
compradas nalguns comércios naturalistas, supermercados e farmácias.
Por segundo há comprimidos, cápsulas e comprimidos efervescentes,
geralmente com teor de 100 a 1000 ml de ácido ascórbico, igualmente
vendidos em supermercados e farmácias. Por terceiro existem soluções
aquosas em ampolas (de 500, 750 e 1000 mg, por exemplo), e injetáveis
(7,5 g em 50 ml) para terapia intravenosa. São igualmente comercializadas livremente, por exemplo pelas empresas Pascoe, Dr. Loges,
Wörwag. Os preços podem variar muito. Dosagens elevadas devem
ser diluídas por soro fisiológico antes da aplicação intravenosa. Vale
observar que a absorção do ácido ascórbico livre é dificultada quando
em solução ácida (como em bebidas de comprimidos efervescentes).
Funciona melhor em solução básica que contenha ascorbato.

Hipoclorito de cálcio

Matéria de partida para MMS 2, também denominado Ca(OCl)2, pode ser adquirido em forma de pó branco de 70% no comércio químico ou de material de tratamento de piscinas. Por ser classificado como substância perigosa devido a sua tendência à decomposição, nem sempre é vendido a privados. Os preços situam-se entre 20 e 30 euros por kg. Deve ser conservado seco e, de preferência, distante de outros materiais. Para seu uso em solução aquosa para a desinfecção de feridas, como acréscimo à água de banho, etc., mistura-se antes a quantidade de pó de hipoclorito de cálcio na quantidade de água pretendida.

DMSO

Em sua forma pura de 99,9% de qualidade farmacológica certificada (Ph. Eur), DMSO é vendido, em frascos "abertos", por lojas virtuais. Comumente em volumes entre 100 ml e um litro. DMSO dito puro, de 99,9%, etc., não garante certificação farmacológica padrão, podendo muito bem ter vestígios do canceroso benzol devido ao processo de fabricação.

Soluções estéreis de DMSO, certificadas para infusões e injeções, existem na forma de ampolas de 50 ml, na farmácia Viktoria Apotheke, na cidade de Saarbrücken. As 4 distintas fórmulas requerem prescrição e encontram-se em www.internet-apotheke.de, no setor terapêutico. Esse DMSO razoável e diluído possibilita aplicação simples e segura. Além de DMSO há lá ainda DMSO M (com cloreto de magnésio), DMSO MP (acréscimo de procaína), e DMSO ML (acréscimo de ácido lático dextrogiro). Seu conteúdo de 7,5 g de DMSO corresponde à dosagem comum para adultos. Nessa farmácia há ainda um gel combinado de DMSO e cloreto de magnésio, com teor opcional de DMSO de 15 e 60%.

Na Alemanha, o § 13 (2b) da Lei sobre o Trânsito de Remédios dá aos médicos e médicos naturalistas acesso a um DMSO esterilizado para preparo próprio. Para tanto há serviços especializados de envasamento, onde pode ser encomendado. Desvantagem: há quantidades mínimas impostas, e, mais: esses preparos únicos devem ser documentados individualmente, com precisão, e completamente, para cada paciente.

EM

Os ditos Microrganismos Eficientes podem ser obtidos como soluções puras de culturas ou como produtos em solução acrescidas de substâncias probióticas. Contêm bactérias de ácido lático, leveduras, bactérias fotossintéticas, entre outras. Seu potencial terapêutico e geral, isto é, seus efeitos – oficial e comumente limitados à "substância mensageira auxiliar" – são tão variados quanto surpreendentes. Seja como substância de rápido efeito em problemas cutâneos quanto na regulação da flora intestinal ou como melhora natural do clima ambiental. A ocupação com essas culturas causa muito prazer. Basta buscar por "microrganismos eficientes" na Internet. Com um pouco de jeito e adequadas soluções nutritivas, pode-se multiplicar os microrganismos eficientes de modo autônomo. Isso é recomendável, pois os produtos são vendidos a preços um tanto elevados.

Galactose

É vendida em forma de pó e tem aparência similar à glicose, mas é bem mais cara, porque sua produção é bastante trabalhosa e as quantidades produzidas são muito menores. Os preços para 500 g situam-se entre 100 e 150 euros, de modo que convém pesquisá-los na Internet.

Água purificada

pode ser comprada ou preparada por conta. Cabe distinguir entre água salina e livre de sal, e entre estéril e não estéril. Água sem sal costuma ser apelidada de "água destilada", sendo oferecida em galões de 5 litros; por exemplo, para o abastecimento de baterias de automóveis, de ferros de passar roupa, etc. Geralmente não é destilada senão ultrafiltrada, ou provém da dita osmose reversa, esta rotulada de Água RO, sigla inglesa. Equipamentos de osmose reversa existem entrementes em muitas variantes até para uso doméstico, de modo que água sem sal, não esterilizada, pode ser preparada em casa. Os filtros de osmose inversa subtraem da água potável comum não apenas os íones de sal mas também microrganismos, metais pesados, resíduos de aditivos e de remédios. Esses equipamentos existem para cozinha, tendo em parte um recipiente para depósito e, às vezes, meras tigelas coletoras. Alguns são integrados diretamente na canalização doméstica, outros abastecidos à mão. Como dito, é enorme a oferta, e a água da osmose reversa é perfeitamente apropriada para quaisquer aplicações. Ao preparar chá, colocar cereais de molho, ou produzir remédios, a água purificada "apresenta-nos" propriedades bem novas. Há no comércio químico e em farmácias água verdadeiramente destilada, ou seja, aquela obtida por vapor e condensação. Ela é totalmente livre de sais, porém não estéril, igualmente.

À busca de água esterilizada porém salina, basta remineralizar a água destilada ou da osmose reversa com sal marinho puro ou sal de rocha. Pode-se fazê-lo intuitivamente, acrescentando-se uma pitada de sal. Em se pretendendo água isotônica, a quantidade de sal deve, contudo, ser determinada com maior precisão. Águas isotônicas têm conteúdo eletrolítico de 0,9%, isto é, um litro d'água contém 9 g de sal. Água esterilizada e remineralizada é ótima para a diluição de DMSO, seja para uso tópico, seja para ingestão.

Para a produção de diluições a serem usadas como gotas em olhos, ouvidos e nariz, e particularmente para infusão, deve-se incondicionalmente usar água estéril e isotônica!

Como e de onde obtém-se-a? Bem simples: em farmácias (online) adquire-se soluções de infusão prontas, em recipientes de vidro ou plástico e em bolsas, e em qualquer quantidade e tamanho. São denominadas "solução estéril isotônica de cloreto de sódio" ou "soro fisiológico". Essas soluções de infusão são vendidas em volumes de 100 ml até 1 litro a preços módicos. Para o preparo de soluções de DMSO não destinadas a infusões saca-se o volume necessitado desse soro fisiológico através de uma seringa e agulha (amarela) pelas membranas dos recipientes ou bolsas, e segue-se as orientações dadas no capítulo 2.4.

Resumo: "água destilada", água purificada não salina, portanto, pode ser adquirida em drogarias, supermercados e farmácias, ou então preparada em casa numa osmose reversa. Uma remineralização acontece pelo acréscimo de sal natural puro, até uma medida de 9 g por litro (isotônico). Todas essas águas não são estéreis! Para tal – para o preparo de gotas para ouvidos ou feridas abertas, ou injeções e infusões – compra-se, em farmácias, soro fisiológico em frascos ou bolsas. Trata-se de uma solução de cloreto de sódio de 0,9%.

Hematoxilina

É uma substância natural em pó, de cor bege, usada na biologia, fisiologia e patologia, primeiramente para tingimentos microscópicos. É preciso garantir que os laboratórios fornecedores realmente forneçam a substância pura. Pois geralmente oferecem preparos líquidos industrializados que contêm ainda outros ingredientes, comumente empregados nos preparos dos testes microscópicos. Os preços para o pó puro giram em torno de 300 euros por 100 g.

Soluções de infusão

e todos os acessórios obtém-se em diversas variantes em farmácias (online). Para as aplicações em questão usa-se comumente recipientes (de vidro ou plástico) de 500 ou 1000 ml de soro fisiológico (= solução de NaCl de 0,9% = cloreto de sódio isotônico e estéril). Diferenças entre produtos correntes (Braun, Fresenius, …) existem particularmente nas membranas de perfuração. Algumas delas são tão "recalcitrantes" que dificultam a perfuração com assessórios ou agulha. Outras diferem em sua capacidade. Há, por exemplo, recipientes específicos que permitem o acréscimo de volumes maiores por não estarem completamente preenchidos pela "base" isotônica, abrindo assim espaço para outros componentes da fórmula. Vale experimentar! Em nossas oficinas e seminários mostramos as diversas possibilidades e "variações de preços". Nelas pode-se ainda aprender a produção e autoadministração de diversas infusões.

Ácido alfalipóico

Diversas empresas comumente vendem-no em cápsulas de 600 mg, comprimidos ou ampolas/soluções de infusão. Sempre tento evitar comprimidos, devido a componentes acrescentados, usando por isso pó puro (geralmente declarado complemento nutricional), ou ampolas.

Cloreto de magnésio $MgCl_2$

Seu nome exato, do qual talvez necessite na compra, é cloreto de magnésio hexaidrato, pois sua forma não aquosa reage violentamente no processo de solução. No que tange a sua pureza, a publicidade promove mal-entendidos similares ao caso do DMSO. Para a administração tópica ou interna cabe observar a certificação de Ph.Eur. (farmacopeia europeia). A publicidade "de origem natural" pode enganar no sentido de que essas qualidades podem conter vestígios de todo tipo de substâncias indesejadas.

As diversas e úteis possibilidades de aplicação compreendem ingestão, acréscimo à água de banho, spray contra dores musculares, tratamento de cabelo, infusão (como solução estéril, cf. infusão de peróxido de hidrogênio = água oxigenada), substitutivo de sal de cozinha, etc. Ao buscar-se por "$MgCl_2$ Ph. Eur." encontram-se muitos vendedores na internet. Os preços por kg situam-se entre 10 e 20 euros. Vale comprar um bocado a mais, pois você vai gostar!

MMS / CDS

há em muitos comércios da Internet a preços muito similares (MMS Lotus 2 x 100 ml por uns 25 euros, por exemplo). No caso do MMS clássico, trata-se geralmente de lotes de 2 pequenos frascos, a saber da solução aquosa de cloreto de sódio de 22,4% e do dito ativador. Este geralmente consiste de ácido cítrico, ácido tartárico ou clorídrico em concentração apropriada. Em querendo-se fazer uso de outro ativador (ácido lático, bissulfato de sódio, vinagre, etc., ...) é preciso atentar para a compra separada da solução original. Outra variante muito econômica é adquirir o cloreto de sódio puro em pó e produzir a solução aquosa de 22,4% por conta. Encontramo-la nos vendedores de produtos químicos e para piscinas. Entrementes o atacado já oferece a solução pronta, de 22,4%. Desvantagem: o clorito de sódio puro é declarado como substância perigosa, devido a seu efeito corrosivo, por isso não pode ser vendido a qualquer um, oficialmente. Ademais, como pessoa privada, necessita-se apenas de pequenas quantidades e não de quantidades de um quilograma, a não ser que se pretenda tomar banhos de MMS frequentemente, ou mesmo usá-lo na eventual piscina própria. Sempre vale lembrar que cloreto de sódio ou, respectivamente, o princípio ativo dióxido de cloro integram a legislação alemã sobre águas e que, em países (ou lares) ricos, gosta-se de tratar a água de banho com essa substância. Comparado com o costumeiro e barato tratamento da água com cloro, notoriamente danoso à saúde, uma água com dióxido de cloro na concentração recomendada apresenta efeitos extremamente positivos. Por isso sequer pode-se dizer que MMS ou clorito de sódio estariam proibidos para aplicação "em humanos"!

Ameaças em parte vindas à tona, de diversas administrações ou "fantoches" pode-se bem "compreender" como de interesses particulares da indústria dos comprimidos. Com vistas à situação legal de validade geral bem como ao enorme banco de dados relativo à segurança de $NaClO_2$, podemos relaxar. Pois há muito tempo esse princípio ativo, para além do tratamento de água potável e de banho, é empregado na indústria alimentar e noutros setores de tratamento de águas e o combate a microrganismos. Bem aceitamos, portanto, não poder a substância ser declarada princípio terapêutico por vendedores de MMS, o que contabilizamos como "típica burocracia", e continuamos a fazer o que fizemos – para o bem de nossa saúde ...

As novas soluções de dióxido de cloro contêm o verdadeiro "princípio ativo de MMS", o dióxido de cloro gasoso (ClO_2) em forma pura. Daí a denominação ChlorDioxidSolution (sigla inglesa). Trata-se, portanto, de soluções prontas que não precisam ser ativadas. Geralmente são declaradas com teor de $< 0,29\%$ de ClO_2, porque assim não são enquadradas entre as substâncias perigosas, podendo ser enviadas por vias normais. Os pequenos frascos devem ser guardados em ambiente fresco, escuro, e cerrados, porque dióxido de cloro esvai-se rapidamente em temperatura ambiente e decompõe-se rapidamente sob influência de luz ou impurezas. Já frascos de vidro escuros apresentaram mínima perda de conteúdo guardados por mais de um ano. Como produzir de modo simples uma solução de dióxido de cloro por conta, em concentração adequada, ensinamos em minhas oficinas. (www.pranatu.de).

Ácido lático (+)

é comumente denominado ácido lático dextrogiro e adquirível em solução de 21% em farmácias e como complemento nutricional pela internet. Nessa concentração pode, por exemplo, ser adicionado a bebidas, podendo ainda ser usado para a ativação de MMS. Ácido lático dextrogiro mais concentrado pode-se adquirir no comércio de produtos químicos. Pela diluição em água purificada obtém-se igualmente a solução de aproximadamente 20%, pronta para uso.

Bicarbonato de sódio

é também chamado hidrogenocarbonato, ou simplesmente sódio. Sua fórmula química é $NaHCO_3$. Para uso terapêutico-medicinal existem fundamentalmente duas formas aqui de interesse. Primeiramente pó de purezas diversas. Por segundo, solução estéril de 8,4 e 4,2% para infusão e injeção para a alcalinização da administração desses remédios.

O uso do sódio puro em pó é muito variado. É componente de leveduras, comprimidos efervescentes e água carbonatada. É apreciado remédio contra acidez estomacal. Prof. Dr. Max Schmidt, idolatrado, da Universidade de Würzburg, que nos anos 1980 e inícios da década de 1990 marcou todos os estudantes das ciências naturais e medicina em suas preleções de química quando do assunto bicarbonato de sódio, sempre lembrava o slogan publicitário: "Quão imprescindível a noiva para a união, tão imprescindível o sal-Bullrich® para a digestão!" Pois esse sal contém 100% de hidrogenocarbonato sem os efeitos colaterais de longo prazo de inibidores da bomba de prótons. É ainda acrescentado a águas de banho e pastas dentais, produtos de limpeza; usado para abrandamento de água dura; e como complemento nutricional (regulador de acidez E 500) na indústria. Outros empregos ocorrem na agricultura para o combate a fungos, na estabilização do pH em aquários e piscinas, e na complementação de drogas ilícitas. Em resumo: em qualquer lugar (supermercados, lojas de produtos naturais, farmácias) pode-se adquirir bicarbonato em pó de boa qualidade a preço baixo. Nós o necessitamos em diversas fórmulas enquanto regulador do pH.

Já as fórmulas estéreis prontas podem-se obter apenas em farmácias. São usadas para infusões alcalinas (cf. capítulo 2.5.2) em acidose (hiperacidez sanguínea) ou em combinação com procaína, para sua otimização. Atualmente um frasco de 250 ml custa ao menos 6 a 8 euros para quantidades maiores. A subtração de uma quantidade parcial ocorre através de seringa ou de um pino dispensador (pino com filtro de ar redentor de bactérias e adaptador Luer), que pode permanecer no septo do frasco para usos repetidos.

Procaína

é vendida, sem restrição, por farmácias, em ampolas de 2 e 5 ml em soluções de 0,5 a 2%, na forma do hidrocloreto de procaína. Marcas comuns são Pascoe, Loges, Hevert, Steigerwald, entre outras. Os preços de uma ampola de 2 ml de procaína de 1% variam entre

30 centavos de euro e 1,25 euros, dependendo da quantidade! Por isso vale pesquisar. Soluções de procaína podem ser injetadas tanto como substância pura quanto em combinação com outras substâncias (bicarbonato de sódio, DMSO, soluções homeopáticas, etc.). Muitos terapeutas têm suas próprias fórmulas, dependendo do objetivo terapêutico. Erupções cutâneas, tratamento de cicatrizes pelo método Hunecke, e a "acupuntura baseada em substâncias" são apenas alguns exemplos para as diversas possibilidades terapêuticas desse antigo e comprovado remédio.

Água oxigenada

obtém-se em soluções de distinta concentração em farmácias e nos distribuidores de produtos químicos. As farmácias alemãs costumam vender soluções de 1,5 a 3%, certificadas segundo a farmacopeia alemã. A identificação alemã pode assim dizer: "Peróxido de hidrogênio 3% DAB 11". Custam entre 8 e 15 euros por litro, e podem ser usadas diretamente. Em se pretendendo preparar concentrações diferentes, recomenda-se a aquisição de água oxigenada de 30% em qualidade Ph.Eur. da farmacopeia alemã. Atenção: muito cáustica!!! Essa pode, então, ser diluída na quantidade de água desejada (óculos protetores/ luvas adequadas!). Para essas soluções de H_2O_2 de concentrações elevadas, os vendedores via de regra exigem comprovante de uso ou uma declaração de destino final, ou então um comprovante de habilitação, pois trata-se de substância perigosa, e, por segundo, alguns assassinos fanáticos às vezes a empregam para explosivos líquidos. Também aqui, portanto, mais um exemplo de como um mesmo "algo" pode ser usado para o bem ou para o mal dos humanos. Por obviamente haver apenas uma única consciência mundial, deveríamos dedicar-nos com benevolência aos congêneres, e não com afã assassino. Baixas concentrações de água oxigenada apresentam surpreendentes benefícios – recompensa estudar e explorá-la de diversas maneiras.

Outros acessórios,

particularmente para dosagem, manuseio e aplicação de DMSO e de muitas outras substâncias, são necessários quando se pretende passar do estágio da "colher de chá". Pipetas e cilindros de medição, seringas, agulhas hipodérmicas, etc., podem comumente ser comprados por poucos centavos ou euros por unidade. Uma agulha em pacote de 100 unidades, por exemplo, custa uns 2 centavos de euro; uma seringa de 10 ml uns 5 centavos; e um filtro de seringa (tamanho de poros: 200 manômetros) entre 1 e 2 euros. Todos esses objetos podem ser comprados em farmácias, junto a amigos médicos e naturopatas, ou então a distribuidores de acessórios de consultórios e no atacado especializado. O mesmo vale para assessórios de "segunda linha" tais como cotonetes, luvas descartáveis, seringas borboletas, catéter intravenoso periférico, ferramentas de infusão, borrifador de desinfecção, faixas elásticas, etc. Não obstante, reiteramos aqui que, no respeitante a DMSO, pode-se obter benefícios recorrendo-se a objetos mais simples, tais como pincel, colheres metais de chá, copinhos de aperitivo, etc. Não deixe de experimentar e explore essas possibilidades econômicas a fundo. Indicações sobre onde encontrar os assessórios necessários para o manejo de DMSO e outros encontram-se ainda na seção "fontes de abastecimento" na página Internet www.pranatu.de.

6

Quadro de dosagens

Apresentamos aqui sinteticamente possibilidades de aplicação de DMSO e suas dosagens. Apesar de a tolerância ser indicada no sentido do valor da dose letal mediana LD_{50}, cabe iniciar o tratamento próprio com doses inferiores.

Quantidades referem-se sempre ao DMSO puro Ph. Eur. (Pharmacopoea Europaea, certificado segundo a farmacopeia europeia), que apresenta teor de 99,9%. A mera informação da concentração não identifica um DMSO puro. A selva da Internet mostra que alguns fornecedores acrescentam informações como "qualidade farmacêutica" e similares, porém não têm certificação Ph. Eur.! Portanto: confiável é apenas a designação DMSO Ph. Eur.!

Dicas práticas para medição, mistura e armazenamento encontram-se nos capítulos sobre aplicações.
Lembrete: antes da administração deve-se fazer o teste de tolerância (p. 72)!

Aplicações cutâneas tópicas

No uso externo tópico usa-se, praticamente sempre, soluções de DMSO diluídas. Emprego DMSO puro apenas para aplicação pontual. Por exemplo em verrugas, aftas, micose em unhas e bolhas herpes, onde as aplico com cotonetes ou a ponta do dedo. As diluições são de fácil preparo: para uma mistura de 60% de DMSO, por exemplo, mistura-se 6 partes de DMSO com 4 partes de água ou outra adequada solução de diluição. Poderia ser uma solução de 12% de cloreto de magnésio, 2% de solução de procaína, água marinha isotônica ou urina própria.

Concentrações adequadas para uso tópico

Pés/pernas:	solução aquosa de DMSO 40-80%
Tronco/braços:	solução aquosa de DMSO 30-70%
Pescoço/cabeça:	solução aquosa de DMSO 20-50%
Gotas nasais e de ouvido:	solução aquosa isotônica de DMSO 10-25%
Pele aberta:	solução aquosa isotônica de DMSO 15-60%
Verrugas/herpes:	aplicar DMSO 80-100% com cotonete
Gotas oftálmicas:	solução isotônica estéril de DMSO 1-3%

Pressupõe-se normalmente administração diária. Em casos específicos tais como de gotas oftálmicas ou verrugas, a aplicação diária pode ser múltipla. A aplicação tópica das diversas soluções de DMSO sobre a pele pode fazer-se com pincel, spray, e diretamente pelo dedo (sem luva!). A pele é generosamente umedecida e posteriormente não coberta por roupas por uns 30 minutos. Opção é lavar as partes tratadas antes de cobri-las com roupa. Água isotônica estéril para misturas para aplicação sobre feridas abertas ou gotas oftálmicas obtém-se, em recipientes de plástico ou vidro, entre 0,1 e 1 litro em qualquer farmácia.

Usar DMSO para banhos já não recomendo. É muito mais efetivo umedecer-se, uns 15 minutos antes do banho, com as soluções de DMSO desejadas, e assim "abrir" a pele para outros princípios ativos da água de banho. Podem, por exemplo, ser água oxigenada, sais básicos, dióxido de cloro, óleos etéricos, cloreto de magnésio.

Uso interno

A bebida de uma solução de DMSO muito diluída (cerca de 1 – 5 colheres de chá por bebida de 300 ml) é a mais rápida e simples possibilidade de sua absorção. Nesse tipo de administração, contudo, mais ocorrem as incomuns dores de cabeça, de fígado, e vertigens iniciais, porque DMSO amplia os vasos sanguíneos rapidamente e possibilita elevadas taxas de desintoxicação. Para o abastecimento do organismo com a desejada quantidade de DMSO basta uma dessas ingestões ao dia. Por exemplo após o café da manhã.

A dosagem diária total de DMSO até agora administrada em estudos clínicos orienta-se no peso corporal. Situa-se na faixa de 0,05 – 1 g de DMSO por kg de peso corporal. Para uma pessoa de 70 kg isso significa 3,5 a 70 g, ou 3 a 65 ml, respectivamente. **Mesmo na ingestão o DMSO nunca deve ser consumido puro!** Sempre usam-se misturas muito diluídas, de 15 ml (aproximadamente 16,5g) de DMSO puro, ao máximo, em grande copo de 0,3 litros de água, suco, chá, etc. Para medição pode-se usar uma colher de chá metálica: uma colher de chá corresponde a uns 3,5 g de DMSO. **Portanto: 4 a 5 colheres de chá, ao máximo.** Se a dose diária tiver de ser maior, é preciso preparar nova mistura.

Tabela de dosagens

Peso corporal	Dosagem incial	Dosagem máxima
40 kg	2 g	40 g
50 kg	2,5 g	50 g
60 kg	3 g	60 g
70 kg	3,5 g	70 g
80 kg	4 g	80 g
90 kg	4,5 g	90 g
100 kg	5 g	100 g

Para bochechos recomenda-se uma solução aquosa de 5 a 20%. Isto é, em pequeno copo misturam-se 10 g de DMSO puro (cerca de 3 colheres de chá) com 100 ml de água, obtendo-se assim uma solução de 10%. Em lugares da mucosa bucal que estejam inflamados ou feridos pode aplicar-se concentrações maiores de DMSO (até 80%) com um cotonete.

Seminários e palestras

O autor Dr. Hartmut Fischer repassa seus conhecimentos em seminários e palestras sobre a terapia com substâncias naturais e comprovadas, e sua combinação sensata com DMSO. As respectivas informações encontram-se na página da Internet www.pranatu.de no menu "seminários/palestras".

Epílogo

Nas páginas precedentes lemos o que DMSO consegue fazer, talvez também por você. Se você, leitor, tiver tido a mesma sensação que eu, lemos com muito prazer, pois foi meu caso, tanto que quase lamento chegar ao fim desse livro tão instrutivo, inteligível e bem estruturado. Pois combina gosto na leitura com prazerosa transmissão de conhecimentos, de modo que alegra-me confessar que também eu dele extraí novos conhecimentos, apesar de me familiar a temática.

Fico feliz que Dr. Fischer tenha assumido a tarefa de escrever o manual do DMSO, pois estou convicto de que este autor é muito mais apto que qualquer outro que eu conheça (eu incluso). Isso explica-se inclusive por seus conhecimentos prévios, que, da melhor maneira possível, permitem-lhe conciliar conhecimento químico com sua atividade de prático naturalista, resultados químico-farmacológicos e experiências práticas com enfermos, e incorporar tudo ao manual do DMSO. Desse modo pôde surgir uma obra mestra, sendo seu predicado saber explicar com simplicidade processos complexos, agora inteligíveis, ao reduzir suas experiências de anos à essência, para manuseio de muitos. Ademais, Dr. Fischer contribuiu com muitas "invenções" e ideias próprias.

Sua formação iniciou-se num colégio de caráter humanista, perpassou o estudo das ciências naturais na faculdade de Química e Farmácia da Universidade Julius Maximilian da Baviera. A seguir trabalhou por vários anos em importantes empresas da indústria farmacêutica pesquisadora. Ademais, em projeto de pesquisa da Associação Alemã de Pesquisa (Deutsche Forschungsgemeinschaft) no Instituto de Química Orgânica da Universidade de Würzburg, trabalhou no desenvolvimento de sínteses quirais, e passou vários anos de sua vida com o desenvolvimento e sua aplicação no setor de tratamento de águas. Para seus dois filhos licenciou-se pela lei de paternidade, e por vocação decidiu fazer uma formação de naturopata. À parte, foi voluntário no serviço de salvamento e na formação adulta da Cruz Vermelha da Baviera; frequentou uma formação de acompanhamento de moribundos no serviço de atenção a moribundos na cidade de Fulda.

Juntam-se em sua pessoa profundos conhecimentos científico-naturais e um modo de vida experiente, interessado e investigador voltado para o bem-estar do ser humano. Seja lá o que diga ou escreva o Dr. Harmut Fischer, testemunha conhecimento, profundidade e respeito ao ser humano. Nele estimo, portanto, primeiramente sua integridade. Os leitores podem estar seguros de que tudo que, com profissionalismo, aqui para eles reuniu, tem o único fim de contribuir para seu benefício. O sr. Fischer fez o que pôde – e foi muito. Agora é vossa vez de aproveitar os benefícios. Que vos suceda!

Com os melhores votos,
Dr.ª Antje Oswald

Bibliografia

1   Muir, M.: DMSO: Many Uses. Much Controversy, *Alternative and Complementary Therapies,* 1996, 230

2   Kleberger E.: Linse mit doppeltem Brennpunkt (Butzenscheibenlinse) erzeugt durch toxische Dosen von Dimethylsulfoxyd (DMSO) an Hunden, *Graefe's Archive for Clinical and Experimental Ophthalmology,* 1967, 173/2, 269

3   Wood, D.C., Wirth, N.V.: Weitere Untersuchungen zur Wirkung von Dimethylsulfoxyd am Kaninchenauge, *DMSO-Symposium, Vienna,* Berlin/Saladruck, 1966, 58

4   Saytzeff, A.M.: Über die Einwirkung von Salpetersäure auf Schwefelmethyl und Schwefeläthyl, *Liebigs Annalen der Chemie und Pharmazie,* 1867, 144, 148

5   Ueltschi, G., Schlatter, C.: Effect of dimethyl sulfoxide on the percutaneous penetration of phenylbutazone and 3H-flumethasone, *Archiv für Experimentelle Veterinärmedizin,* 1974, 28, 101

6   Layman, D.L., Jacob, S.W.: The absorption, metabolism and excretion of dimethyl sulfoxide by rhesus monkeys, *Life Sciences,* 1985, 37, 2431

7   Hucker, H.B., Miller, J.K., Hochberg, A., Brobyn, R.D., Riordan, F.H., Calesnick, B.: Studies on the absorption, excretion and metabolism of dimethylsulfoxide (DMSO) in man, *The Journal of Pharmacology and Experimental Therapeutics,* 1967, 155, 309

8   Gerhards, E., Gibian, H.: Stoffwechsel und Wirkung des Dimethylsulfoxids, *Naturwissenschaften,* 1968, 9, 435

9   Williams, K.I.H., Burstein, S.H., Layne, D.S., Dimethyl sulfone: Isolation from human urine, *Archives of Biochemistry and Biophysics,* 1966, 113, 251

10 Kolb, K.H., Jaenicke, G., Kramer, M., Schulze, P.E., Absorption, distribution, and elimination of labeled dimethylsulfoxide in man and animals, *Annals of the New York Academy of Sciences* 1967, 141, 85

11 Kietzmann, M., Scherkl, R., Schulz, R.: Pharmakologie der Entzündung und der Allergie, *Lehrbuch der Pharmakologie und Toxikologie für die Veterinärmedizin* (Stuttgart, Enke Verlag), 2002, 2. edição, 318

12 Self, R., Casey, J.C., Swain, T.: Origin of Methanol and Dimethyl Sulphide from Cooked Foods, *Nature,* 1963, 200, 885

13 Brayton, C.F.: Dimethyl sulfoxide (DMSO): A Review, *The Cornell Veterinarian,* 1986, 76, 61

[14] Martin, D., Weise, A., Niclas, H.-J.: Das Lösungsmittel Dimethylsulfoxid, *Angewandte Chemie*, 1967, 79, 340

[15] Schläfer, H. L., Schaffernicht, W.: Dimethylsufoxyd als Lösungsmittel für anorganische Verbindungen, *Angewandte Chemie*, 1960, 72, 618

[16] Gaylord Chemical: DMSO-Sicherheitsdatenblatt gemäß 1907/2006/ EG, Artikel 31, überarbeitet am: 04.05.2011 Versions-Nr: 3

[17] Sears, P.G., Lester, G.R., Dawson, L.R., A Study of the Conductance Behaviour of Some Uni-univalent Electrolytes in Dimethyl Sulfoxide at 25°, *Journal of Physical Chemistry*, 1956, 60, 1433

[18] MacGregor, W.S., The Chemical and Physical Properties of DMSO, *Annals of the New York Academy of Sciences* 1967, 141, 3

[19] Walker, MD M.: DMSO – NATURE'S HEALER, New York/Avery, 1993

[20] Jacob, S.W., Herschler R.: Pharmacology of DMSO, *Cryobiology*, 1986/23(1), 14–27, Academic Press, 1985

[21] Sommer, S., Tauberger, G., *Arzneimittel Forschung*, 1964, 14, 1050

[22] Clinical Reports, *Annals of the New York Academy of Sciences* 1967, 141, 493

[23] Ali, B.H.:Dimethyl sulfoxide: recent pharmacological and toxicological research, *Veterinary and Human Toxicology*, 2001,43(4), 228

[24] Wood, D.C., Wood, J.: Pharmacologic and biochemical considerations of dimethyl sulfoxide, *Annals of the New York Academy of Sciences*,1975, 243, 7

[25] Baptista, L., Silva, E.C. Da, Arbilla, G.: Oxidation Mechanism of Dimethyl Sulfoxide (DMSO) by OH Radical in liquid Phase", *Physical Chemistry Chemical Physics*, 2008, 10, 6867

[26] Herscu-Kluska, R., Masarwa, A., Saphier, M., Cohen, H., Meyerstein, D.: „Mechanism of the Reaction of Radicals with Peroxides and Dimethyl Sulfoxide in aqueous Solution", *Chemical European Journal*, 2008, 14, 5880

[27] Chang, C.K., Albarillo, M.V., Schumer, W.: „Therapeutic effect of dimethyl sulfoxide on ICAM-1 gene expression and activation of NF-kappaB and AP-1 in septic rats.", *Journal of Surgical Research*, 2001, 95, 181

[28] Santos, N.C., Figueira-Coelho, J., Martins-Silva, J., Saldanha, C.: „Multidisciplinary utilization of dimethyl sulfoxide: pharmacological, cellular, and molecular aspects", *Biochemical Pharmacology 2003*, 67, 1035

[29] Shealy, C.N., *Headache* 1966, 6, 101

[30] Broadwell, R.D., Salcman, M., Kaplan, R.S.: „Morphologic effect of dimethyl sulfoxide on the blood-brain barrier.", *Science* 1982, 217, 164

[31] Saeed, S.A., Karimi, S.J., Suria, A.: „Differential effects of dimethyl sulfoxide on human platelet aggregation and arachidonic acid metabolism", *Biochemical Medicine and Metabolic Biology* 1988, 40, 143

[32] Gorog, P., Kovacs, I.B.: „Antiarthritic and antithrombotic effects of topically applied dimethyl sulfoxide", *Annals of the New York Academy of Sciences,* 1975, 243, 91

[33] De la Torre, J.C., Rowed, D.W., Kawanaga, H.M., Mullan, S.: „Dimethyl sulfoxide in the treatment of experimental brain compression", *Journal of Neurosurgery* 1973, 38, 345

[34] Kligman, A.M.: „Dimethyl Sulfoxide", *The Journal of the American Medical Association* 1965, 193, 923

[35] Jacob, S.W., Rosenbaum, E.E.: „Dimethylsulfoxyd: Ein Werturteil nach zweijähriger klinischer Erfahrung", *DMSO-Symposium, Vienna,* Berlin/Saladruck, 1966, 90

[36] Klemm, G.M., Lindner, D., Dietz, O., Mill, J., Richter, W.: „Pharmacologic mechanism of dimethyl sulfoxide (DMSO) based on cytological studies in cattle and clinical observations in sport horses", *Monatshefte für Veterinärmedizin* 1969, 24, 612

[37] Chen, D., Song, D., Wientjes, M.G., Au, J.L.: „Effect of dimethyl sulfoxide on bladder tissue penetration of intravesical paclitaxel", *Clinical Cancer Research 2003,* 9, 363

[38] Douwes, R.A., van der Kolk, J.H.: „Dimethylsulfoxide (DMSO) in horses: a literature review", *Tijdschrift voor Diergeneeskunde,* 1998, 123, 74

[39] Ehrlich, G.E., Joseph, R.: „Dimethyl sulfoxide in scleroderma", *Pennsylvania Medical Journal,* 1965, 68, 51

[40] Sams, W.M. Jr., Carroll, N.V.: „Cholinesterase inhibitory property of dimethyl sulphoxide", *Nature,* 1966, 212, 405

[41] Perlman, R.L., Wolff, J.: „Dimethyl sulfoxide: an inhibitor of liver alcohol dehydrogenase", *Science,* 1968, 160, 317

[42] Hillidge, C.J.: „The case for dimethyl sulphoxide (DMSO) in equine practice", *Equine Veterinary Journal,* 1985, 17, 259

[43] Finney, J.W., Urschel, H.C. Jr., Balla, G.A.; Race, George J.; Jay, B.E., Pingree, H. P. Dorman, H.L. Mallams, J.T., *Annals of the New York Academy of Sciences* 1967, 141, 231

[44] Lishner, M., Lang, R., Kedar, I., Ravid, M.: „Treatment of diabetic perforating ulcers with local DMSO", *Journal of the American Geriatrics*

Society, 1985, 33, 41

[45] Leake, C.D., *Science,* 1966, 152, 1646

[46] Smith, E.R., Hadidian, Z., Mason, M.M., *Journal of Clinical Pharmacology,* 1968, 5, 315

[47] Lohs, K. von, Damerau, W., Schramm, T., *Archiv für Geschwulstforschung,* 1971, 37, 1

[48] David, N.A., *Annual Review of Pharmacology,* 1972, 12, 353

[49] Sulzberger, M.B., Cortese Jr., T.A., Fishman, L., Wiley, H.S., Peyakovich, P.S., *Annals of the New York Academy of Sciences* 1967, 141, 437

[50] Brobyn, R.D., *Medical Tribune,* 1968, 10, 3

[51] Brobyn, R.D.: The human toxicology of dimethylsulfoxide, *Annals of the New York Academy of Sciences* 1975, 243, 497

[52] Kolb, K.H., *Arzneimittel Forschung,* 1965, 15, 1292

[53] Wiberg, N., „Lehrbuch der Anorganischen Chemie / Holleman-Wiberg", Berlin, W. De Gruyter, 1985, 461

[54] Abdel-Rahman M. S., Gerges S. E., Alliger H., *Journal of Applied Toxicology* 1982, Volume 2, Issue 3, 160-164

[55] Imaizumi, N., Kanayama, T., Oikawa, K.: „Effect of dimethylsulfoxide as a masking agent for aqueous chlorine in the determination of oxychlorines", *Analyst,* 1995, 1983

[56] Pies, J.: „Wasserstoffsuperoxid", Freiburg, VAK Verlags GmbH, 2004

[57] Last, W., „Krebs natürlich heilen", Immenstadt, Mobiwell Verlag, 2010

[58] McCabe, E.: „Flood your Body with Oxygen", Carson City/Energy Publications LLC, 2010

[59] Mutschler, E., Arzneimittelwirkungen - Lehrbuch der Pharmakologie und Toxikologie, Suttgart, Wissenschaftliche Verlagsgesellschaft, 1991, 6ª edição

[60] Montes, M., Iglesias-Martinez, E., Penedo, F., Brandariz, I.: „Protonation constants of Procaine in different salts", *Journal of Chemical & Engineering Data,* 2008, 53/7, 1514

[61] Reuter, U., Oettmeier, R., StK-Zeitschrift für angewandte Schmerztherapie, 4/2000

[62] Brockhaus F.A., Mannheim; Auflage: 19, 1984

[63] Tucker, E. J., Carrizo, A., *International Surgery,* 1968, 49, 516

[64] http://de.wikipedia.org/wiki/Ignaz_Semmelweis, 22.03.2012

[65] Michelakis, E., *Cancer Cell* 2007, 11/37

[66] Wenzel, U., Nickel, A., Daniel, H.: „Alpha-Lipoic acid induces apoptosis in human colon cancer cells by increasing mitochondrial respiration with a concomitant O2-*-generation", *Apoptosis* 2005, 10/359

[67] Persönliche Information von Prof. em. Siegfried Hünig, Universität Würzburg

[68] Zingerman, L. I.: „Dimethylsulfoxide in the treatment of multiple sclerosis", *Zhurnal Neuropatologii I Psikhiatrii Imeni S. S. Korsakova,* 1984, 84, 1330

[69] Dubner, S. J.: „How real is Restless-Legs-Syndrome", *New York Times,* 20.7.2007

[70] Steven Woloshin, Lisa M. Schwartz: Giving Legs to Restless Legs: A Case Study of How the Media Helps Make People Sick, http://www.plosmedicine.org/article/info:doi/10.1371/journal.pmed.0030170

[71] Miranda-Tirado, R.: Dimethylsulfoxide therapy in chronic skin ulcers, *Annals of the New York Academy of Sciences* 1975,241,408

Índice remissivo

Acetilcolinesterase 37, 48
Acetilsalicílico (ASS) 53, 55, 161
Acetona 29, 30, 32
Acidente 155, 209, 248
Acidente Vascular Cerebral (AVC) 46, 156, 200
Acidez 35
Ácido alfa lipóico 147, 223, 263
Ácido ascórbico 148, 240, 259
Ácido desidroascórbico 151
Ácido dicloroacético 142
Ácido lático 11, 141, 237, 265
Ácido lático dextrogiro 141, 142, 170, 265
Ácido lipóico 139, 147, 170, 223, 263
Ácido para-aminobenzóico (PABA) 129
Ácidos biliares 34
Acne 157
Aftas 73, 157, 269
Aging 185
Agregação de trombócitos 37, 201
Água 261
Água oxigenada 50, 100, 108, 121, 267
Alantoína 257
Alergias 149, 158, 163, 202, 217, 237
Aminoácido 23, 33, 40 144, 152, 236, 244
Analgésico 45
Anemia 38, 106, 150, 194, 228, 234
Angina de peito, Angina pectoris 158, 242
Animais 101, 201, 251
Antiaging 186
Antígeno 102, 106, 108, 139
Antioxidantes 43, 104, 127, 147, 150, 180
Aplicação oral 82
Aplicação tópica 13, 45, 66, 69, 71, 74, 77, 111, 120, 160, 164, 174, 182, 199, 210, 223, 250

Apoptose 38, 124
Arteriosclerose 159, 248
Artrite 123, 160, 230
Artrose 20, 160, 176
Asma 153, 161, 190, 204, 217
Átomo de enxofre/sulfúrico 19, 29, 40
Banho 118, 208, 269
Bicarbonato de sódio 125, 129, 131
Borreliose 162, 223, 232
Borrifadores / spray 77
Bronquite 164, 204
Burnout 194
Bursite 183
Busca por causas 98
Calos, Bolhas por atrito 164
Câncer 164
Câncer linfático 135, 170,
Carcinomas 135, 166, 237,
Carcinoma do intestino grosso 133, 167, 170
Catarata 182
CDS, SDC 99ss, 110, 159, 221, 264
CEA, valor sanguíneo 133, 139, 170
Certificação farmacológica 15, 87, 88, 193, 260
Certificação obrigatória 87
Cervicobraquialgia 171
Ciática 173
Cicatrizes 16, 37, 49, 73, 131, 151, 173, 175, 267
Ciclo vital 148
Cintura 70, 73, 160, 212, 216, 222
Circulação sanguínea 69, 81, 126, 200, 232
Cirurgias 49, 81, 132, 149, 175, 192, 201
Cisto de Baker 176

Cloreto de magnésio 263
Clorito de sódio 99, 110, 264
Cloro 110, 111, 112, 264
Coagulação 23
Coeficiente de dilatação 27
Coenzima 140, 147
Colagenase 37, 48, 152
Colinesterase 23, 48, 129, 214
Colite 205, 237
Colorantes têxteis 46
Combinação com MMS 112, 225
Combustão 28, 66
Complexo 43
Composto 98
Condutividade 31
Contusão / Contusões 44, 155, 212
Corante 137, 170
Cortisona 45, 60, 139, 192, 205, 247
Cotovelo de tenista 241
Danos nervosos 147
Déficit de atenção e hiperatividade
    (TDAH) 244
**Degeneração macular relacionada à
    idade (DMRI)** 177, 182
Demência 103, 180, 187
Densidade 27, 77, 85, 96
Dependência 156, 185, 197, 238, 248
Desinfecção de feridas 117, 121, 260
Dicloroacetato (DCA) 140, 170
Diferenciação celular 37
Difusão 106, 147, 181, 198
Difusão de oxigênio 46, 200
Dilatação capilar 50, 249
Dimetil sulfona 20, 109, 256
Dimetilsulfóxido 15, 18, 20, 23, 26, 30,
    108, 111
Dimetilsulfureto 21, 256
Discalculia 178, 244
Dislexia 178, 236

Dispositivo de extração 63
Distrofia 132, 231, 236
DMS 21, 43, 68, 256
Doença de Alzheimer 180
Doença de Crohn 194, 237
Doença de Parkinson 103, 180, 232
Doença de Sudeck 132, 179, 231
Doença de Werlhof 226
Doenças cutâneas 179
Doenças intestinais crônicas 177, 179
**Doenças neurodegenerativas 159, 179,
    180, 181, 213**
Doenças oculares 171, 182
Dores 183
Dores de cabeça 57, 155, 183, 194, 270
Dores musculares 84, 183, 185, 195, 264
Dosagens, quadro 269
Eletrólitos 33, 198
Elevação da pressão intracraniana 209
Eliminação de metais pesados 141
Embolia 200, 247
Enantiômero, imagens espelhadas 144
Enxaqueca 184, 185
Endotelioma 137
Envelhecimento 185
Envelhecimento da pele 185
Enxofre orgânico 20
Enzimas 34, 47, 90, 121, 145, 181, 214,
    220
Epilepsia 187, 216, 244
Escherichia 50
Esclerodermia 187, 229
Esclerose lateral amiotrófica (ELA) 180,
    187
Esclerose múltipla 103, 123, 187
Esporão de calcâneo 152, 189, 224
Estaphylococcus aureus 50
Estenose espinhal 191
Estimulantes nocivos 105, 160

Estiramento 212
Estudo experimental 56
Evolução 100, 144, 165, 186, 189, 230, 238, 241
Experimento mental 40
Fadiga crônica 194
Fadiga muscular 214, 235
Fagócitos 102
Fenômeno 31, 42, 127, 143
Feridas 66, 73, 77, 109, 175, 207, 215, 257, 288
Fibroblastos 49
Filtro de seringa 90, 268
Fratura de osso 192, 195
Frieiras 195
Função rebocadora 37, 136, 140, 160
Gel 56, 81, 152, 189, 251, 260
Glicose 95, 106, 123, 137, 149, 224
Gota 196, 257
Gotas para o nariz 69, 73, 81, 204, 240, 262
Gotas para o ouvido 69, 73, 74, 113, 140, 184, 219, 262, 270
Hematoma 192
Hematoxilina 132, 257, 263
Hepatites 197, 221
Hérnia de discos 184, 197, 209
Herpes 157, 200, 269, 270
Herpes Zóster 41, 173, 195, 199, 215
Hiperatividade 200, 236
Hipercinesia 200, 236
Hipertonia 22, 200
Hipismo 253
Hipoclorito 55, 102, 117, 120, 260
Hipoclorito de cálcio 117, 260
Hipóxia 106
Histamina 23, 84
Hora de ingestão 86
Inalação 138

Inativação 111
Inchaço 39, 44, 99, 134, 157,195, 198, 209, 212
Infartos 159, 200
Infecções 99, 100, 103, 140, 161, 176, 201, 214, 220, 231, 242, 250
Infecções das vias urinárias 203, 223
Infecções respiratórias 164, 204, 246
Inflamação da garganta 204
Inflamação da próstata 225
Inflamações articulares 160, 204
Inflamações da gengiva 113, 157, 205
Inflamações intestinais crônicas 205
Infusão 18, 69, 91, 96, 123
Inibição da coagulação 46
Injeções 8, 66, 83, 86, 96, 132, 204, 260
Insolação 206
Interceptor de radicais de hidroxila 37
Interceptadores de radicais 126
Invólucro de hidratos 39
Lactobacillus 143
Legastenia 178, 244
Lesões da medula espinhal 209
Lesões desportivas 171, 184, 207, 212
Lipoproteínas 29
Massa molar 25, 26, 28
Matriz 48, 136, 147, 181
Mediadores de inflamações 44
Melhora do sabor 84
Metabolismo de primeira passagem 69, 83, 197
Metilsulfonilmetano 21, 109
Miastenia grave 213
Micelas 34
Mitocôndrias 106, 124, 142, 165
MMS 45, 89, 163, 195, 206, 288
MMS 2 55, 108, 117, 260
MMS em combinação 111, 157
Monoamina oxidase (MAO) 127

Mordida canina 215
Morte celular 124, 141, 146
MSM 20, 70, 83, 109, 120, 159, 256
Mutações celulares 105, 165
Nanofiltro 90, 159
Nervosismo em crianças 244
Neuralgias 215
Neurodermite 157, 161, 179, 217
**Osteíte / Osteomielite (inflamação do
    tecido ósseo) 205, 218, 228**
Otite média 219, 220
Otites 140, 219
Oxidação 20, 32, 42, 70, 100, 124
Oxidantes 125, 207
Oxigênio 50, 99, 121, 180, 200, 228
Ozônio 100, 108
Pancreatite 220
Parassimpático 47
Pé de atleta 221, 224
Perda de cabelo 13, 100, 185
Perdas por evaporação 26, 74
Perfusão 46
Permeabilidade dos tecidos 38
Perna de fumante 160
Peróxido 43, 99, 102
Perturbações de tecidos, eliminação 46
Peso específico 27
Picadas de insetos 158, 222
Pincel 71, 74, 77, 98, 160, 172, 205, 212,
    221, 251
Pipeta 61, 66, 71, 122, 183, 252
Pirogêneos 88, 221
Polaridade 26, 31, 45
Polineuropatia 141, 154, 181, 222, 232
Pontes de hidrogênio 33
Ponto de congelamento 26, 65
Ponto de ebulição 25, 74
Ponto de ignição 25
Ponto de solidificação 27, 65

Posto de trabalho 89, 172
Pressão osmótica 39
Princípio terapêutico 23, 36, 59, 74, 99,
    155, 181, 265
Problemas nos pés 224
Procaína 46, 126, 139, 152, 174, 266, 269
Profissões sanitárias auxiliares 86
Propriedades farmacológicas 33, 35, 142,
    152, 160, 170
Propriedades físicas 24, 65, 74
Propriedades químicas 26, 29, 143
Prostatite 225
Pseudomonas 50
Psicoses 236
Psicoses infantis 225
Psoríase 179, 226
**Púrpura trombocitopênica imune /
    Doença de Werlhof 226**
Queimaduras 207, 212
Queloides 49
**Quimioterapia 13, 100, 133, 164, 199,
    203, 228**
Quiralidade 143
Rebocador 33, 46, 160
Recipientes de vidro marrom 71, 79, 81
Regeneração 16, 47, 150, 155, 182, 189,
    212, 235
Regras de higiene 71, 89
Remédios caseiros 8, 98, 184
Resfriado 204, 228
Respiração celular 124, 141, 148
Retardo mental 228
**Reumatismo 123, 132, 158, 174, 179,
    194, 204, 228**
ROS, espécies reativas de oxigênio 102,
    124
Ruptura de ligamento 213, 230
Saturação de oxigênio 38, 50
Seletividade 100, 104, 144

Sensibilidade de célula nervosa 39
Sinais cardinais 44
Síndrome complexa da dor regional (SCDR) 154, 231
Síndrome da fadiga 167, 194, 195
Síndrome das pernas inquietas 223, 232
Síndrome de Down 221, 235
Síndrome do Burnout/Boreout 233
Síndrome do intestino irritável 237
Síndromes da abstinência 197, 238
Sinergia 42, 98
Singularidade 36
Sinusite 79, 81, 184, 239
Sistema imunológico, formação de células 37
Sistema neurovegetativo 48
Sódio 66, 125, 129, 264
Sulfóxidos 19, 143
Talidomida 144
Tecidos conjuntivos 48, 49, 152, 159, 229
Tendência à trombose 247
Tendinite 154, 177, 241
Tendinite de Aquiles 240
Tensão pré-menstrual – TPM 242
Terapia neural 126, 231
Testes de tolerância 14, 52, 72, 125
Testes de toxicidade 54
Tique doloroso 216
Tocoferóis 104
Toxicidade 23, 32, 52, 54
Transtornos circulatórios 37, 42, 132, 242, 159
Transtornos de aprendizagem 244
Transtornos e atrasos no desenvolvimento infantil 178, 225, 244
Transtornos mentais 236
Transtornos por déficit de atenção 244
Tratamento com cortisona 215, 246
Trauma cervical 155

Trombose 247
Úlceras cutâneas 248
Umbigo 80
Unhas inflamadas (Paroníquia) 248
Valor LD_{50} 54
Varizes 249
Vasodilatação 46, 160
Velocidade da transmissão nervosa 223
Viscosidade 25, 28, 244
Vitamina C 104, 106, 147,148, 200, 259
Zumbido (acufênio) 250

Campos de aplicação e casos

Acidente / trauma cervical 155
Acne 157
Aftas 157
Alergias 158
Arteriosclerose 159
Artrite/Artrose 160
Asma 161
Borreliose 162
Calos / Bolhas por atrito 164
Câncer 164
Carcinoma (cf. Câncer) 164, 171
Catarata (cf. Doenças oculares)
    171, 182
Cervicobraquialgia (cf. também
    Dores, Lesões desportivas) 171
Ciática (cf. também Hérnias
    de disco) 173
Cicatrizes 173
Cirurgias 175
Cisto de Baker 176
Degeneração macular relacionada
    à idade (DMRI) 177
Doenças cutâneas 179
Doenças neurodegenerativas 180
Doenças oculares (cf. também
    Degeneração macular associada
    à idade) 182
Dores 183
Envelhecimento, Aging 185
Esclerose múltipla (cf. ainda Sín-
    drome de fadiga crônica) 187
Esporão de calcâneo 189
Estenose espinhal 190
Fadiga crônica / síndrome da
    fadiga 194
Frieiras 195

Gota 196
Hepatites 197
Hérnia de discos 197
Herpes zóster 199
Infartos 200
Infecções 201
Infecções das vias urinárias 203
Infecções respiratórias 204
Inflamações articulares 204
Inflamações intestinais crônicas
    205
Insolação 206
Lesões da medula espinhal 209
Lesões desportivas 212
Miastenia grave (cf. também Doen-
    ças neurodegenerativas) 213
Mordida canina 215
Neuralgias 215
Neurodermite (cf. também Asma,
    alergias) 217
Osteíte (inflamação do tecido
    ósseo) 217
Otites 218
Pancreatite 220
Pé de atleta 221
Picadas de insetos 221
Polineuroplatia 222
Problemas nos pés 224
Prostatite 225
Psoríase (cf. também Doenças
    de pele) 225
Púrpura trombocitopênica imune /
    Doença de Werlhof 226
Quimioterapia, efeitos colaterais
    (cf. também Fadiga crônica) 227
Reumatismo 228

Ruptura de ligamento (cf. também
  Lesões esportivas) 230
Síndrome complexa da dor
  regional (SCDR) 231
Síndrome das pernas inquietas (SPI)
  (cf. ainda Polineuropatia) 232
Síndrome de burnout/boreout
  (esgotamento profissional) 233
Síndrome de Down (cf. ainda
  Transtornos e atrasos no
  desenvolvimento infantil) 235
Síndrome do intestino irritável 236
Síndromes da abstinência 237
Sinusite 239
Tendinite de Aquiles 240
Tendinite 240
Tensão pré-menstrual – TPM 241
Transtornos circulatórios 242
Transtornos e atrasos no desenvol-
  vimento infantil 244
Tratamento com cortisona 246
Trombose 247
Unhas inflamadas (Paroníquia) 248
Varizes 249
Zumbido (acufênio) 249